"《지구 처방전》은 게임 체인저다. 그것은 우리 지구와 우리의 몸, 마음, 정신이 지금 간절히 원하고 있는 바로 그 약이다."
– 크리스티안 노스럽 의학박사(Christiane Northrup, MD), 뉴욕타임스 베스트셀러 《폐경기 여성의 몸 여성의 지혜(The Wisdom of Menopause)》, 《여성의 몸 여성의 지혜(Women's bodies, Women's Wisdom)》의 작가

"마침내 접지(grounding)와 그 이점에 대한 명쾌한 설명이 나왔다. 로라 코니버는 접지 실천을 성공적으로 수행하기 위한 간단하고, 이해하기 쉽고, 비용이 들지 않는 방법을 잘 연구된 이 책을 통해 정확히 제시하고 있다."
– 에밀 드토폴 치의학박사(Emil DeToffol, DDS), 레스 EMF(Less EMF inc.) 창립자이자, 화학공학 지식을 바탕으로 20년 이상 전자기장 노출에 대한 치료 효과를 연구해 온 은퇴한 치과의사

"로라 코니버는 우리의 고향인 지구, 이 대자연과 육체적, 정서적, 정신적, 영적으로 다시 연결될 수 있는 방법을 과학적 근거를 통해 제시하는, 이 훌륭하고 실용적인 가이드를 공유함으로써 인류에 커다란 공헌을 했다. 자연 치유는 매우 중요하다. 《지구 처방전》은 '전도성을 가진 치료약(conductive medicine)'인 지구의 모든 치유 에너지와 생명 에너지를 경험하는 통로가 될 것이다."
– 리처드 헨리 화이트허스트(Richard Henry Whitehurst), 공중위생 준석사(DipCH), 예술사 준석사(DipAH), CMAHA, HMCT, 정신요법 의사, 지구를 노래하는 시인, 작가, 국제 강연자, 호주총괄연구소(The Overview Institute of Australia) 및 지구인간 행동계획(The Planetary Human Initiative) 창시자/이사

"《지구 처방전》에서 로라 코니버는 실내에서의 바쁜 생활 속에서도 지구의 전자기장에 연결되는 것이 중요하다고 알려준다. 열정, 임상 경험, 체험에 기반한 그녀의 접근방법을 통해 우리는 접지를 쉽게 이해하고 즐겁게 실천할 수 있어 치유와 균형을 회복할 수 있게 될 것이다."
– 앤 마리 치아슨 의학박사(Ann Marie Chiasson, MD), 애리조나 대학 앤드류 웨일 통합의학 센터(Andrew Weil Center for Integrative Medicine at the University of Arizona) 임상의학 조교수, 《에너지 치유(Energy Healing)》 저자

"나는 클린트 오버(Clint Ober)가 쓴 《접지(Earthing)》라는 책을 읽고 우리는 생체 전기적(bioelectrical) 존재로서 세포가 적절히 기능하도록 하기 위해 지구의 전자기장에 접속해야 한다는 것을 처음으로 알았다. 우리 대부분은 고무 밑창 신발을 신

고, 땅에 떨어져서 생활하고, 일하고, 잠을 자기 때문에 우리는 그러한 연결이 주는 이점을 잊어버렸다. 《지구 처방전》은 매일 지구의 치유 에너지에 연결될 수 있는 빠르고 즐거운 계절별 활동을 제공해 준다. 미리 힌트를 주자면, 실내외에서 접지할 수 있는, 과학에 기반을 둔 방법이 많기 때문에 신발을 벗지 않아도 된다! 내가 찾던 방법들을 알려준 것에 대해 로라 코니버 박사에게 감사를 전한다."

– 시시 두셋(Cece Doucette) 기술 및 전문 문서 석사(MTPW), 국제 비영리단체 와이어리스 에듀케이션(Wireless Education) 기술 안전 교육자 및 교육 서비스 이사

"《지구 처방전》은 정말 마음에 드는 책이다! 로라는 증거에 기반해서 접지의 건강 효과를 설명해 주고, 즐거운 계절별 활동을 제시해서 실제로 실천할 수 있게 해 준다. 지구, 자연 그리고 다른 사람들과 사랑으로 연결되는 기쁨이 페이지를 넘길 때마다 또렷이 전해진다. 이 책을 읽으면 우리는 더 건강해지고, 더 창조적이 되고, 지구 및 공동체와 더 연결된다. 마치 지구 그 자체처럼 이 책은 우리에게 많은 에너지를 준다."

– 타티아나 카세시노프 박사(Tatiana Kassessinoff, PhD), ClHyp, 팟캐스트 '런던 힐(London Heal)'의 창립자 겸 진행자

"로라 코니버의 접지라는 개념은 나와 내 가족의 인생을 바꿨다. 나는 매일 밤 몸이 접지된 상태에서 잠을 자려고 했지만 실패했었다. 나는 너무 바빴다. 돌이켜보면 바쁘게 살아간다기보다는 바쁘게 죽어가는 생활이었다. 건강을 증진시키는 아이디어가 있어도 그것을 받아들이지 않으면 아무 의미가 없다. 나는 로라가 주는 지식에 굳게 발을 딛고 서서, 오늘이 그저 살아가는 날이 아니라 잘 살아가는 준비를 하는 날이 되기를 바란다."

– 메리제인 버터스(MaryJane Butters), 아이다호에 사는 유기농부(organic farmer), 플랑 에어 비앤비(plein air B and B) 매니저, 책 7권을 낸 저자, 《메리제인 농장(MaryJanesFarm)》 잡지 발행인

"이 책은 태고의 오래된 지혜와 근대 과학 사이에서 균형을 유지하고 있다. 로라 코니버는 지구가 제공하는 전도성 있는 치료약으로 육체, 정신, 영혼에 활력을 흐르게 하는 실제적이고 구체적인 방법을 훌륭하게 제공한다. 《지구 처방전》은 연결의 힘에 대한 증언이다."

– 크리스티 가너 척추지압 박사(Christy Garner, DC), 척추지압사, 후생 전문가, 신체집중강박행위(body-focused repetitive behaviors)를 극복할 수 있도록 돕는 비욘드 BFRB(Beyond BFRB) 프로그램 개발자

지구 처방전

지구 처방전

초판 1쇄 인쇄　2022년 5월 2일
초판 1쇄 발행　2022년 5월 9일

지은이　　로라 코니버
번　역　　김철용
발행인　　정동명
교　정　　박한솔
디자인　　김현주 ((주)비즈엠디)
인　쇄　　재능인쇄

펴낸곳　　(주)동명북미디어 도서출판 정다와
주　소　　경기도 과천시 뒷골1로 6 용마라이프 B동 2층
전　화　　02) 3481-6801
팩　스　　02) 6499-2082
홈페이지　www.kmpnews.co.kr
출판신고번호　2008-000161

ISBN　　978-89-6991-037-0　　03510
정가　　18,000원

*잘못된 책은 구입하신 서점에서 바꾸어드립니다.

닿으면 치유된다!

지구 처방전

The EARTH
PRESCRIPTION

로라 코니버

정다와

클라라와 마일스에게

|

대부분의 사람들은 일생 동안 진정한 사랑을 한 명만 만나도 행운이다.

나에게는 두 명이나 있으니 과분한 축복이다.

너희들의 엄마라는 영광을 누릴 수 있게 해 줘서 정말 고맙다.

CONTENTS

CONTENTS

3부 더 많은 탐색과 통합을 위한 방법

2년 전 미국의 저명한 맨발걷기 운동가 로라 코니버(LAURA KONIVER) 박사가 『The EARTH PRESCRIPTION』이라는 저서를 발행했다는 소식을 접하고 많은 관심을 가진 적이 있었습니다. 그런데 이번에 국내 건강도서 전문출판사 〈도서출판 정다와〉에서 이 책을 번역, 『지구 처방전』이라는 이름으로 출간한다는 소식을 전해와 맨발걷기 시민운동을 전개하고 있는 사람으로서 매우 반갑고 기쁘게 생각합니다.

더욱이 지난 2016년도부터 전개하고 있는 '생명 살리기 맨발걷기 운동'의 전국적인 확산에 따라 최근 맨발로 걷는 사람들의 숫자가 빠른 속도로 증가하고 있고, 전국의 지방자치단체들이 그러한 맨발 인구의 증가와 수요에 맞추어 흙길과 황톳길을 조성하는 등 전국적인 맨발걷기 붐이 일어나고 있는 이때, 본 번역서의 출판이 매우 시의적절하다는 생각이 들던 차 출판사에서 추천사를 의뢰하여 반갑고 기쁜 마음으로 이 글을 씁니다.

로라 코니버는 내과의사로 2000년 제퍼슨 메디컬 칼리지에서 26세의 젊은 나이에 의학박사 학위를 취득했으며, 이후 환자들에게 자연 치유를 열정적으로 지원해 왔습니다. 그녀는 맨발 걷기 운동을 전파하기 위해 여러 권의 저서를 내고, '어싱' 영화에도 출연하고, 유튜브와 블로그를 운영하면서 언론에 글을 연재하는 등 전인적 의사로서 많은 매스컴과 뉴스에 소개된 국제적으로 인정받는 접지(Earthing 또는 Grounding)이론 옹호자입니다.

이 책은 총 3부로 구성되어 있는데, 1부에서는 땅과 교감하는 접지 (Grounding)가 우리에게 주는 이점을 설명하고 있고, 2부에서는 계절별로 할 수 있는 맨발걷기 접지 활동들을 각 계절마다 약 15개 씩 소개하고 있으며, 3부에서는 접지(Grounding)에 대한 우리의 궁금증을 해소시켜 주는 내용으로 구성되어 있습니다.

특히 2부에서는 봄, 여름, 가을, 겨울 1년 4계절로 나누어 다양한 환경에 맞는 맨발걷기 접지 방법을 설명하고 있습니다. 즉 날씨가 춥거나 덥거나, 근처에 잔디가 있거나 없거나, 또는 콘크리트만 있는 도시에 살거나 시골에 살거나, 어떠한 조건에 대해서도 창의력을 발휘하여 다각적이고 효과적인 접지 방법을 연구해 낸 것입니다.

내과의사인 로라 코니버는 접지를 하면서 구체적으로 건강 효과를 얻는 방법을 의학적으로 제시하고, 접지를 통해 대자연에 다가가서 기분을 상승시키고, 창의성을 증진시킬 수 있을 뿐 만 아니라, 인간의 생식 능력에도 도움을 줄 수 있다고 강조합니다.

그녀는 "지구를 맨발로 걷거나 만지기만 하면 우리는 모든 목표를 달성할 수 있다. 단 몇 분 만으로도 긍정적인 변화를 얻을 수 있다."며, 자신의 책을 읽는 독자들에게 "당신이 느끼는 변화를 기록하라."고 조언합니다. 그리고 기록을 위한 접지의 기본 평가와 월별 접지 기록지, 계절별 명상법을 온라인에 공개하여 누구나 이용하도록 하고 있습니다.

이 책은 처음부터 순서대로 읽어도 되지만, 그때그때 상황에 따라 필요한 부분을 읽을 수도 있습니다. 접지에 관심이 있는 사람이라면 누구나 흥미를 갖고 단숨에 읽어 내려갈 수 있고, 옆에 두고 필요할 때마다 펼쳐보며 실천해 나갈 수 있는 좋은 안내서이기에 전국의 맨발걷기 애호가 여러분에게 필독을 권하고자 합니다.

박 동 창

'맨발걷기 시민운동본부' 회장

『맨발로 걸어라』, 『맨발 걷기의 기적』, 『맨발로 걷는 즐거움』의 저자

| 에한 데라비 |

접지(earthing) 전도사로 일본에 살면서 나는 6년 동안 이 접지 메시지를 최전선에서 공유해 왔는데, 그 대부분은 로라 코니버 박사에게 배운 것이다.

비행기를 타고 미국에 가서 코니버 박사를 만났을 때, 그녀는 사우스캐롤라이나의 아주 아름다운 지역에서 나를 맨발 걷기로 인도하며 내 끝없는 질문에 친절히 대답해 주었다. 나중에 나는 그녀의 이야기와 영상을 번역해 도쿄 강연에서 소개했다. 강연 참가자들은 삶의 대부분을 땅에 닿지 않은 채 보내는, 열심히 일하는 보통 사람들이다. 접지를 시작한 후에 그들은 긍정적 결과를 얻었다. 이것은 효과가 있다! 수만 명의 일본인이 지금은 코니버 박사가 누구인지 알고, 그녀와 함께 지구와 접속하는 것의 효과를 열심히 공유하고 있다. 코니버 박사는 자신이 설명할 수 없는 것은 절대 주장하지 않으며, 객관적인 과학적 증거와 자신의 체험에 근거한 주장만 한다.

나는 명백하게 이 책을 지지한다. 접지의 엄청난 효과에 관해 그녀로부터 배우지 않았다면, 나는 접지의 효과를 찾기 위한 여정을 자신 있게 시작할 수 없었을 것이다. 그 여정 속에서 나는 그녀가 설명하는 모든 것이 하나도 빠짐없이 전부 옳았다는 것을 발견했다. 이 책을 열린 마음으로 읽고 그 속에 들어있는 현명한 조언을 실천한다면 이 책은 당신의 인생을 바꿀 것이다. 이 책은 오랜 세월 동안 당신이 겪었던 고통과 지불해야 했던 비용을 없애 줄 수도 있다. 나아가 이 책은 인간이 하는 일 중 가장 성취하기 어려운 것, 즉 실존적 행복을 이루는 데 도움을 줄지도 모른다.

이 책 속에서 코니버 박사는 자신이 수십 년간 실제로 적용해 온 다양한 접지 실천 방법을 공유해 당신과 당신이 사랑하는 사람이 접지의 자연스러운 효과를 경험할 수 있도록 한다. 읽어가다 보면 정신적으로도 지구의 리듬과 조화를 이루게 될 수 있을지 모른다. 우리 인간은 다른 종과 마찬가지로 지구 위에서 태어나고 지구 위에서 죽지만, 다른 모든 종과는 다르게 지구가 만들어 내는 펄스 에너지장에서 단절되어 있다. 이것이 큰 문제다. 코니버 박사는 그 해결책을 가지고 있다. 이제 당신은 그 해결책을 직접 배울 수 있다. 그것을 실천함으로써 당신 몸을 위한 큰 도움을 얻기 바란다.

지구의 치유력에 대해

무엇을 해도 아이는 울음을 그치지 않았다. 품에 안겨 있는 갓난아기보다 내게 더 중요한 것은 이 세상에 없었지만, 나는 아이의 고통을 치료할 수 없었다. 아이가 고통스러워하는 것은 알 수 있었다. 그것을 느낄 수 있었다. 그것을 알 수 있었다. 의사인 나는 문제가 무엇인지 알아내고 그것을 고쳐서 아이를 도우려고 끊임없이 노력했다.

　내가 돌볼 때만 아이는 고통 속에서 울부짖지 않았다. 그래서 나는 하루 종일 아이를 봤다. 하지만 아이를 돌본다고 고통의 원인이 사라지지 않는다는 것을 나는 알았다. 아이를 소아과 병원에 데려갔는데, 의사는 배앓이라고 하면서 "애들은 울면서 크는 거예요"라며 제산제 처방전을 주었다.

　나는 아이가 그냥 우는 것이 아니라 커뮤니케이션하기 위해서, 즉 자신의 불편함을 나에게 전달하기 위해서 울고 있다고 느꼈다. 필사적으로 아이를 가슴에 끌어안고, 피부를 맞대고, 밖으로 나가서 달과 별 아래를 걷고, 기도하고, 노래를 불러주고, 아이와 함께 울었다. 우리가 사는 곳은 날이 매우 따뜻해서 나는 항상 땅 위를 맨발로 걸었는데, 그렇게 하면 기운이 솟았다. 시간이 지나자, 딸아이를 품에 안고 맨발로 걷는 것이 내게 심리적으로 용기를 주는 것 이상의 효과가 있다는 것을 깨달았다. 이것은 딸아이에게도 편안함을 주었다. 밤이든 낮이든 우리가 함께 밖에 있을 때 내가 맨발인 상태에서 딸아이가 내 피부를 어떤 식으로든 만지면, 아이의 작은 얼굴에서 마침내 편안함이 보이고, 어리고 순진무구하고 아름답고 눈물 자국이 있는 아이의 눈이 마침내 맑아지고, 고통이 아이의 몸에서 빠져나간다는 것을 알았다. 딸아이는 깊고 차분한 숨을 쉬었다. 나도 그랬다.

시간이 지나고서 나는 우리가 밖에 있을 때 딸아이의 고통이 순식간에 줄어든 것에 대한 과학적 근거를 찾았다. 그것은 지구가 미주신경 긴장도를 높여서 즉각적으로 고통을 줄이고, 시간이 지남에 따라 몸 안의 염증을 줄이는 것과 관계가 있었다. 하지만 그때는 아직 그것이 접지(grounding)의 치유력 때문이라는 것을 몰랐다. 아이가 좋아진 것에 대해 엄청난 감사를 느꼈을 뿐이다.

절연된 집 안으로 들어가 내 발과 지구와의 접촉이 끊기면 딸아이의 고통은 곧바로 다시 찾아왔다. 땅과 닿는 접촉이 끊기면 고통이 곧바로 엄습해 아이를 깨웠다. 아이는 푹 잘 수 없었다. 처음에 나는 밖에 있는 것이 편안함을 준다고 생각했다. 아마도 새소리, 나무를 통과하는 바람, 맑은 공기에서 편안함을 느끼지 않을까? 하지만 시간이 지남에 따라, 우리가 차를 타고 있을 때나 딸아이가 유모차를 타고 있을 때 맑은 공기와 자연의 소리가 우리를 감싸고 있어도 딸아이가 계속 우는 것을 알게 되었다.

나는 마침내 깨달았다. 왜 그런지는 모르지만, 내가 맨발로 땅을 밟고 있는 것이 딸아이에게 도움이 된다는 것을. 이 연관성을 깨달은 후 나는 인류가 등장한 이래 여러 문명과 문화 속에서 땅과의 접촉이 치유

도구로 활용되었을 뿐만 아니라, 접지라는 치유 양식에 대해 수십 년 동안 연구가 진행되어 왔다는 것도 알게 되었다. 그래서 나는 딸아이를 적어도 하루 세 번 접지 산책(grounding walk)에 반드시 데리고 갔다. 그러면 딸아이가 잠을 자거나 평화롭게 쉴 수 있다는 것을 알았기 때문이다. 그것은 우리 둘에게는 생존의 문제였다.

접지는 자연스럽게 내 아이들 유년기의 일부가 되었다. 내 아이들은 매일 맨발로 밖에 나가 잔디밭에서 뛰고, 진흙으로 무언가를 만들고, 빗물이 고인 물웅덩이에 뛰어들었다. 내 아이들을 위해 개발한 여러 활동이 앞으로 당신이 하게 될, 이 책 속에 들어있는 재미있는 활동의 바탕이 되었다.

지구는 우리를 연결하고 치유한다

나는 이제 인간의 몸이 땅과 떨어져 있는 것이 정상적이지 않음을 완벽히 깨닫고 있다. 우리는 지구와의 자연스러운 접촉을 회복해 최적의 웰빙 상태를 누려야 한다. 많은 사람은 우리가 야외에 나와 있으면 지구와 연결되어 있다고 생각한다. 하지만 비닐과 플라스틱의 시대에는 그렇지 않다. 밖으로 나가도, 스포츠를 해도, 아이들이 학교에서 쉬는 시간을 보내도, 캠핑을 해도, 야외에서 레저용 차량을 몰아도, 접지가 저절로 되는 것은 아니다. 신발, 스파이크, 슬리핑백, 텐트, 옷, 양말, 피크닉 돗자리 등에 들어있는 합성 섬유와 같은 물질이 지구와의 접촉을 방해한다.

피부로 땅을 만져야만 하는 활동이 그렇지 않은 활동에 비해 얼마나 더 원기를 회복시키는지 아는가? 바다에서 수영할 때, 해변에서 맨발로 걸을 때, 나무를 심으면서 손으로 흙을 만질 때 당신이 가진 에너지와 지구가 가진 에너지가 만나 당신을 치유하게 된다.

의학은 이것을 증명한다. 나를 포함한 연구자들은 인간의 몸을 구석구석 관찰하면서 지구와 닿아 있는 동안 몸은 깊은 치유 상태로 들어간다는 것을 알아냈다. 앞으로의 장에서 그 내용을 기술할 것이다. 접지가 현명한 치유 습관임을 이해하는 것을 넘어 현대 세계에서 건강을 유지하는 데 필수적이라는 것을 알아야 할 때라고 나는 믿는다.

강력한 치유 형태

접지에는 수많은 장점이 있다. 몸에 있는 단 하나의 작은 세포가 땅에 닿아 있어도 몸 전체가 땅에 닿는 것과 같다. 접지의 효과는 즉각적이다. 자연은 우리에게 놀라울 정도의 회복력을 주기 때문에 지구와 다시 접촉하면 우리는 곧바로 치유되기 시작한다. 따라서 우리는 재미있고 즐겁게 놀면서 건강을 회복할 수 있다.

접지를 통한 치유는 무섭거나 두렵지 않다. 그냥 그 효과를 느끼기만 하면 된다. 진정한 치유는 그래야 한다. 그러한 목표를 위해서 우리가 지구와 자연스럽게 연결된 존재라는 사실을 재발견하고 건강을 위해 할 수 있는 모든 것을 직접 경험해볼 수 있도록 이 책을 썼다.

내 딸아이처럼 고통이 즉각적으로 줄어드는 것을 느껴보고 싶지 않은가? 내가 그랬던 것처럼 긴장과 짜증이 완화되는 것을 느껴보고 싶지 않은가? 숙면을 취하고, 관절 통증이 완화되고, 기분이 고양되고, 에너지 레벨이 상승하는 장기적 효과를 얻고 싶지 않은가? 모든 사람은 서로 다르다. 따라서 이것이 자신에게 효과가 있는지 알아내는 가장 좋은 방법은 직접 체험해 보는 것이다. 의학 서적이 무엇을 알려주든, 건강관리 전문가가 무슨 말을 하든, 중요한 것은 자신에게 맞아야 한다는 것이다. 지구와 접촉한 후에 어떤 느낌과 변화를 얻는지가 중요하다.

이 치유력의 정체는 무엇인가?

의학 및 육체 연구 경험을 통해 나는 우리가 몸속으로 들이마시는 것 속에 에너지의 힘이 있다는 것을 명백히 알고 있다. 나는 개인적으로 이 에너지 힘을 '영혼(soul)'이라고 부르는데, 이것에는 기(氣), 프라나(prana), 생명력(life force), 영혼 에너지(soul energy), 생명 에너지(vital energy), 전도 에너지(conductive energy) 등등 수많은 다른 이름들이 있다. 각기 다르지만 이 모든 이름의 공통점은, 그것이 육체를 초월한 무언가를 이해하고자 하는 시도라는 것이다.

나는 이 에너지 흐름이 건강과 치유에 있어 가장 근본적인 요인이라고 생각한다. 우리 몸을 물리적 신체라고만 생각해서는 안 된다. 왜냐하면 몸속의 모든 유기적 탄소 화합물이 최고로 순조롭게 작동해서 몸이 건강한 상태일지라도 몸속을 흐르는 생명(life)이 없다면 몸은 분해되기 시작하기 때문이다. 몸을 살리기 위해 수술을 하고, 호흡 튜브와 영양 튜브를 연결하고, 정맥주사로 수분을 공급하고, 심장에 전기 충격을 줄 수 있지만, 영혼(soul)이 떠나버리면 몸은 부패하기 시작한다. 어떤 약, 수술, 연고, 로션도 건강을 완벽하게 되돌려주지 않는다. 우리 자신을 치유하고 생명력을 유지하게 한 것은 예외 없이, 언제나 우리 자신이었다.

내과의사, 외과의사, 지압사, 영양사, 물리치료사, 마사지 치료사, 약사, 성직자, 기 치료사, 침술사, 자연요법사 등등이 각기 다른 치유 양식으로 도움을 줄 수 있을지 모르지만, 실제로 우리를 치유한 것은 우리 자신이었으며, 우리가 치유 양식과 얼마나 잘 맞는지 여부였다. 치유 에너지가 제대로 흐르도록 하는 것은 우리의 영혼이다.

내가 임상에서 만난 환자들처럼, 일반적으로 의사들이 만나는 대부분의 환자들은 항생제나 수술이 자신들을 치유해 준다는 잘못된 믿음을 가지고 있다. 하지만 모든 약, 비타민, 처방전, 치료적 개입은 치유를 돕는 여러 복합 요인 중 하나일 뿐이다. 그런 것들이 도움이 될지도 모르지만, 몸이 스스로 치유할 능력이 없다면 아무리 약을 먹고, 수술을 받고, 혹은 비타민을 먹어도 우리 몸을 더 좋아지게 할 수는 없다. 이것에 대해서는 설명할 것이 많지만 지금은 이것만 말하겠다. 우리 몸이 스스로 고치지 않으면 어느 것도 우리 몸을 고칠 수 없다. 이것은 매우 중요하다. 우리가 우리 자신의 건강 책임자라는 것이다. '우리'에게는 그러한 힘이 있다.

이러한 과정에서 중요한 것이 접지인데, 나는 모든 사람 속에 있는 영혼 에너지가 접지를 통해 반응한다고 믿는다. 그 이유는 다음과 같다. 내과의사로서 내가 받은 훈련 중 하나는 환자가 사망했을 때 병원에 불려가 사망 시간을 발표하는 것이었다. 영혼 에너지가 인간의 몸을 떠나는 것이나 몸속을 도는 생명의 힘이 사라진 채 육체만을 남기고 떠나는 것을 나는 여러 번 보았는데, 그때마다 영혼이 깃들어 있는 몸과 그렇지 않은 몸 사이의 커다란 차이는 나에게 충격을 주었다.

나는 그러한 차이가 사람과 사람이 아닌 것을 구분한다고 생각한다. 영혼이 떠난 10억분의 1초 후, (아직 부패가 시작되지 않아 생명 소생이 가능하고, 각 내장기관은 거두어서 아직 생명의 힘이 돌고 있는 다른 사람의 몸속에서 살아갈 수 있는) 물리적 육체는 완전히 온전한 상태에 있어도 지구상의 치유 방식으로는 그것을 구할 수 없다. 접지로도 불가능하다. 몸이 스스로 치유하지 않으면 그 어느 것도 몸을 치유할 수는 없다.

감염되었을 때 면역체계의 도움 없이 그 감염을 완전히 없앨 수 있는 항생제는 없다. 의사들이 감염을 없애고, 새로운 세포를 만들어 내고, 회복시킬 수 있는지 여부는 우리 몸에 달려 있다. 베였을 때 의사가 아무리 많이 꿰매더라도 상처를 치유하는 우리 몸의 도움 없이는 아물게 할 수 없다. 의사가 꿰맨 것이 상처를 봉합할지는 몰라도, 조직을 원래대로 되돌리고 연결하는 것은 우리의 몸이다. 그 조직으로 피가 흐르게 하는 것은 우리의 혈관 시스템이다. 피부 조직을 더 많이 만들어내는 것도 우리의 피부다. 뼈가 부러졌을 때 아무리 두껍게 깁스를 해도 뼈를 다시 붙일 수는 없다. 의사는 뼈가 스스로 고치기를 기다린다. 몸이 치유하는 동안 의사가 핀, 플레이트, 브라켓, 금속봉으로 뼈를 고정시킬 수는 있지만, 우리 몸이 스스로 부러진 것을 치유하지 않으면 그 뼈는 부러진 채로 남아 있다.

우리 몸은 스스로 평형 상태를 회복한다. 우리 몸은 생명과 기쁨과 건강을 되찾는다. 이것은 매우 중요하다. 우리는 영혼 에너지가 물리적 신체 속을 흐르게 함으로써 매일 자신을 치유한다. 그리고 우리는 접지를 통해 몸속을 흐르는 에너지의 흐름을 강화할 수 있다. 우리 몸은 이것을 위해 완벽하게 설계되어 있다! 우리 몸은 치유 기계다. 우리 몸의 전도성(conductivity), 우리 몸속의 에너지 흐름이 건강을 유지하는 것이다. 우리 몸이 스스로 건강을 회복시킨다는 것을 믿고 약제, 수술, 보충제는 오직 도와주는 역할만 할 뿐이며, 도움은 되지만 진정으로 우리를 치유해 주는 것은 아니라는 것을 이해한다면, 우리는 치유 에너지가 몸속을 흐르도록 할 준비가 된 것이다.

나는 물리적 세계 너머에 영혼이라는 것이 존재해 우리 몸에 일시적으로 거주하면서 건강한 삶을 경험할 수 있게 해준다고 진정으로 느낀다. 그리고 치유 양식들은 그러한 영혼 에너지를 돕는 것이어야 한다고 생각한다. 영혼 에너지를 돕는 데 집중하는 것이 치유와 웰빙을 위한 최고의 방법이다. 세포, 조직, 기관, 그리고 몸 전체에 생명을 부여하는 것은 영혼의 힘이기 때문이다. 그것이 없다면 몸은 기능을 유지하지 못할 것이다. 내과의사로서 나는 이러한 사실을 매우 기쁘게 받아들인다.

우리 몸에는 치유 에너지가 항상 들어오고 있다는 것을 의미하기 때문이다. 우리 자신, 우리의 영혼이 우리를 직접 치유해 준다는 것이다.

보이지 않는 것을 표현하는 용어 정리

이 책에는 접지가 어떻게 우리의 영혼 에너지를 도와서 타고난 창의성을 더 잘 표현할 수 있게 하는지를 기술하기 위해 내가 선택한 여러 표현이 등장한다. 그러한 표현을 통해 우리는 지구상에서 그리고 지구 너머에서 성스러운 영혼과 접속을 심화할 수 있다. 아무쪼록 읽어가면서 생명과 영성의 의미에 대해 생각해 보고, 자신이 생각하기에 더 적합한 표현이 있는지 생각해 보기 바란다. 접지는 인간의 어떤 진리와도 배치되지 않는다. 영성에 관해 얘기할 때 좋은 점은 어떤 것에 대해서도 동의할 필요가 없다는 것이다. 진리가 무엇인지에 관해 같은 생각을 갖고 있지 않아도 되며, 심지어 진리가 무엇인지 이해하지 않아도 된다. 우리는 성스러운 존재를 다양한 이름으로 부를 수 있고, 성스러운 것은 없다고 생각할 수도 있고, 그것이 존재하는지 확신하지 못할 수도 있고, 혹은 성스러운 존재가 인도한다고 열정적으로 느끼고 어떻게 보이는지 구체적인 비전을 가질 수도 있다. 어떤 진리를 믿더라도 접지는 변함없이 인간의 몸이 제대로 기능하도록 도움을 준다.

접지의 효과를 얻기 위해 내가 선택한 용어들에 동의하지 않아도 된다. 하느님, 야훼, 알라, 전능하신 신, 성령, 조물주, 우주, 대지, 대자연, 성스러운 지혜 또는 그 밖의 다른 용어를 써도 된다. 우리 몸을 관통하는 치유의 흐름을 어떤 식으로 파악하는지, 그리고 우리 자신보다 더 큰 존재가 존재한다고 느끼는지 여부는 접지가 우리 몸에 주는 효과에 아무런 영향을 미치지 않는다. 우리는 땅을 직접 만지는 실천을 통해 치유 효과만 얻으면 된다.

접지를 위한 활동 : 언제, 어디서나

환자들에게 매일 땅을 만져서 건강 증진을 하라고 권하면 야외에서 걸을 때 어떻게 해야 하는지에 대한 질문을 받곤 한다. 날씨가 좋을 때는 대다수가 시도해 본다. 하지만 상황이 덜 이상적일 때는 어떻게 해야 할까?

- 날씨가 찌는 듯이 덥거나, 얼어붙을 듯이 추우면 어떻게 하는가?
- 근처에 잔디가 없거나 자기 소유의 마당이 없으면 어떻게 하는가?
- 콘크리트만 있는 도시에 살면 어떻게 하는가?
- 맨발로 지루하게 서 있는 것 말고 할 것은 없는가?

나는 이러한 조건에 대해서도 창의력을 발휘해 너무 추울 때도, 너무 더울 때도, 도시에서도, 시골에서도, 땅에 닿을 수 있는 다양한 접지 방법을 찾아냈다. 나는 접지를 하면서 구체적 건강 효과를 얻는 방법을 제공할 수 있다. 접지를 통해 대자연에 다가가서 기분을 상승시키고 창의성을 증진시킬 수 있을 뿐 아니라, 생식 능력에 도움을 줄 수도 있다!

1년 내내 우리는 접지를 할 수 있다. 게다가, 각 계절에는 그 계절만의 독특한 육체적, 정서적, 영적 요소들이 있다. 각 계절은 건강에 도움이 되는 방법뿐 아니라 살아있음을 직접 경험하는 방법, 마음속에 있는 자신만의 노래를 표현하는 방법, 자신의 목소리를 내는 방법, 주위 세계와 조화를 느끼는 방법, 더 큰 우주의 일부가 되는 방법을 제공해 준다.

지구를 만지기만 하면 우리는 이 모든 목표를 성취할 수 있고, 하루에 단 몇 분만으로도 긍정적 변화를 얻을 수 있다. 이 책을 읽는 독자에게 드리는 내 첫 번째 조언은 당신이 느끼는 변화를 기록하라는 것이다. 접지 기본 평가와 월별 접지 기록지 그리고 계절별 명상법을 온라인(http://www.newharbinger.com/44895)에서 찾을 수 있다.

당신이 책장을 넘기다가 기쁨과 흥분을 느끼면서 밖으로 나가게 할 영감을 이 책 속 아이디어에서 발견할 것이다. 지루할 수도 있고 고통스러울 수도 있으며 잠재적으로 유해한 부작용이 있을 수도 있는 전통적 의학 처치와 달리, 지구로 치유하는 것은 놀랍고, 즐겁고, 기분을 고양시켜주고, 즉각적으로 만족을 준다. 이 책을 보고 있다면, 현재 계절에 맞는 페이지를 펴고 당신의 이목을 끄는 아이디어를 찾아내 오늘 당장 밖으로 나가 접지를 실천하라. 그것이 내가 당신에게 가장 바라는 바이다.

이 책을 처음부터 끝까지 순서대로 읽어도 되지만, 훑어보면서 자신의 흥미를 끌고 지금 날씨와 자신의 기분에 맞는 아이디어를 무작위로 골라도 된다. 자신의 치유 능력을 되살릴 수 있는, 신나고 재미있는 방법은 무궁무진하다. 접지는 그야말로 자신의 물리적 육체를 땅과 연결해 몸이 원래 가지고 있던 복원력을 회복하는 것이다. 내가 접지를 좋아하는 이유는 바로 그 때문이다. 접지만큼 언제 어디서나 도움이 되었던 치유 양식은 내 경험상 없었다. 그래서 나는 진심으로 접지를 해보라고 권하고 싶다.

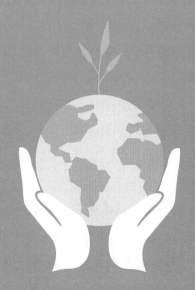

지.구.처.방.전.

1부

왜 접지는 뛰어난 치유력이 있는가?

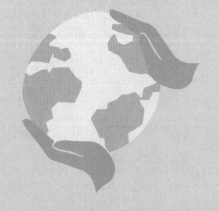

1장

우리는 전도성을 가진 존재(conductive beings)다
: 지구 에너지는 언제나 우리 몸속을 통과한다

지구는 언제나 우리를 위해 존재했으며 앞으로도 그럴 것이다. 지구는 우리가 머리부터 발끝까지 내부와 외부에 걸쳐 웰빙을 얻기 위해 플러그를 끼워야 하는 접속단자이자 도킹스테이션이다. 지구는 우리가 자연으로 나가 땅에 닿고, 재정비되고, 치유되기를 기다리고 있다.

우리는 자연의 힘에 맡기는 것 말고는 할 수 있는 것이 아무것도 없었던 절망의 순간을 느껴 본 적이 있다.

의대에 진학하기 직전에 나는 매우 소모적인 관계에 빠져 있었다. 그 관계를 끝내야 한다는 것을 알았지만 그럴 용기가 없었다. 나는 내 앞에 펼쳐질 혹독한 학업 과정에 압도되어 있었는데, 이렇게 아픈 마음을 가지고 의대를 마칠 수 있을지 자신이 없었다. 어느 밤, 정말 사랑한다고 느꼈던 사람과 이별을 한 후에 무력감을 느끼며 차가운 밤공기 속을 더 이상 뛸 수 없을 때까지 달리고 또 달려서 불안한 마음을 달래고자 했다. 나는 마침내 무릎을 꿇고 눈물로 얼굴을 적신 채 머리 위 하늘을 올려다보았다. 그다음에 무엇을 해야 할지 몰랐다. 땅바닥에 주저앉아 밤하늘을 바라보며 지구 전체가 나를 그냥 삼켜주길 소망했다. 하지만 지구는 그보다 훨씬 더 친절한 행동을 해 주었다. 나를 안아준 것이다.

지구는 내게 공간을 마련해주고, 받아들여 주고, 울음을 들어주고, 몸을 부축해주고, 달래주었다. 다시 일어섰을 때 이 슬픔을 이겨낼 수 있다는 것을, 이겨낼 거라는 것을 나는 알았다. 남자친구와 헤어지고 대도시로 나가 의대생이 된 후 치료자가 되는 법을 배우는 데 마음과 영혼을 쏟아부었다. 그날 지구는 나를 구원해 주었다.

내과의사가 되고서 이와 같은 지구와의 연결이 안심감을 주는, 중심을 잡아주는, 그리고 기쁨을 주는 과학적 근거를 알게 되었다. 그때는 지구가 아픈 마음을 달래준 것이라고 막연히 생각했지만 이제 나는 지구가 몸의 기능에도 실제로 영향을 주었다는 것을 안다. 그리고 그 점에 대해 이후의 장에서 독자들과 공유해 갈 것이다. 그때 나는 정서적인 수준에서는 즉각적으로 안정되었지만, 지구가 얼마나 강력하게 내육체적 웰빙에도 도움을 주었는지는 알지 못했다.

기다란 잔디를 헤치며 거칠게 달리든, 차가운 호수에서 열정적으로 헤엄치든, 바다에 떠서 명상을 하든, 튼튼한 나무 밑에서 쉴 곳을 찾든, 사랑스러운 정원의 흙에 손과 발을 묻으면서 편안함을 느끼든, 잔디밭 위에서 그냥 맨발로 서 있든, 지구와의 접촉은 즉각적으로 우리 몸의 건강에 변화를 준다.

지구는 에너지원이다

이것은 몸의 전도성(conductivity) 때문에 일어난다. 전도성이란 물리적 매체를 통한 에너지의 흐름을 뜻한다. 지구 위의 생명, 따라서 건강과 치유는 모두 전도성을 가진다. 에너지 흐름이 몸의 세포를 통과할 때 그 세포는 제대로 기능하게 된다. 의학계에서는 몸의 전도성이 건강 상태에 대한 중요한 정보를 제공할 수 있음을 알고 있다. 모든 내장기관 시스템이 전도성을 가지고 있기 때문에 의학은 이러한 원리를 이용해 내장기관의 건강 상태를 파악하는 방법을 발전시켰다.

전도성을 가진 뇌

우리의 의식은 전도성이 있기 때문에 자아실현도 할 수 있고, 기본적 인지도 할 수 있다. 우리의 중추신경계와 말초신경계는 모두 전도성을 가지고 있다. 각각의 신경 세포는 에너지의 흐름을 받아들여야 한다. 말초신경병증 같은 질병 때문이든, 다발성 경화증의 탈수초화 때문이든, 척추 부상과 같은 외상 때문이든, 뉴런이 전도성을 잃으면 신호를 전달할 수 없어 기능을 멈춘다. 말초신경의 신경 전도성 측정은 각 신경이 어떻게 기능하고 있는지에 관한 폭넓은 데이터를 제공해 준다.

모든 것을 조정하는 뇌는 몸의 나머지 부분에서 전도되는 정보가 있기 때문에 수많은 시스템이 보내주는 모든 신호에 대응하며 적절히 기능할 수 있다. 심장에 전도성이 없으면 그것은 언제 움직여야 할지 모르게 된다. 횡격막에 전도성이 없으면 언제 숨을 쉬어야 할지 모르게 된다.

보는 것에서부터 듣는 것까지 모든 감각 경험은 뇌로 전달되는 전도적인 자극에서 발생한다. 심지어 듣기 테스트 같은 단순한 테스트도 내이(內耳)의 전도성을 측정해 달팽이관이 음파를 얼마나 잘 포착하는지 측정한다.

전도성은 잠을 자는 데도, 꿈을 꾸는 데도, 내일 예정된 일을 처리하는 데도 중요하다. 우리에게는 반드시 회복 수면이 필요하다. 이것은 뇌가 기능하기 위해 필요한 전도적 상태다. 의학에서는 뇌파 검사 (EEG) 기계를 이용해서 뇌의 전기적 활동을 측정하는데, 이것은 뇌가 어떻게 기능하고 있는지에 관한 정보를 제공해 주고, 다양한 뇌파 패턴을 보여주고, 뇌가 수면 상태인지 각성 상태인지 알려주고, 발작 활동을 진단하는 데도 도움을 준다.

전도성을 가진 심장

전도성을 가진 자극이 없다면 혈액이 몸속을 순환하지 않을 것이다. 심장은 뇌에서 오는 전도 신호에 의존하여 언제 뛰어야 할지 알게 된다. 그리고 이러한 전도 자극을 심장의 모든 근육에 전달해서 심장을 수축시켜 정상적인 심장박동을 만들어낸다. 혈액은 심장의 강한 박동에 의해 뿜어져 나가고, 말초혈관 시스템의 확장과 수축이 영양소와 산소를 몸 전체로 운반한다. 사실 혈액의 점도, 즉 혈액이 자유롭게 움직이고 엉기는 능력도 혈액을 운반하는 혈액 세포와 혈청의 전도성에 의해 결정된다.

우리는 심전도(EKG)로 심장의 전도성을 측정한다. 심전도는 심장 전기 박동의 선형적이고 측정 가능한 데이터를 제공한다. 다양한 데이터가 심장의 건강 상태, 심장박동수, 리듬, 심박변이도(HRV) 등 심기능의 건강도를 나타내는 여러 척도를 보여주며, 또한 심장 이식, 심장마비, 심장 질병 등을 겪은 후의 심장 상태도 예측할 수 있다. 적혈구의 제타 전위도 측정할 수 있는데, 이것은 혈류의 점도에 관한 정보를 제공해 준다.

전도성을 가진 폐

뇌는 얼마나 깊게 어떤 페이스로 호흡해야 할지에 대한 전도적 신호

뿐 아니라, 말하고 커뮤니케이션하고 노래하기 위해 얼마나 많은 숨을 성대로 보내야 할지에 대한 전도적 신호도 폐에 보낸다. 전도성이 없으면 횡격막은 호흡을 들이마시는 기능을 하지 않을 것이며, 폐는 공기로부터 산소를 받아들이지 않을 것이고, 혈액은 이렇게 받아들인 산소를 몸 전체로 운반하지 않을 것이다.

전도성을 가진 소화기관

소화기계는 평활근 속의 전도적 신호에 따라 연동운동으로 음식을 운반한다. 이것이 없으면 음식을 씹어 삼키고 소화해서 영양분을 흡수할 수 없을 것이다. 또 언제 배가 고프고 목이 마른지 알기 위해서도 전도적 신호가 필요하다.

전도성을 가진 근육

움직임은 에너지 신호에 따라 이루어진다. 신호가 전도되지 않으면 몸의 어떤 근육도 움직이지 않을 것이다. 전도성이 있어야 심장박동, 호흡, 소화, 말하기, 표정 짓기, 움직이기, 만지기, 포옹하기 등 모든 것이 가능해진다. 아기가 부모에게 손을 뻗는 것에서부터 세계에서 가장 높은 산을 등반하는 것까지 우리의 모든 움직임은 근육을 종횡무진 통과하는 전도적 자극에 의해 발생한다. 우리는 근전도검사(EMG) 기계를 이용해서 근육의 전기적 활성을 측정하고 테스트할 수 있다.

전도성 있는 피부

피부는 전도적 신호에 의존해서 우리를 안전하게 지켜주고 우리의 인생 경험을 풍부하게 해준다. 전도성은 우리의 육체적 안녕이 위험에 처할 때, 예를 들면 피부에 아주 작은 상처가 났을 때나 위험할 정도로 뜨거운 것 혹은 차가운 것과 닿았을 때, 그 위험을 뇌에 즉각적으로 전달해 준다. 전도성은 친구와의 포옹, 열정적으로 자신의 입술을 압박하는 따뜻한 입술, 계약이 성사되었을 때의 힘찬 악수 등 우리의 육체적 안녕에 도움이 되는 것이 있을 때도 즉각 우리에게 알려준다. 심지어는 엄마의 가슴에 들러붙어 젖을 먹는 아기의 포유반사도 전도적 신호에 의한 것이다. 피부의 기본적인 반사작용이 없으면 어떤 포유류도 생존할 수 없다. 우리는 피부 전압계로 피부 전도도를 측정할 수 있다.

전도성 있는 세포

모든 기관계, 즉 우리 몸에 있는 37조 개의 세포는 모두 전도적 신호에 의존해서 기능하고 있다. 세포는 전위차에 의해 세포막에 수신되는 메시지에 반응한다. 이러한 반응은 효소 작용을 일으키는데, 이것은 실험실에서 측정 가능하다. 신선하고 건강한 생명의 흐름이 가능하도록 세포가 분열하고 복제할 수 있는 것은 전도적 신호 때문이다.

세포를 구성하는 세포질과 세포골격에 이르기까지 모든 것은 전도성을 가진다. 세포골격은 세포의 모양을 만들고 내용물을 유지하게 한다. 세포골격은 치유를 전달하는 미세소관과 섬유의 네트워크 같은 것으로, 세포 전반의 치유 속도를 즉각적으로 높이고 이러한 치유 효과를 다른 모든 세포에 전달한다. 세포질은 세포를 채우고 있는 전해질 용액으로, 손상으로부터의 충격을 완화하고 치유 속도를 높이는 기능을 한다. 전체 세포간질은 전도성 있는 젤로서, 직접적이고 즉각적으로 우리를 치유해 준다.

접지는 다른 형태의 치유가 가진 한계를 뛰어넘는다

몸 전체에 걸쳐 있는 이러한 전기적 상호 연결을 통해 전도적으로 전달되는 치유는 직접적 치유이다. 내장이 염증을 일으켜 영양소나 약물을 더 이상 흡수할 수 없어도 전체 소화계는 여전히 전도성을 가진다. 혈액 순환을 방해하는 혈전이 있어 혈액 순환이 안 좋아져도 전도성은 사라지지 않는다. 혈전도 전도성을 갖고 있다. 흉터가 있거나 육체적 제약이 있더라도, 감정 상태가 어떠하더라도, 우리 몸의 모든 부분은 지구가 전도해 주는 도움을 받아들인다.

모든 의사와 치유자는 우리 몸의 시스템이 스스로 치유하는 능력에 의존하고 있다. 그들은 질병이 있는 부위에 약물과 영양소를 보내기 위해 혈액 순환에 의존한다. 영양사, 대체의학 전문가, 척추 지압사, 마사지 치료사 모두 필요한 부위에 치료를 전달하기 위해 우리 몸에 의존하고 있다. 하지만 조직이나 육체 부위가 아플수록 그쪽으로는 혈액 순환이 덜 이루어지고, 더 많은 반흔 조직과 염증과 감염이 질병 과정을 진전시키기 때문에 치유 효과가 제약될 수 있다.

접지로 전도적 흐름을 향상시키는 것은 치유 효험이 매우 뛰어나다. 다른 것들은 치유를 돕는 간접적 방식이다. 그리고 어떤 사람에게는 효과가 있지만 다른 사람에게는 효과가 없다. 우리 몸에 치유를 전달하는 시스템이 제대로 작동하지 않을 때 어떤 일이 일어나는지 살펴보자.

영양

영양은 치유에 간접적으로 영향을 미친다. 영양의 효과는 우리가 삼키는 음식, 보충제, 약제를 창자가 얼마나 잘 분쇄하고 흡수할 수 있는지에 달려 있기 때문이다. 알레르기, 과민, 염증, 감염, 자가면역 문제,

혹은 그 밖에 내장의 흡수능력을 저하시키는 조건이 있으면 내장 그 자체가 치유 효과를 제한할 수 있다.

호흡

호흡은 매우 중요하지만 이 또한 간접적이다. 상처 입은 혹은 병이 난 육체 부위에 산소를 운반하기 위해서는 혈액 순환 시스템이 제대로 작동해야 하며, 애초에 산소를 흡수하는 폐가 제대로 기능해야 하기 때문이다. 호흡을 방해하는 조건이 있거나, 폐에 흉터가 있거나, 폐 모세혈관 속 혈액 흐름을 뜻하는 폐 관류가 저하되거나, 혹은 폐를 제거했다면, 폐가 치유 효과를 제한할 수 있다.

혈액 순환

혈액 순환에 문제가 있거나, 혈액 순환 저하를 초래하는 심장 문제가 있거나, 심장 펌프작용이 비효율적이면 심장은 치유를 제한하는 요소가 될 수 있다.

이상과 같은 간접적 치유 전달 시스템이 질병, 질환, 혹은 상처로 인해 제대로 기능하지 않게 되면, 상처나 염증, 반흔 조직, 피로와 싸우는 과정에서 그 기능이 한층 더 저하된다. 이처럼 몸 자체가 치유 효과를 제한할 수 있다. 치유가 필요한 상태일수록 몸의 대응 능력은 떨어진다. 신체 건강도에 따라 그 치유 양식이 제공하는 도움을 받을 수 있을 뿐이다. 다음과 같은 것은 없다.

- 모든 사람이 좋은 차도를 보이는 수술
- 모든 사람에게 완벽히 흡수되는 보충제
- 모든 사람에게 효과 있는 척추 지압 교정

- 모든 사람의 균형을 회복시켜주는 경혈
- 모든 사람의 기동성을 회복시켜주는 물리치료
- 모든 사람에게 잘 받고, 잘 흡수되고, 도움이 되는 음식

아무리 건강에 좋아도 모든 음식은 어떤 사람에게는 염증을 일으킬 수 있고, 또 다른 사람에게는 알레르기 반응을 일으킬 수 있다. 심지어 정원에서 바로 수확한 날음식도 모든 사람에게 잘 맞는 것은 아니다. 나는 오랫동안 의사 생활을 하면서 지구상에서 가장 몸에 좋은 음식이라고 생각한 것, 예를 들어 유기농 블루베리부터 유기농 케일까지도 어떤 사람에게는 알레르기 반응, 내장 염증, 혹은 화학물질이나 중금속 노출을 일으키는 경우를 봤다. 모든 사람의 몸은 다르다.

나는 최첨단 의료장비를 마음대로 사용할 수 있는 집중치료실에서 훈련을 받았지만, 그러한 의료장비도 전도성 있는 신체를 대체할 수 없다는 것을 알게 되었다. 고액의 병원 장비로 우리는 호흡을 대신하는 산소 호흡기를 연결할 수도 있고, 입과 식도를 우회해서 정맥으로 음식물을 공급할 수도 있으며, 전기 충격으로 심장을 다시 깨어나게 할 수도 있다. 우리는 액체와 영양소와 전해액과 항체를 환자의 몸에 깔때기로 주입해서 면역 시스템을 강화할 수도 있다. 하지만 자기가 가지고 있는 전기 신호를 전도하지 않는 육체는 절대 치유되지 않는다.

접지는 가장 직접적인 치유법이다

세포는 본래 전도성을 갖고 있기 때문에 제 기능을 하지 않을 때도 전도성을 잃지 않는다. 따라서 치유가 전도되는 통로는 우리가 매우 심

각하게 아파도 결코 줄어들거나 막히지 않는다. 우리는 언제나 전도성을 가지고 있으며, 이것은 즉각적으로 작동한다!

시스템의 기능이 저하되어도 접지를 통해 치유가 전도되는 데는 문제가 없다. 반흔 조직에도 전도성은 있다. 반흔 조직을 둘러싸고 상처 입은 부위 주위에 장벽을 만드는 콜라겐, 피브린, 피브리노겐, 막낭에도 모두 전도성이 있다. 몸의 전도성을 회복시키면 반흔 조직을 둘러싸고 있던 이런 장벽들은 즉각적으로 치유 통로가 된다. 서로 연결된 조직은 우리 몸의 모든 부분을 이어주기 때문에 치유가 전도되는 데 핵심적 역할을 한다.

몸이 계속 재생되는 것은 전도성 덕분이다. 조직은 끊임없이 수리되고, 재생되고, 최적화된다. 건강한 몸은 스스로 변화하고 적응하고 수리하고 방출하는 놀라운 잠재력을 가지고 있다. 몸 전체에 항상 신선하고 새로운 치유 잠재력을 흘려보냄으로써, 치유되고 수리되는 기회를 끊임없이 제공함으로써, 우리 몸은 제대로 기능한다. 하지만 우리의 건강은 새로운 세포가 낡은 세포를 끊임없이 바꿔가야 유지될 수 있기 때문에 몸의 웰빙은 조직과 기관을 끊임없이 생성하고 되살리는 능력에 달려 있다.

우리 몸은 전기 전도성을 가지고 있으므로 심장박동, 뇌 자극, 호흡 메커니즘, 소화는 모두 고유의 전기 신호에 의해서 이루어진다. 평생 몸을 보호하기 위해 우리는 전도성을 건강하게 유지하고 키워나가야 한다.

접지는 에너지를 지구로 다시 방출하는 것이다

살아가는 동안 일상적 활동으로 인한 모든 소모, 스트레스, 활성, 염증, 손상은 몸에 축적된다. 이러한 긴장 상태를 지구로 방출하지 않으면 그것은 계속 쌓여만 간다. 단순하다. 오랜 시간에 걸쳐 축적된 소모를 완화하기 위해서는 염증을 방출해야 한다. 인간의 몸이 오랫동안 땅에 닿지 않은 상태는 너무도 부자연스럽다.

현대 생활은 우리를 지구로부터 떼어 놓는다. 우리는 주로 실내에서 땅과 떨어져 생활한다. 야외에 있을 때조차 신발의 고무 밑창과 자동차의 고무 타이어로 인해 지구와 직접 접촉하지 못한다. 우리는 몸을 지구와 단절된 폐쇄 회로 속에서 활동하도록 만들고 있다. 몸은 우리가 매일 축적하는 모든 염증, 유리기(free radicals), 산화 손상이 방치되고 쌓이는 막다른 골목이 되었다.

지구에 닿지 않으면 시간이 지남에 따라 저항이 쌓여 전도적 흐름을 방해하게 된다. 우리가 이용하는 모든 전기 시스템은 전류가 흐를 수 있게 땅과 연결되게끔 접지를 하도록 설계되어 있다. 그래야지 시스템에 정전기 축적이 일어나지 않는다. 정전기 축적으로 인한 합선은 시간이 지남에 따라 모든 폐쇄 회로 시스템의 기능 부전을 초래하는데, 합선 없이 기능하도록 하기 위해서는 땅에 닿도록 접지해서 손상이 축적되지 않게 해야 한다.

이러한 전기 시스템과 똑같이 우리 몸도 평생 최적으로 기능하기 위해 땅에 닿기, 즉 접지를 통해 손상을 줄이는 것이 필요하다. 그렇지 않으면 우리 몸은 폐쇄 회로 시스템이 되어, 접지되지 않은 회로가 정전기 부하를 축적하는 것처럼 염증을 축적한다. 시간이 지나면 접지되지 않은 전기 회로에서는 장치가 손상되어 기능을 멈출 것이다. 마찬가지로 땅에 닿지 않은, 그러니까 접지되지 않은 인간의 몸은 시간이 지남에 따라 조직이 손상되어 적절히 기능하는 것을 멈출 것이다.

지구와 접촉되지 않을 때도 우리 몸은 기능할 수 있다. 하지만 시간이 지날수록 인체 기관의 효율성은 저하된다. 우리 몸이 지구와 접촉되어 있지 않을 때 고통, 염증, 만성 질환은 모두 급격히 상승한다. 우리 몸에 축적된 저항은 방출하지 않으면 점점 커진다. 염증이 축적됨에 따라 우리 몸은 느려지기 시작하고, 에너지 수준이 떨어지기 시작하며, 신진대사가 천천히 멈추게 된다. 형이상학적으로 말하자면, 새롭게 흘러들어오는 에너지를 통해 꾸준히 갱신하지 않으면 우리의 영혼 에너지는 막혀버리게 된다. 시스템은 느려지고 궁극적으로 잘 기능하지 않게 된다.

이를 거의 완벽하게 되돌릴 방법이 있다. 노력 없이, 쉽게, 심지어 무료로. 어떻게 아느냐고? 나는 개인적 경험과 환자의 경험뿐 아니라, 수십 년간의 대규모 의학연구를 통해 알게 되었다. 몸을 땅을 닿게 하는 것이 가지는 치유 효과에 관한 최초의 연구들은 20여 년 전에 발표된 바 있다. 이러한 결과는 인류가 언제나 알고 있던, 지구와 다시 연결된 사람에게 지구는 치유를 제공한다는 사실에 의학적 근거를 제공한 것이다.

접지는 전도성을 강화하는 실천이다

우리 몸은 지구에 닿으면, 신선한 에너지를 흐르지 못하게 막는 이 모든 염증성 손상에 대해 꽉 막힌 상태에서 즉시 벗어난다. 우리가 본디 그렇게 만들어졌듯 몸은 생명이 흐르는 장소가 된다.

역사상 가장 오래된 전도적 치료는 근대과학이 제안할 수 있는 어떤 치료보다 더 자연스럽고 쉽게 이용될 수 있다. 밖으로 나가서 지구를 만지고 땅에 닿기만 하면 자신이 가진 전도성을 북돋을 수 있다. 접지는 타고난 권리다. 그것을 통해 우리는 지구에서 소중한 에너지를 얻을 수 있다. 지구를 만지면 몸 전체의 전도성이 즉각적으로 영향을 받아 심장, 순환 시스템, 뇌, 골대사, 갑상선, 부신, 피부 등 몸 전체의 건강 기능이 상승된다.

몸의 전도성을 북돋는 것은 장기적 웰빙을 위해 우리가 할 수 있는 최선의 방법이다. 나는 현재 19년간 내과의사 생활을 하고 있다. 그동안 내가 경험한 여러 치유 양식 중 이렇게 강력하게 몸 전체에 효과를 주는 것은 접지뿐이었다. 다른 것들은 간접적으로 도움을 줄 뿐이지만, 직접 땅에 닿는 것은 몸이 스스로를 직접 치유하도록 하는 것이다. 직접 그리고 즉각적으로 작용하기 때문에 접지는 내가 알기로 유일하게 언제나 누구에게나 작용하는 치유 양식이다.

이 책은 접지라는 전도적 치유 법칙을 삶에 도입하도록 하는 안내서이다. 나는 모든 수준에서 접지가 당신에게 어떤 도움을 줄지 얘기하고, 접지를 위한 쉽고 효과적인 방법을 다양하게 제시할 것이다.

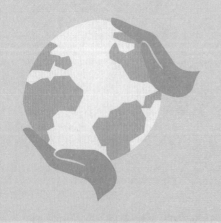

2장

지구와의 깊은 연결은
우리의 몸과 마음에 도움을 준다

어느 날 아이와 함께 기 치료사(energy healer)로 일하는 다른 엄마네 집에 놀러 갔다. 그녀와 나는 함께 시간을 보내면서 가정과 일을 양립하는 스트레스에 관해 얘기를 나눴다. 그녀는 내 에너지가 머리에만 집중되어 있다는 것을 알아차리고, 에너지를 몸으로 끌어내리고(ground my energy down into my body) 환자를 대하라고 충고해 주었다. 심호흡을 하고, 의식을 몸의 코어에 집중시키고, 몸이 지구와 자연스럽게 연결되었음을 느끼면서 머리가 아니라 마음으로 환자를 맞이하라는 것이었다.

이것은 감정적인 수준과 육체적인 수준에서 나에게 깊은 인상을 주었다. "Get grounded"라는 표현이 무언가를 생각나게 했다. Grounded…. 나는 그 말에 대해 곰곰이 생각했다. 나는 집에 가서 의학 서적 속에서 'grounded'를 찾아봤다. 접지(grounding)의 치유 효과에 관한 수많은 논문을 찾을 수 있었다.

마치 해가 떠오르는 것 같았다. 나는 엄마가 된 후 아이의 건강을 위해 내가 했던 것이 어떤 의미를 지니는지 비로소 정확히 이해했다. 접지는 실제로 왕성히 연구된 효과적인 육체 치유 양식이었는데, 현재 그 가치가 재발견되고 있는 중이다. 이것을 알고서 나는 소름이 돋았다.

접지의 이점에 대한 과학적 근거

나는 접지에 관한 의학 서적을 닥치는 대로 읽었다. 많은 연구에서 땅에 닿았을 때 인간 몸이 즉각적으로 치유 상태로 들어간다는 것을 발견했다. 지금부터 그러한 발견에 대해 간단하게 정리된 내용을 제공할 것이다. 참고로 이에 대해 심도 있게 알고 싶다면 내 웹사이트 Intuition-Physicain.com을 방문하라.

접지를 하면 혈액 점도는 줄어들고, 혈압은 정상화되고, 뇌파 패턴은 안정되고, 근육 긴장은 떨어지고, 고통은 사라지고, 기분은 가벼워진다. 접지가 즉각적으로 심혈관 기능을 향상시키기 때문에 모든 기관계에 혈류와 산소 공급이 증가된다. 시간이 지나면 호르몬이 정상화되고, 코르티솔이 떨어지고, 혈당이 안정화되고, 수면이 깊어지고, 염증이 줄어들고, 몸이 치유된다.

- 접지를 하면 심박변이도(HRV)가 증가되어[1] 조직의 혈액 관류가 증가되고[2] 혈액 흐름이 더 원활해진다[3].
- 면역 시스템이 강화된다[4].
- 근육이 사용 중에 더 힘을 낼 수 있고[5], 사용 후에 덜 아프다[6].
- 뇌가 즉각적으로 여러 효과를 얻는다. 뇌 활동에 관한 뇌전도(EEG) 연구에 따르면, 접지는 즉각적으로 뇌파 패턴을 바꾸고, 밤에 더 깊은

회복 수면[8]을 하게 하고, 만성 스트레스 수준을 낮추고[7], 몸의 자율 기능도 향상시킨다[9].

- 접지는 대사 기능을 전반적으로 향상시킨다[10]. 부신 기능, 갑상선 기능, 성호르몬, 심지어 장 누수에도 도움이 되는데, 이것은 모두 상호 연결되어 있다.
- 접지는 염증성 캐스케이드와 호르몬 경로 속 자가면역 신호 문제를 해결하는데, 이러한 문제는 갑상선 문제, 부신 고갈, 생식 호르몬 기능 부전으로 이어져 컨디션 저하를 일으킨다. 접지는 부신(코르티솔)과 성호르몬 문제(월경 전 증후군/폐경 전후 증후군)와 갑상선 문제(갑상선 기능 저하증 등)에도 도움을 준다[11].

나는 연구를 수행하면서 접지로 도움을 받을 수 있을 것 같은 모든 환자에게 그것을 실천하도록 처방했다. 그것은 내가 만난 모든 환자에게 그러한 처방을 내렸다는 것이다. 만성 두통, 당뇨, 신진대사 문제, 통증, 심장병, 소화불량, 그 어떤 것이든 접지는 환자의 회복에 도움이 되었다.

연결된 삶을 중시하게 하는 치유 양식

육체만 도움을 받는 것은 아니다. 마음 상태, 영혼 에너지, 정신 또한 도움을 받는다. 나는 생명이 몸속을 활동적으로 흐르는 영혼 에너지라고 믿는데, 그 흐름이 막히면 아무것도, 영혼 에너지조차도 폐쇄 회로 속에서는 흐를 수 없다고 생각한다.

지구와 단절되어 접지되지 않은 채 화분의 영양토 속에서 자라는 식물보다 접지된 상태에서 자라는 식물이 두세 배 더 크고, 더 많이 꽃 피우고, 꽃도 더 오래 간다. 땅에 닿아 있지 않았을 때보다 닿아 있을 때 우리는 훨씬 더 생기가 넘치고, 건강해지고, 정력적임을 느낀다. 접지는 식물의 성장을 돕듯이 우리의 건강한 활력을 돕는다!

지구와의 단절은 우울증에서부터 염증, 가속화되는 노화까지 모든 것의 원인이 된다. 육체를 다시 지구에 연결하는 것은 육체 건강 이상의 효과를 가진다.

- 에너지가 넘친다
- 서포트를 받고 있다
- 창조적이다
- 연결되어 있다
- 영감을 받는다

- 낙천적이다
- 강하다
- 동기부여 되어 있다
- 사랑한다
- 사랑받는다

접지만큼 웰빙 효과를 주는 것은 별로 없다. 접지를 하면 영혼 에너지가 몸의 코어를 흐르고 모든 세포에 스며드는 것을 느낄 수 있다. 건강한 육체와 그 육체를 흐르는 활기찬 영혼 에너지가 이상적 균형을 이루게 된다.

물리적 신체와 영혼 에너지가 결합한 상태에서 모든 것은 하나가 되고 지구의 치유 에너지 흐름의 서포트를 받게 된다. 그것이 최적 웰빙 상태다.

땅에 닿아 있는, 균형 잡힌 몸을 통해서 영혼 에너지가 자유롭게 흐를 때 우리의 웰빙은 최적화되고 우리는 세상에 대해 더 많은 것을 제공할 수 있다. 훨씬 더 많은 창조성과 친절을 발산할 수 있고, 다른 사람과 더 강하게 연결될 수 있고, 더 많은 사랑을 제공할 수 있고, 더 많은 영향을 미칠 수 있다. 가지고 있는 것을 이 세상에 더 많이 제공할 수 있고, 표현하고 싶은 것을 더 잘 표현할 수 있고, 우리 자신의 유일무이하고 유의미한 삶을 살 수 있다.

이처럼 접지는 심장의 기능만을 향상시키는 것이 아니라, 호르몬 균형, 수면의 질, 뼈의 강도도 상승시켜 준다. 접지는 자신의 중심을 잡고 가장 자신다운 삶을 살 수 있도록 해 준다.

열린 회로 되기

대부분의 의료 양식은 육체(physical body)나 정신체(spiritual body) 혹은 감정체(emotional body) 중 하나를 서포트하는 데 초점을 둘 뿐 이 세 가지를 동시에 서포트하지는 않는다. 따라서 다른 의료 치료 양식을 가지고 치유를 위해 노력해도 시간이 지나면 기능이 저하된 폐쇄 회로 속에 갇히게 된다.

- 영양소, 비타민, 수액, 운동 같은 육체적 서포트는 땅에 닿아 있지 않은 몸속에 쌓여있는 저항과 손상을 온전히 소멸시킬 수 없다.
- 대화 치료, 심리 치료, 인지 행동 치료 같은 감정적 서포트가 막힌 감정을 조금 움직일 수 있을지는 모르지만, 인체 기관과 조직에 있는 긴장이나 트라우마를 물리적으로 방출하지는 못한다.
- 기도, 명상, 교감, 사랑, 연결, 영적 성장 같은 정신적 서포트는 저항과 염증 손상으로 가득한 육체 조직 속에 신선한 영혼 에너지를 불어넣을 수 없다.

닫힌 회로 시스템은 한계에 부딪혀 쇠퇴할 수밖에 없다. 그 어떤 치유 양식도 접지처럼 육체, 감정, 영혼에 동시적으로 작용하지 않는다. 단 하나의 약제나 수술이나 비타민이나 운동이 줄 수 있는 것보다 더 많은 서포트가 필요하다. 접지만이 그러한 서포트를 제공해 줄 수 있다. 종래의 약제는 지구와의 단절로 인해 초래된 다양한 질병을 고치는 데 충분치 않다. 우리가 지구와 다시 연결될 때 전체 존재의 웰빙이 증가하게 된다.

지구와 연결되어라. 우리는 에너지의 최종 종착지가 되어서는 안 된다. 우리는 막다른 골목이 아니다. 우리는 생명과 활력으로 연결되는, 전도성을 가진 통로다! 에너지가 흐르는 열린 공간이 될 때 우리는 다시 균형을 찾을 수 있게 된다.

접지를 시작할 때 그 효과를 의심하지 마라. 대자연의 에너지가 우리를 채우고, 우리를 개방하게 하고, 우리를 도와주게 하라. 우리의 몸, 정신, 마음, 영혼이 변하게 하라. 그냥 앉아 있는 것도 좋지만 더 적극적으로 상호 작용하면 그만큼 더 좋다. 따라서 더 많이 흙을 묻힐 각오를 하는 것이 좋다.

웰빙을 위해 접지하는 방법

접지가 주는 이점을 알았으니 어떻게 접지를 건강 실천법으로 이용하면 좋을까? 접지의 이점을 이해하면, 어떤 것을 치유하고 싶든 스스로를 치유하기 위해 땅에 닿는 것에 대해 이제까지와는 다른 관점을 가지고 접근할 수 있게 된다. 자신이 가지고 있는 특정한 건강 문제에 대해 의사와 상의하고, 치료의 일부에 접지를 반드시 포함시켜라. 다음과 같은 예를 참조하라.

스트레스 / 번아웃 : 접지 휴가를 계획하라

스트레스는 몸의 모든 세포에 영향을 미치고, 시간이 지나면 건강에도 영향을 준다. 일상적으로 운동하는 것, 가공되지 않은 신선한 음식을 먹는 것과 더불어 접지 휴가를 떠나는 것은 회복력을 강화하는 데 도움을 주며 몸을 매우 빠르게 리셋시킬 수 있다. 매일 몇 시간씩 땅에 닿는 것에 초점을 맞춘 휴가는 인생 리셋 버튼을 누르는 가장 좋은 방법이다. 정신적, 육체적, 혹은 감정적으로 벽에 부딪혔을 때 자신이 선호하는 방식으로 접지 휴가를 계획하라. 해변에 눕는 것, 호수에서 수영하는 것, 풀장 가에서 낮잠 자는 것, 초원에서 요가 하는 것, 산에서 하이킹하는 것, 무엇이든 좋다. 다들 잘 몰라서 그렇지, 대부분의 휴가지는 접지 휴가를 즐기는 데 적합하다. 해변, 호숫가 휴양지, 야영지, 멋진 호텔의 매립형 콘크리트 풀장 등은 모두 땅에 닿아 있다. 접지는 코르티솔과 몸 전체의 염증을 감소시키고 기분을 크게 상승시킨다. 따라서 스트레스 수준을 낮추어 주고, 우리를 아이처럼 에너지 넘치고, 창조적이고, 낙관적으로 회복시켜 주는 데 도움을 준다.

소화 문제 : 접지된 상태로 밖에서 음식 먹기

염증성 장 질환부터 음식 과민증, 음식 불내성까지 온갖 종류의 소화 문제가 급격히 증가하고 있는 것을 내과의사인 나는 매일 관찰하고 있다. 의사가 수행하는 정밀 검사의 일부로 음식 알레르기 테스트, 혈액 테스트, 장 영상 연구는 물론이고, 보조적으로 의사가 제안하는 식생활 변화, 약물치료, 라이프스타일 개선도 중요하다. 하지만 거기에 더해 매일 적어도 한 끼는 접지된 상태로 밖에서 먹고, 식사 후에 반드시 짧게 접지 산책을 할 것을 권한다. 접지는 장 내벽 염증을 포함해 몸 전체의 염증을 줄여준다. 식사 중 접지를 함으로써 장의 염증 반응을 줄이게 되면 음식을 더 쉽게, 그리고 덜 불편하게 소화할 수 있다. 또한 접지가 혈류를 증가시키기 때문에 장 흡수도 향상된다. 마지막으로, 식사 후 10분간 하는 접지 산책은 장 연동운동을 자연스럽게 향상시키는 데 도움을 주는데, 이것은 건강한 배변을 촉진시켜 복부 팽만감과 소화불량을 감소시킨다.

불면증 : 아침 햇살을 받으며 접지하기

밤에 자는 데 어려움이 있다면 아침 햇살을 받으며 접지하는 것을 매일 습관으로 만들어라. 일어나서 설사 흐린 날일지라도 얼굴에 햇빛을 받는 것은 그날 밤잠을 깊게 자는 데 도움이 되고, 지구와 접촉하는 것은 우리 몸의 생물학적 리듬을 지구와 다시 일치시키는 데 도움이 된다. 의학연구에 따르면, 접지는 뇌파를 안정시키고, 수면을 깊게 하고, 코르티솔 수치를 정상화하고, 수면 시간이 부족하더라도 피로를 회복하는 데 도움을 준다. 해가 뜨면 일어나서 밖에 나가 20분 동안 접지된 상태로 태양에 노출되어라. 이것을 매일 하면 매일 밤 더 쉽게 잠들 수 있을 것이다. 접지는 수면 치료를 위해 이제까지 시행되었던 수면 연구 정밀검사부터 지속성 양성 기도압(CPAP) 기계를 이용한 수면 무호흡 교정, 수면 유도 보조제 및 약제까지, 기존의 의학적 치료를 보완할 수 있다.

불안 : 공황 발작이 일어날 때 접지하기

접지는 자율신경계를 안정화시키고 미주신경 긴장도를 향상시키기 때문에 폭주하는 심장을 즉각적으로 진정시키고 숨을 깊이 쉬도록 할 수 있다. 따라서 접지는 공황 발작과 긴장 상승을 완화하는 데 도움이 된다. 테라피, 약제, 운동, 심신 치료 같은 기존의 치료법과 함께, 접지는 언제 어디서나 긴장이 발생할 때 즉각적 도움을 줄 수 있는, 즉시 이용 가능한 치유 도구다. 공황발작이 다가온다고 느끼면 모든 것을 멈추고 땅을 만져라. 운전 중이라면 길가에 차를 대고 차 밖으로 나가고, 집, 회사, 사람 많은 가게나 식당에 있다면 밖으로 나가 지구가 주는 안정감을 느끼며 패닉을 누그러뜨리고 긴장을 완화시키도록 하라.

우울증 : '매일' 접지하기

접지는 기분의 균형을 잡아주고, 중추 신경계를 서포트하며, 몸과 마음을 소모시키는 만성 염증과 만성 스트레스를 해소하는 놀라운 방법이다. 염증이 우울증에 미치는 영향에 관해서 연구가 계속 진행되고 있는데, 이러한 연구들은 혈액 내 염증 표지 증가가 수면 장애, 에너지 수준 감소, 의욕 감소, 식욕 증가 혹은 감소 등 우울증 증상과 직접적으로 상관관계를 가짐을 보여준다[12]. 또 다른 연구는 항염증약이 우울증 증상을 줄이는 데 도움이 되며, 항염증약을 항우울 치료에 이용했을 때 항우울약만 썼을 때보다 우울증을 더 줄였다는 것을 발견했다[13]. 접지는 항염증 작용을 하고 뇌를 안정화시킬 뿐 아니라 기분과 에너지 수준을 향상시키므로, 약물요법이나 우울증요법 등 의사들이 제안하는 여러 가지 치료와 함께 효과를 발휘할 수 있다. 이상적으로 보자면, 가끔 접지하는 것이 아니라 매일 일상적으로 접지를 수행하면 시간이 지날수록 그 효과는 축적된다. 일상적으로 밖으로 나가게 만드는 취미를 선택하라. 꽃, 약초, 채소, 무엇이든 정원을 가꾸는 것은 매우 좋은 선택이다. 무언가를 길러내면서 자연스럽게 매일 접지할 수 있다. 조류 관찰, 자연 사진 찍기, 야외에서 스트레칭하거나 일기 쓰기, 아니면 그냥 잔디에서 맨발로 헤드폰을 쓰고 음악 듣는 것도 좋다. 이렇게 치료 효과가 좋으면서도 즐겁게 할 수 있는 것이 또 있을까?

요통 : 지구를 물리치료사라고 생각하기

요통은 사람들이 병원을 찾는 가장 흔한 이유 중 하나다. 영상 촬영에서 물리치료, 수술, 약물요법에 이르기까지, 의사가 어떤 치료 플랜을 추천하든 거기에 접지를 더하라. 접지는 척추 부상 및 염증으로 인한 통증을 줄여 회복을 빠르게 할 수 있다. 지구를 물리치료사라고 생각하고 지구와 직접 닿게 누워라. 일상적으로 접지를 하면 뼈, 인대, 힘줄 속 염증과 통증을 포함해 몸 전체의 염증, 통증이 줄어든다. 등골뼈, 디스크, 인대, 신경 등 척추 전체는 전도성을 가지며, 모든 관절과 그 속의 수액에도 전도성이 있다. 접지를 통한 척추 관리는 매우 간단하다. 근육이 뭉친 부위에 얼음주머니나 뜨거운 물병을 대고 지구 위에 눕기만 하면 된다. 가볍게 뒤트는 등 스트레칭을 추가해도 되고, 의사로부터 처방받은 물리치료와 재활 운동을 함께 해도 된다. 실내에서 하는 스트레칭이나 재활 운동에 접지를 추가하면 그 효과는 기하급수적으로 커진다. 진통제 약효가 나타나길 기다리는 동안 야외에서 접지된 채 스트레칭하는 것만으로도 약으로 고통을 감추는 것보다 더 근본적인 수준에서 몸의 골격계가 치유된다. 당연히 처음부터 요통이 없으면 더 효과가 좋다. 접지는 장기간에 걸쳐 몸의 상처와 소모를 줄이기 때문에 최고의 예방약이 될 수 있다.

트라우마 : 접지된 상태로 명상하기

명상은 대화 치료와 노출 치료만큼, 혹은 그 이상으로 PTSD 증상을 줄이는 데 효과가 있다고 여러 의학연구를 통해 증명되었다[14]. 만트라

반복하기와 같은 짧고 쉬운 명상 기법조차도 PTSD 증상, 예를 들면 불면증처럼 치료하기 힘든 증상에도 대화 치료보다 뛰어난 효과를 보였다[15]. 시간을 들이는 명상이 힘들다면 단순하게 몇 분 동안 긍정적인 말이나 구절을 반복해서 외우는 것도 트라우마 회복에 엄청난 효과를 줄 수 있다. 그리고 그 효과를 극대화하기 위해서 만트라와 명상을 야외 접지와 결합하라. 지구 위에 앉아 호흡에 집중해 보라. 부신 회복, 수면 질 향상, 스트레스 호르몬 감소, 미주신경 긴장도 향상 등 이미 증명된 접지의 효능이 트라우마를 완화하고 회복하는 데 도움을 준다.

재활 / 관절염 / 관절 문제 : 물속에서 접지하기

부상 부위에 가해지는 부하를 제거하고 중력이 관절에 가하는 압박을 없애면, 치유가 더 부드럽고 더 효과적으로 이루어질 수 있다. 근력을 키우고, 기동성을 회복하고, 가동 범위를 증가시키기 위해 물은 운동하는 동안 골격계에 가해지는 중력의 힘을 완화시켜주는데, 대부분의 시멘트 풀장과 모든 자연 속 물은 땅에 닿아 있다. 콘크리트로 만들어진 매립형 풀장은 모두 접지되어 있어서 호텔, 체육관, 그리고 개인의 뒤뜰에 있는 대부분의 풀장은, 플라스틱 내벽이거나 아예 플라스틱으로 만들어지지 않은 한, 접지한 것과 같은 치유 효과를 제공한다. 물속에서 하는 접지는 염증과 통증을 줄일 뿐 아니라, 운동하는 동안 근육에 부과되는 손상을 줄이고 운동 후의 통증을 완화시킨다. 따라서 운동 후 겪게 될 통증에 대한 걱정 없이 물에서 하는 회복 운동에 더 몰입할 수 있다. 그리고 그 과정에서 물의 저항력은 근육의 힘을 증가시키는 데 도움이 된다.

심장병 : 접지된 상태로 운동하기

운동과 심장 건강 사이의 관계는 오랫동안 연구되어 와서 대부분의 내과의사는 심혈관 질환 및 관련 위험 요인을 가지고 있는 환자에게 무엇이든 운동 계획을 처방한다. 이 처방을 받은 사람은 치유 플랜에 접지된 상태에서 하는 운동을 반드시 추가하는 것이 좋다. 접지는 운동 효과를 향상시키면서도 돈이 들지 않는 방법이다. 야외에서 접지하면 심장전문의가 추천한 치료법, 중재법, 그리고/또는 약물요법과 시너지 효과를 내서 혈액순환과 혈류를 자연스럽게 하고, 혈전과 혈액 점도를 낮추고, 심박 변이도를 증가시키고, 운동 후 통증을 줄이는 데 도움이 된다. 접지는 혈류를 향상시키므로 심혈관계뿐 아니라 몸속 기관 전체에 도움이 된다. 접지 상태로 걷거나, 골프나 하이킹 같은 야외운동을 하면서 손을 땅에 대거나, 야외에서 맨발로 태극권, 요가, 댄스, 또는 중량 운동 같은 것을 해보라. 혈액 희석제를 복용하고 있다면 반드시 의사에게 매일 접지를 하고 있다고 말하고 테스트 결과를 꼼꼼히 체크하라. 매일 접지를 통해 혈액 흐름이 개선됨에 따라 혈액 희석제 복용량이 감소할 것이다. 의사에게 꼼꼼하게 모니터하도록 하고 복용량을 조정하도록 하는 것이 좋다.

골다공증 : 접지된 상태로 요가하기

물속에서 운동하면 중력에 의한 관절 소모가 줄지만, 골밀도를 증가시키기 위해서는 저항 운동이나 웨이트트레이닝이 필요하다. 중력을 이용하는 것은 뼈를 평생 강하게 유지하는 훌륭한 방법이며, 중력이 접지의 치유력과 결합하면 골대사를 줄여 뼈를 보호할 수 있다. 손바닥에 하중을 부과하는 자세를 매일 실천해 보자. 테이블탑(tabletop), 플랭크(plank), 차투랑가(chaturanga), 리버스 테이블탑(reverse tabletop), 엎

드린 개 자세(downward facing dog)뿐 아니라, 전굴 자세(forward fold), 까마귀 자세(crow pose), 머리서기(head stands), 물구나무서기(hand stands), 어깨서기(shoulder stands) 같은 역위(inversion) 자세 등이 있다. 이러한 자세를 야외에 나가 접지 상태로 취하면 뼈에 좀 더 도움이 될 뿐 아니라, 밖에서 받는 햇빛은 자연스럽게 비타민D를 증가시켜 당신의 뼈 보전에도 효과적이다. 요가 효과, 접지 효과, 일광욕 효과를 한꺼번에 얻을 수 있다. 일석삼조인 셈이다!

암 회복 : 접지된 상태로 걷기

여러 실증연구에 따르면 걷기는 암 치료 후에 회복을 돕고 재발을 막기 위한 가장 좋은 방법 중 하나다. 어떤 대규모 의학연구는 걷기가 암 환자의 수면의 질을 암의 유형이나 단계에 관계없이 유의하게 향상시킨다는 것을 보여주었다. 또 다른 연구는 걷기가 수술 결과를 향상시키고 사망률을 줄이는 등 암 회복에 도움이 됨을 보여주었다[16]. 이러한 연구를 종합해보면 긍정적 결과를 위해 필요한 것은 단지 매일 20분 걷는 것이었다. 걷기는 암 치료 동안의 수면 장애를 개선시키는 데 도움을 주고, 회복 중 수면 향상을 가져오며, 수술 결과를 향상시키는 데 매우 효과적이어서 의학적 처지와 함께 반드시 수행해야 할 운동요법이라 할 수 있다. 이렇게 훌륭한 효과를 가진 20분 걷기를 신발을 벗고 맨발로 하면 접지 효과를 덤으로 얻을 수 있다. 접지는 통증과 염증을 줄이고, 밤에 더 깊게 잘 수 있게 하여 수면 회복을 돕고, 에너지와 기분을 향상시킨다. 애완동물이 있다면 정기적으로 산책하고 어루만지면서 매일 딱 20분을 보내는 것 또한 접지 산책과 동일하게 긍정적 결과를 보인다. 추가로 애완동물을 통한 접지 방법에 관해서는 이후의 장에서 설명할 것이다.

어떤 식으로 건강관리를 하든, 접지 실천이 건강에 얼마나 필수적인지 알 수 있기를 바란다. 그래서 나는 환자들을 위한 치료 플랜에 접지가 반드시 포함되도록 처방한다. 많은 연구에서 광범위한 질병과 문제로 인한 통증을 경감시킨다는 접지의 효과에 대하여 설득력 있는 증거를 제공하고 있다. 접지 실천을 전체론적인 영성 증진 활동으로뿐 아니라 육체적 건강을 향상시키는 데도 도움이 되는, 그래서 필수적인 활동으로 생각하기를 강력히 권한다.

평소 하는 활동을 야외에서 하라

건강에 도움을 주기 위해 매일 하는 치료 및 치유 실천법이 무엇이든, 이를 야외에서 하면 그 효과 외에 접지의 효과도 덤으로 얻을 수 있다. 대다수의 치료는 야외에서 할 때 훨씬 더 강력한 효과를 발휘한다. 다음과 같은 활동은 모두 야외에서 할 수 있다.

- 물리치료사가 추천한 매일 스트레칭 세트
- 심리학자가 정한 매일 일기 쓰기 과제
- 마사지 치료사가 제안한 물 더 많이 마시기
- 더 많이 운동하라는 의사의 지시: 접지 상태로 수영, 요가, 혹은 걷기
- 영양사가 권하는 음식과 간식을 야외에서 먹기
- 정신적 지도자가 제안한 일일 명상
- 좋은 친구와 보내는 시간
- 파트너와 함께 있는 시간 – 손잡고 접지 산책하기
- 아이와 노는 시간
- 저녁에 노트북 컴퓨터로 밀린 일 하기

의식하면서 접지를 실천하라

단지 육체를 바꾸는 것을 넘어 인생을 바꾸기 위해서는 '의식'하면서 접지하는 것이 중요하다. 접지에 의식을 결합시키면 훨씬 효과가 커진다. 예를 들면, 땅 위에 서 있을 때 어떤 고통이나 메스꺼움 또는 스트레스가 있다면 지구가 몸에서 그것을 뽑아내는 모습을 상상하라. 지구는 고통, 스트레스, 공포를 멈추게 하고 이를 씻어낼 수 있다. 땅에 닿아 있는 동안 지구와 직접 이야기를 나눠도 좋다. 지구의 도움을 얻기 위해 비명을 질러도 되고, 울부짖어도 되고, 지구에 기대도 된다. 지구가 우리를 안아주지 않으면 실제로는 아무런 효과도 없다. 지구가 염증과 스트레스와 불안을 없애주면 얼마나 편안할지 상상해 보라. 지구와 사랑에 빠지고 매일 지구와 만나라.

자신의 잠재력을 최대한 끌어올리고 목적에 맞는 삶을 살아라

우리의 영혼 에너지는 최적화된 육체 안에 흐를 때 더 커진다. 그랬을 때 우리는 세상을 향해 더 많은 선함과 창조성을 발휘해서 우리 영혼의 본래 목적을 실현할 수 있다. 그리고 그것이 우리의 웰빙을 최적화하는 것이다. 그렇게 함으로써 우리의 존재 목적을 이 지구에서, 이 시간과 공간에서 실현할 수 있다. 우리가 존재하는 목적을 만족시키는 삶을 살 수 있다.

모든 인간은 창조성을 가지고 있다. 어른, 아이 할 것 없이 우리는 우리가 아니면 할 수 없는 무언가를 이 세상에 표현하는 능력이 있다. 개

개인은 유일무이하기 때문에 다른 사람은 우리가 될 수 없고, 우리가 표현하는 것을 표현할 수 없고, 우리가 생각하는 것을 생각할 수 없고, 우리가 느끼는 것을 느낄 수 없고, 우리와 같은 방식으로 소통하고 연결될 수 없다. 당신과 똑같은 사람은 과거에도 없었고 앞으로도 없을 것이다. 내가 될 수 있는 것은 나 자신뿐이다. 그러므로 접지를 통해 에너지를 얻고 이를 바탕으로 자신만의 존재 목적을 표현하라.

접지를 실천하는 것이 도움이 된다는 수많은 과학적 연구에 대해 언급했지만, 중요한 것은 단지 심혈관 건강을 최적화하거나, 신진대사를 활발히 하거나, 잠을 더 잘 자는 것이 아니다. 중요한 것은 그렇게 최적화되고 활기를 얻은 몸을 통해 자신의 존재 이유를 찾아내고 그것을 표현하는 것이다. 나는 접지가 이를 가능하게 한다고 생각한다. 나는 그 사례를 여러 번 보았으며 내 삶 속에서 경험하기도 했다. 나와 함께 지구와 연결되는 이 여행을 떠나면 당신도 그것을 느낄 수 있을 것이다.

몸 건강을 최적화하는 것은 영혼 에너지를 풍부하게 표현할 수 있는 기반이 된다. 2부에서 다룰, 계절에 따른 적합한 접지 활동, 접지 명상, 접지 탐험은 모두 건강뿐 아니라 전체적 웰빙에 도움을 주는 것이다. 접지는 단지 육체적 건강만을 위한 활동이 아니다. 접지의 진정한 목적은 영혼 에너지가 샘솟고, 빛나고, 발산하게 하여 전체적 웰빙을 증진시키는 것이다.

모든 것과 정신적으로
연결되어 있다는 감각

나는 평생 이 지구 위의 짧은 삶이 인간 존재의 전부가 아니라 그 이상의 무언가가 있다는 확실한 증거를 찾기 바랐다. 천국, 영혼, 영원이 존재한다고 믿고 싶었다. 하지만 내면의 과학적 사고방식은 더 결정적인 증거가 없는 상태에서 함부로 믿지 못하게 했다.

내가 그토록 간절히 원하던 증거를 얻은 것은 아이를 낳은 날이었다. 내가 진정으로 타인의 얼굴을 들여다보고 그의 영혼이 다시 나를 똑바로 바라보는 것을 처음 느낀 순간을 나는 결코 잊지 못할 것이다. 마치 시간이 멈춘 것 같았다. 나는 단지 딸아이의 물리적 육체만을 품에 안고 있었던 것이 아니다. 나는 영혼이 흐르는 육체, 저 너머에서 온 생명이 맥박치는 육체를 안고 있었던 것이다. 눈과 눈을 마주 보면서 우리는 영혼과 영혼을 마주 보았다. 딸아이를 통해서 내가 접지에 대해 알게 된 것은 우연이 아니다. 나에게 접지는 영혼의 각성이기도 했다.

대자연이 우리를 기른다

지구는 생명체를 낳고, 공기, 물, 음식, 거처 등 생존하는 데 필요한 모든 것을 제공하여 기른다. 지구가 생명을 창조하는 것처럼 여성은 인간의 생명을 창조한다. 지구가 우리 안에서 자라고 있는 후손들의 웰빙을 최적화하기 위해 물질적 도움을 주는 것처럼, 여성은 자궁 속에서 자라나는 아기에게 공기, 수액, 거처를 제공한다.

따라서 내가 처음 엄마가 되었을 때 딸아이를 통해서 대자연의 건강과 연결되는 법을 배운 것은 우연이 아니다. 딸아이가 영아 산통을 겪는 동안 나는 지구로부터 위안을 얻었다. 밖에서 맨발로 땅을 밟고 서서 갓난아기를 품에 안은 채 나는 치유를 발견했다. 그리고 탯줄을 통해 내 호흡과 혈액으로 아이를 기를 때와는 다른 방식으로, 지구를 통한 더 직접적인 치유를 딸아이에게 제공할 수 있었다.

땅 위에 서서 딸아이를 품에 안았을 때, 나는 땅에 닿음으로써 얻은 치유의 전도성 있는 흐름을 아기의 몸속에 직접 쏟아부을 수 있었고, 그 즉각적 결과를 직접 목격할 수 있었다. 지구와 대자연의 도움을 받아 나는 더 강해진, 더 집중력 있는, 더 잘 대응하는, 더 민감한, 더 많이 사랑하는, 더 잘 양육하는 엄마가 될 수 있음을 느꼈다.

나는 엄마가 되고 나서 접지를 실천하기 시작했지만, 지구와의 접촉을 통해 창조적 에너지가 샘솟는 것을 느끼기 위해 꼭 여성이 되거나 부모가 될 필요는 없다. 우리는 모두 창조적이다. 우리는 모두 활기가 있다. 우리는 모두 서로 다른 방식으로 타자를 길러낸다. 우리는 모두 공헌하고 있다. 우리는 자신만이 할 수 있는 고유하고 독특한 공헌을 함으로써 우리 모두의 창조성이 상승하고 영감, 독창성, 창의력으로 흘러넘치는 것을 느낄 수 있다.

생명 에너지 그 자체와 연결되기를 바라며

우리는 태어날 때부터 땅에 닿기를 그리고 중심이 잡히고, 안정되고, 지탱되기를 강렬히 원한다. 지구로부터 지지받고 보살핌 받기를 원한다. 하루 종일 해변가를 걷거나, 정원을 가꾸면서 아침 시간을 보내거나, 야외에서 피크닉 식사를 하면서 저녁 시간을 보냈을 때 우리는 마치 요람 속에서 보살핌을 받는 듯한 기분을 느낀다. 우리가 이 지구 위에 존재할 수 있는 것은 지구가 우리에게 도움을 주고 있기 때문이다. 우리는 그것을 안다. 우리는 그것을 영혼 속에서 느낀다.

지구와 접촉이 끊긴 채 살아갈 때 우리는 깊은 열망을 갖게 된다. 이는 결국 만성 질환이 되는데, 원인이 무엇인지는 확실히 알 수 없다. 다만 무언가가 결핍되었다고 느낄 뿐이다. 그때 대부분은 이러한 생각을 한다. '나는 배가 고픈 게 틀림없어. 하지만 아무것도 나를 충족시켜 주지 않아.' 음식을 향해 손을 뻗으면 우리는 지구로부터 영양소를 얻을 수 있지만 그것은 간접적일 뿐이다. 지구로부터 어떤 영양소를 간접적으로 얻을 때 사람들은 먹는 일에 중독되는데, 그것은 일시적 만족을 줄 뿐 진정으로 지속적인 만족을 주지는 않는다. 따라서 아무리 많이 먹어도 그 열망은 충족되지 않은 채로 남아 있다.

나는 사람들이 살을 찌움으로써 땅에 닿고자 하는 욕구를 간접적으로 충족시키려 한다고 믿는다. 더 무거움을 느끼고, 더 가라앉아 지구와 닿는 느낌을 갖기 위해 살을 찌우는 것이다. 하지만 그들은 신을 벗지는 않는다. 그들은 지구 위에 앉기는커녕 밖에 나가지도 않고 땅에 닿으려 한다. 더 많이 먹어 몸집을 부풀리면 접지에 유리해 보이기는 한다. 하지만 그것이 지구와 접촉하려는 열망을 충족시키지 않는다.

매일 접지를 시작하면, 그 이전에는 느끼지 못했던 중심이 잡힌 느낌, 연결된 느낌, 안전한 느낌을 얻기 시작한다. 그때까지는 꼭 필요했다고 느꼈던 음식이나 그 밖의 것들에 대한 중독 속에서 느꼈던 안심감이 실제로는 전혀 필요 없다는 것을 알게 된다. 지구와의 접촉이 주는 편안함이 인생의 모든 측면을 감싸주는 것을 느끼기 시작한다.

우리는 지금 여기에서 건강하기 위해, 살아가기 위해 지구에 의지하고 있다. 우리 모두 균형과 충족을 얻고자 지구와의 접촉을 진정으로 원한다. 현재 내 환자들의 건강에 도움을 주기 위해 접지라는 방법을 이용한 지 거의 20년이 지났는데, 접지가 그들에게 편안함을 주고, 열망을 충족시켜 주고, 창조력과 에너지를 상승시켜 주고 있음을 확인했다. 임신하는 데 어려움을 겪었던 환자가 접지를 시작한 후에 임신한 것을 보았다. 내적 기쁨이라는 불꽃을 잃은 환자들이 접지를 시작한 후에 그 불꽃이 재점화된 것을 보았다. 우울증, 상실감, 절망감, 낙담을 느낀 사람들이 접지를 통해 희망을 느끼고, 의미를 발견하고, 에너지를 느끼고, 따뜻함을 느끼는 것을 보았다.

나는 내가 직접 경험했던 것을 다른 사람들도 느끼는 것을 여러 번 보았다. 지구는 우리의 육체적 웰빙과 우리 생명력의 에너지를 모두 만족스럽게 충족시켜 주었다.

땅에 닿아 있지 않으면 우리는 초조함을 느끼고, 기진맥진해지고, 지탱되고 있다는 느낌을 받지 못하고, 우울해지고 불안해질 수 있다. 지구가 굳건히 우리 몸을 고정해 주고, 염증을 낮춰주고, 호르몬을 안정시키고, 인체 기관의 기능을 서포트 할 때, 인생이라는 여행은 더 심오해지고, 더 유의미해지고, 영감과 활력으로 가득해진다.

지구를 만질 때 나는 에너지, 영감, 생명력이 몸속에서 상승하는 것을 느낀다. 지구의 에너지와 우리 자신의 정신, 육체, 영혼 에너지가 시너지를 이룰 때 웰빙의 최적 상태를 얻을 수 있다. 어떤 보충제도, 어떤 심호흡과 명상도 접지가 만들어 주는 이런 상태를 만들지 못한다.

우리 발에 있는 영적 접속점

우리는 해부학적으로 땅에 닿도록 설계되어 있기 때문에 지구와 연결되는 것은 기쁨을 준다. 지구와의 접촉을 증진시키기 위해 몸 전체에서 발에 땀샘의 밀도가 가장 높다는 것을 알고 있는가? 땀은 전도성 있는 전해질 용액으로 피부를 자연스럽게 감싼다. 또한, 발바닥은 몸에서 신경종말의 밀도가 가장 높은 곳 중 하나다. 발은 입술에 이어 두 번째로 민감하게 자극과 피드백을 뇌로 제공하는 감각 기관이다. 따라서 몸에서 두 번째로 예민한 영역인 발은 전도성 수액인 땀을 가장 많이 만들어내서 접지가 강력하고 편안하게 이루어지도록 한다. 고무 신발이 등장해서 발과 땅 사이의 이러한 일상적 상호작용을 단절하기 전까지, 인류는 지구에서 우리 몸으로 흐르는 창조적 생명력에 대해 알고 있었으며, 이것은 기록에도 남아 있다.

- 이집트인들은 발등에는 장신구를 달았지만, 발바닥은 일부러 맨발인 채로 남겨두었다.
- 신(神)들은 고대 신화 속에서 맨발로 걸었으며, 고대 올림픽은 맨발로 수행되었다.
- 성스러운 장소, 특히 사원과 모스크에서 신발을 벗는 종교적 관습은 성경에도 언급되어 있다. 성경에서 모세는 "네가 서 있는 곳은 성스러운 땅이므로 신발을 벗어라"라는 명령을 받는다(출애굽기 3:5)
- 아메리카 원주민 부족들은 맨발로 춤추기, 노래하기, 북 두드리기, 기

도하기, 순례하기 등 여러 가지 의식을 수행한다.

• 가장 많이 이용되는 경혈 중 하나인 용천혈(K1)은 발바닥 한가운데에
서 시작한다. 따라서 감각 신경 말단 및 땀샘의 밀집과 더불어 이 경
혈의 존재는 지구와의 접속을 통한 전도적 흐름을 더 잘 받아들일 수
있게 한다. 한의학에서 용천혈은 신장, 위장관, 심장, 폐, 갑상선 치료
와 관련된다.

인간은 이처럼 발을 가장 예민하고 따라서 가장 수용적인 몸의 일부
로서 찬미해 왔다. 종교적 관습을 보면 발의 상징적 중요성을 알 수 있
다. 발에 입을 맞추고 발을 씻는 것은 존경과 숭배를 나타낸다.

인간은 아주 최근까지도 땅에 직접 닿는 것과 치유가 밀접한 관계가
있다는 것을 알았다. 원주민에게 지구와 떨어져서 살 능력이나 기술이
없었던 것이 아니다. 수많은 문화는 지구와 붙어서 살 수밖에 없어서
그랬던 것이 아니라, 지구적 치유를 얻기 위해 땅 위를 걷는 삶의 방식
을 의도적으로 선택한 것이다.

야외에 있는 것만으로도 치유가 된다

근대 이전에 의사들은 치유 속도를 높이기 위해 바닷가에서 몇 주 지
내라는 처방을 내렸다. 1500년대가 되면 바닷가 처방은 의사들이 흔히
내리는 처방이 되었으며, 이러한 관행은 몇 세기 동안 지속되어, 의학
박사 리처드 러셀은 1769년 자신의 책에서 질병을 치료하는 바닷물의
치유적 특성에 관해 공식적으로 언급했다[17].

이러한 것들은 근대 의학이 건강과 치유에 대한 서구적 개념을 채택

한 후에 잊혀진 듯이 보인다. 하지만 지구와의 분리가 우리의 건강에 얼마나 안 좋은지에 대해 점점 더 많은 연구가 이루어지기 시작하고 있다. 이러한 연구들은 야외에서 보내는 시간이 줄어드는 것이 불안과 우울증, ADHD, 고혈압, 코르티솔 상승, 면역 기능 저하, 기억력 저하, 질 낮은 수면과 어떤 연관성이 있는지 증명한다.

자연에서 보낸 시간과 향상된 건강은 상관관계를 가진다. 자연 속에서 회복 시간을 갖는 것이 어떻게 정신질환을 줄이고[18], 기분을 향상시키고[19], 코르티솔 수준을 낮추고[20], 몸의 자연스러운 항암 단백질 수준과 자연스러운 항암 활동을 증가시키고[21], 스트레스를 줄이고[22], 집중력 지속 시간을 늘리고[23], ADD[24]와 ADHD[25]를 치료하고, 심박수를 낮추고[26], 우리의 전체적 웰빙을 향상시키는지[27] 보여준다.

대부분 이것은 접지가 주는 육체적 효과와 정신적 효과에 의한 것이다. 우리는 기분이 좋아짐을 느낀다. 우리는 고양됨을 느낀다. 우리는 에너지가 채워짐을 느낀다. 우리는 중심이 잡혀 있음을 느낀다.

야외의 대자연 속에서 시간을 보낼 때 우리의 몸과 마음은 중립적, 개방적, 그리고 수용적인 상태가 된다. 몸과 마음에 미치는 이러한 시너지 효과는 유의미하고 창조적, 주도적인 삶을 살고자 하는 우리의 깊은 열망을 채워주는 에너지를 만들어낸다. 이를 통해 우리는 의미 있는 삶, 남과 다른 자신만의 삶을 살아갈 에너지를 얻는다.

명상을 통해 지구와 하나되기

장기적으로 꾸준하게 명상하면 깊고 편안하며 주의력이 뛰어난 상태가 된다. 이에 따라 뇌의 전기적 활성에 변화가 생기게 되어 뇌파도

(EEG)에서 알파파가 상승한다. 알파파는 지구의 고동과 비슷한 주파수로서 7.83Hz에서 공명하는데, 슈만 공진이라고 불리기도 한다. 우리의 뇌가 편안한 상태가 되고, 개방되고, 깨어있지만 어느 한 방향으로 쏠려 있지 않을 때 그것은 지구와 완벽하게 공명하고, 이러한 공명을 통해 명상은 깊은 치유 상태가 되게 한다. 지구를 만지는 것과 마찬가지로, 명상은 우리 뇌를 열리게 하고, 고요함으로 인도하고, 지구의 주파수를 받아 알파 주파수를 발산하도록 한다. 이것은 완전무결한 웰빙 상태다.

많은 연구에 따르면, 뇌 속의 이러한 알파 뇌파는 깊은 편안함을 유도하여 외부의 감각적 정보가 아니라 내부의 소리에 귀를 기울이게 만든다. 중추신경계가 지구와 더 깊게 공명하는 치유 상태를 원한다면 땅 위에 누워 땅에 닿아 있는 동안 의식적으로 명상을 실천하라. 이것은 두 가지 다른 치유 양식을 하나로 결합해 치유 효과를 극적으로 상승시킨다.

이처럼 접지는 정신적 치유와 물리적 치유를 결합하는 내가 알고 있는 유일한 치유 양식이다. 지구를 직접 만지면 우리의 몸이 지구의 도움을 얻게 된다. 영혼 에너지의 흐름을 받아들이는 최적의 치유 상태에서 우리는 모든 수준의 웰빙을 얻을 수 있다.

이것이 지구와 연결되는 것의 강력한 효과다.

시작할 준비가 되었는가? 그럼, 시작하자! 이후 네 개의 장을 통해 계절, 날씨, 환경과 관계없이 야외에 나가 시작할 수 있는 다양한 방법을 알려줄 것이다.

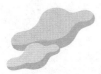

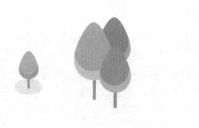

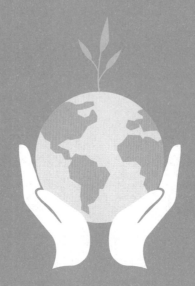

지.구.처.방.전.

2부

1년 내내 할 수 있는 접지 실천법

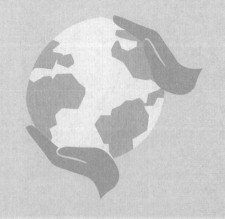

시원함을 유지하면서
태양 아래에서 여름을 즐기는 방법

여섯 살 때 나는 하와이에서 길을 잃어 무서움에 떨었던 적이 있다. 부모님과 어떤 가게에 들어갔는데 통로를 따라 걷다가 갑자기 부모님이 보이지 않는 것을 알았다. 심장이 마구 뛰기 시작했다. 손에서는 땀이 나기 시작했다. 다리는 떨리기 시작했다. 잠시 생각한 후에 우리가 머물던 호텔 앞에 커다란 잉어 연못이 있었다는 것을 기억해 냈다. 어느 방향으로 가면 좋을지, 얼마나 먼지도 몰랐지만, 그 연못으로 가면 물고기와 함께 있으면서 부모님이 호텔에 돌아오기를 기다릴 수 있을 것 같았다. 유리같이 투명하게 맑은 물과 그 속에서 헤엄치는 형형색색 아름다운 물고기를 찾아내면 안전할 것이라는 생각이 들었다.

떨리는 숨을 깊이 들이마신 후에 가게 문을 열고 호놀룰루 한복판의 인도로 나왔다. 그 전까지 도시에서 혼자였던 적은 한 번도 없었다. 자동차들이 무서운 속도로 지나다녔다. 비가 내리기 시작해 머리는 젖었고 너무 추워서 몸이 떨렸다. 경찰차가 앞에 보일 때마다 인도를 걷고 있는 앞사람에게 가까이 붙어서 길 잃은 아이처럼 보이지 않도록 했다. 어딘가에 누군가에게 속해 있는 것처럼 보이려고 노력했다. 걷고 또 걷다 마침내 그 연못이 나타났다.

연못가로 다가갔다. 물고기들이 있었다. 물고기들은 가족과 다시 만날 때까지 나와 함께 있어 주었다. 물고기들은 물 위로 올라와 소리 없는 메시지를 주었다. "여기 있으면 돼. 우리도 같이 있을게. 괜찮아. 걱정하지 마." 연못가에서 거의 영원처럼 느껴지는 시간 동안 무릎을 꿇고 앉아 손가락을 물에 담갔고, 물고기를 만지려 하면 그들이 입으로 손가락을 간지럽혔다. 심장박동이 느려지고 침착해지며, 무언가 거대한 존재의 보호를 받는 느낌이 들었다. 혼자라는 느낌도, 무섭다는 느낌도 사라졌다. 아빠가 나를 꼭 껴안아 주고 엄마가 기쁨의 눈물을 흘릴 때까지, 나는 시간 가는 줄도 모르고 그렇게 있었다. 가족이 주는 안심감이 다시금 나를 감쌌다. 그때까지 두 시간 동안 지구는 충실하고 굳건하게 내 곁을 지켜주었다.

그날 연못 물을 만지며 경험했던 접지의 효과를 거의 40년이 지난 후에야 내과의사로서 알게 되었다. 접지의 직접적이고도 즉각적인 효과는 육체적 고통에서부터 감정적 고통까지 모든 아픔의 도중에, 심지어는 공황 발작이 진행되는 동안에도 나타난다. 밖으로 나가서 지구를 만져라. 지구가 뻗는 도움의 손길을 바로 느낄 수 있을 것이다.

물이 주는 시원한 안심감

여름은 물을 통해 땅에 닿기 가장 좋은 시기이다. 1년 중 가장 더운 계절이기에 물이 주는 시원한 안심감을 얻는 데 이보다 더 좋은 시기는 없다! 물은 근본적인 위로와 치유를 주기 때문에 우리는 자연스럽게 물에 끌린다. 우리는 바다, 해변, 호수, 강, 폭포를 찾고, 풀장에서 수영하고, 하늘에 떠 있는 물, 즉 구름이 흘러가고 무지개가 빛나는 것을 경탄하며 바라보고, 혀끝으로 빗물을 맛본다. 이 모든 것은 물을 통해 지구와 연결되고 싶은 갈증을 달래기 위한 행동이다.

특히 미네랄워터는 즉각적으로 우리가 가진 전도성을 향상시킨다. 지구는 미네랄이 풍부하게 흐르는 물로 둘러싸여 있으며, 북극과 남극에는 얼음이 뚜껑처럼 덮여 있다. 마찬가지로 우리 몸은 전도성 있는 수분으로 가득 차 있다.

물은 피와 뇌척수액 및 림프액을 채우고 있는 몸의 주요 구성요소이다. 앞서 나는 발이 몸 중에서 땀샘 밀도가 가장 높다고 말한 바 있다. 땀은 몸에 의해 끊임없이 생산되는 자연스러운 전해질 용액으로, 지구에 대한 피부 전도성을 향상시켜 근육 긴장을 줄이고 통증을 감소시킨다. 우리가 내쉬는 숨은 습기로 가득 차 있다. 눈물이 얼굴을 타고 흐를 때 감정적 긴장이 해소되고 전도성이 향상된다. 물은 슬픔이 자연스럽게 흐르도록 하는데, 눈물은 실제로 지구에 대한 접촉을 향상시킨다. 우리 몸은 이미 지구로부터 쉽고 자연스럽게 치유 에너지를 받을 준비가 되어 있어서 접지를 하면 우리가 의식하지 않아도 자연스럽게 지구의 에너지를 받을 수 있다.

따라서 더운 여름에는 물을 통해 접지를 경험하라! 물은 나이에 상관없이 여름철 놀이에 적합하므로 이 장에서 나오는 많은 제안을 참고하여 물을 찾아 접지하라. 시작하자!

가꾸기 실천법

각 계절의 가꾸기 실천법 섹션은 그 계절에 특히 잘 맞는 접지 실천법을 통해 몸을 가꾸는 건강한 루틴을 제안한다. 여름 내내 이것을 일일 맨발 루틴 속에 포함시켜 물속에 몸을 푹 담그거나 1주일에 한 번씩 자연 산책을 즐겨라.

여름 활동 1

- 매일 맨발로 걷기 -

· 준비물
맨발

· 방법
신발을 벗고 10분 이상 땅 위에 선다.

여름은 그 어느 계절보다 신발을 벗어던지기 좋은 시기이다. 대다수의 사람은 직장이 아닐 때 발가락을 덮는 신발을 벗어 슬리퍼로 갈아 신고서 발에 자유를 주는 것만으로도 건강을 회복하는 데 충분하다고 생각한다. 하지만 슬리퍼도 지구의 치유 흐름으로부터 우리를 단절시킨다. 슬리퍼도 피부와 땅 사이의 접촉을 막는 고무 층이 있기 때문이다. 슬리퍼가 얼마나 얇은지는 문제가 아니다. 두꺼운 부츠나 얇은 슬리퍼나 지구와의 접촉을 막는 것은 매한가지다.

매일 신발을 벗을 수 있을 때마다 어떤 신발이든 일단 벗어라. 야외에서 맨발로 서 있을 수 있는 시간이 점심시간 몇 분밖에 없다면 그때 신발을 벗고 밖으로 나가라. 잠자기 전 몇 분밖에 시간이 없다면 별빛 아래 맨발로 서라. 맨발을 내어놓기 위해 발톱을 꾸미는 것이 필요하다면 그렇게 하라! 여름은 발을 노출하고 지구와 접촉할 때다.

🐟 여름 활동 2 🐟
- 물놀이하면서 젖기 -

· 준비물
지역에 있는 자연수 : 강, 시내, 호수, 해변, 바다, 콘크리트 위의 인공 수로, 지역 공원이나 자신의 정원에 있는 호스 또는 스프링클러 시스템, 플라스틱이 아니라 콘크리트로 된 풀장, 항상 존재하는 아침 이슬, 혹은 땅에 붓고서 그 위에 올라설 수 있는 한 잔의 물

· 방법
만져도 안전한 물을 찾아라. 여름 내내 매주 최소 10분간 물을 통해 접지하라. 건강에 대한 효과가 축적되는 것을 느끼기 위해 적어도 10분 동안 물속에서 서 있거나, 앉거나, 수영하라. 그러한 효과를 얻기 위해서는 몸에 있는 세포 단 하나만 물에 닿아도 된다. 물웅덩이에 발가락 하나를 담그면 온몸을 바다 위에 띄우는 것과 같은 접지 효과를 얻을 수 있다.

여름에 물속에서 접지하는 방법을 하나 찾아 그것을 여름철 루틴으로 만들어라. 물을 통해 접지하면 그 효과가 기하급수적으로 강해짐을

알게 될 것이다. 언제라도 찾아갈 수 있는 곳이 있다면 훗날 건강에 이상이 생겼을 때 그 장소에 가서 10분간 몸이 스스로 치유할 시간을 주어라. 생리 증후군, 지속적인 편두통, 섬유 근육통, 속 쓰림 등등 어떤 만성적 문제건 상관없다.

머리부터 발끝까지 젖을 수 없더라도, 수영복을 입을 수 없더라도 주저하지 마라. 젖어 있는 둑, 해변, 혹은 웅덩이에 맨발로 서 있는 것만으로도 충분하다. 둑을 따라 걸으면서 올챙이나 피라미를 잡든, 조개껍데기를 찾든, 혹은 물 위의 돌을 뛰어넘으며 걷든, 온몸을 적시지 않고도 자연 속에서 물을 즐길 방법은 많다! 또한, 아침 이슬을 최대한 활용하라. 땅이 아직 촉촉할 때 매일 아침 땅을 밟는 것은 여름 내내, 그리고 가을까지도 이어질 수 있는 훌륭한 접지 루틴이다.

가능하면 물속에 잠겨서 접지 효과와 물이 주는 치료 효과를 결합하라. 물속에 들어가면 중력의 영향이 줄어들어 하중에 의한 관절, 뼈, 근육의 손상이 감소한다. 놀이 방법도 다양하다. 그냥 떠 있기, 수영하기, 튜브 타기, 수중 에어로빅 하기 등 선택지는 무한하다.

여름 활동 3

- 계절에 맞는 자연 산책에서 보물 모으기 -

· **준비물**

자연 속에서 맨발로 걸을 수 있는 시간과 집안의 작은 테이블이나 공간

· **방법**

매주 열린 마음으로 감상할 만한 작은 보물을 찾으러 자연을 돌아다녀

라. 여름철 컬렉션에는 깃털, 해변에 깔린 반들반들한 유리 조각, 조개 껍데기, 유목, 들꽃, 모래, 나뭇잎, 클로버잎, 동물 발자국 사진 등이 있다.

자연 속에서 보물찾기 산책을 시작하기 전에 그것을 전시할 만한 장소를 정하라. 그런 공간을 만들어 놓으면, 볼 때마다 밖에 나가 자연을 만져야겠다는 생각이 들게 된다. 자연에서 찾은 보물을 전시할 테이블을 꾸미고 그 장식을 계절에 따라 바꾸면 접지를 지속하는 데 도움이 된다. 매주 새 보물을 찾아 바꾸어라.

여름에는 땅에서 찾은 아름다운 보물로 집안을 채우기 쉽다. 정원에서 꽃을 따거나 채소를 수확할 수도 있고(접지 정원 가꾸기에 대해서는 7장 봄 활동 참조), 여름 휴가 때 아름다운 조개껍데기를 모을 수도 있고, 야외 농산물시장이나 길가 노점을 구경하면서 다양한 것을 손에 넣을 수도 있기 때문이다. 자연 속에서 시간을 보내며 자신이 사는 공간을 아름답게 꾸밀 수 있다.

치유하기 실천법

이 섹션에서 제안할 치유하기 실천법은 특히 여름에 어울린다. 또한 휴가철이므로 접지 휴가 계획을 세우면 그 어떤 여름휴가 계획보다 좋다! 주말이든 주중이든 지구와 연결되는 것에 중점을 둔 여행 계획을 세워 추운 계절 동안 쌓였던 긴장과 스트레스를 발산하라.

여름철 건강 정보

야외에서 접지하면 태양에 더 많이 노출되는데, 이것은 부정적으로 보도되는 경우가 많다. 하지만 햇빛 속에서 보내는 시간이 실제로는 수명을 늘린다는 의학적 근거가 있다. 현재 많은 의학연구에서 신선한 공기와 햇빛에 노출되는 것이 중요하다는 사실을 증명하였다[28]. 연구자들은 태양 아래서 보낸 시간과 그 후의 기대수명의 관계에 대해 광범위하게 연구하고, 햇빛 노출이 증가함에 따라 기대수명이 길어진다는 것을 발견했다. 이는 햇빛 노출과 직접적 상관관계를 보였다. 즉, '햇빛을 받는 시간 증가 = 수명 증가'라는 것이다.

나는 햇빛이 강한 시간대(오전 10시~오후 4시)는 피할 것을 권장한다. 이 시간대에 자외선 노출이 가장 심해지기 때문이다. 대신에 오전 일찍 혹은 오후 늦게 야외에 나가라. 환자들에게는 매일 이른 아침에 햇빛에 노출될 것을 권하고 있다. 그것은 기분을 상승시키고, 불면증을 치료하고, 성욕도 증진시키는, 쉬우면서도 즉각적인 방법이다[29].

모자와 선글라스를 쓰는 습관을 가져라. 모자를 쓰기만 해도 피부가 약한 두피와 귀, 목, 콧등을 보호하는 데 도움이 된다. 그리고 자외선 보호 선글라스를 쓰면 손쉽게 눈을 보호하고 미래에 있을지도 모를 백

내장 위험을 줄일 수 있다. 마지막으로, 산화아연 혹은 이산화타이타늄 같은 미네랄을 이용하고 미세 분말이 아니며(non-nano) 화학물질로 만들어지지 않은 자외선 차단제를 써서 일상적으로 노출되는 얼굴, 두피, 팔뚝 등 중요한 피부를 보호할 수도 있다.

햇빛에 노출되면 피부는 자연스럽게 비타민D를 만든다. 비타민D가 유의미하게 증가하기 위해서는 피부 유형에 따라 다르지만 약 10분 이상이 필요하다. 앞서 소개한 연구에서 밝혀졌듯이 야외 활동 시간이 수명을 늘리는 데에는 이 비타민D와 햇빛 노출 사이의 관계가 주요 원인이라고 생각한다. 당뇨 위험을 낮추는 것[30]에서부터 자연스럽게 기분을 상승시키는 것[31], 체중 감소를 돕는 것[32], 암 회복력을 상승시켜 상태를 호전시키고 생존율을 증가시키는 것까지 비타민D는 몸을 위해 많은 일을 한다.

여름 활동 4
- 접지하는 여름휴가 -

· 준비물
휴가 장소와 기간에 따라 다양함

· 방법
올여름 휴가는 접지를 중심에 두고 휴가 장소 찾기를 권한다. 접지와 휴가는 서로 밀접하므로 그런 장소를 찾기는 매우 쉽다! 예를 들면 다음과 같다.

- 레저용 차량(RV)을 렌트해 국립공원을 탐험하라. 휴식처에서는 가능하면 맨발로 돌아다니거나 앉아서 땅, 바위, 혹은 나무를 가능한 한 자주 만진다.
- 호숫가의 오두막집을 빌려 맨발로 낚시를 하거나 수영하면서 지내라.
- 캠핑을 가서 야외 생활과 캠프파이어를 즐기고 나무에 오르면서 나무와 친해져라. 캠핑 장소에서 나무를 만지는 것만으로도 손끝을 통해 땅에 닿을 수 있다. 이 모든 것을 맨발로 하라.
- 야외에서 와인을 맛볼 수 있는 양조장에 가서 신발을 벗고 와인을 음미하라.
- 자연 온천을 찾아가는 여행을 계획하고 그 안에 몸을 담가라.
- 그 안에 들어가서 물놀이도 하고, 걷고, 손을 뻗어 만질 수도 있는 아름다운 폭포를 찾아가는 여행을 하라. 폭포 주위의 젖은 바위를 손으로 만지는 것만으로 즉각 땅에 닿을 수 있다.
- 땅속에서 진흙 목욕이나 미네랄 목욕을 할 수 있는 온천 휴양지에 가서 풀장 또는 온탕에서 많은 시간을 보내라. 콘크리트 구조물은 땅에 닿아 있다.
- 자연 환경 속 휴양지를 찾아가서 태극권, 요가, 명상, 조용한 휴식, 미술, 자연을 즐기거나 또 다른 방식으로 휴양을 취하라. 이러한 활동을 하는 동안 야외에서 맨발로 시간을 보내거나 손으로 땅을 만질 기회가 생길 것이다.
- 물론 가장 고전적인 여름 휴가는 해변에 가는 것이다. 해변의 태양 아래에서 맨발로 여러 시간 접지하라.

집중하기 실천법

집중하기 실천법 섹션에서는 땅에 닿아 있는 동안 할 수 있는 치유 명상을 안내한다. 여름에는 야외에서 실천하기 좋다. 이 명상은 따뜻한 여름날의 햇살을 우리 안에 들어오게 해 준다.

⤳ 여름 활동 5 ⤳
- 여름에 하는 치유 명상 : 태양 되기 -

· 준비물

땅 위에 누울 수 있는 야외 공간. 바닥에 타월이나 담요를 깔고 발가락, 발꿈치, 손끝 등을 살짝 내밀어 땅에 닿으면 된다. 단 하나의 세포가 땅에 닿아도 온몸이 땅에 닿는다는 것을 기억하라. 억지로 몸 전체를 땅위에 눕힐 필요는 없다!

· 방법

편안하게 누워서 이 명상 구절을 끝까지 읽거나 녹음된 것을 들어라. 녹음 음성은 이곳에서 들을 수 있다. http://www.newharbinger. com/44895

지금부터 10분 동안은 땅과 연결되고 태양이 되는 시간입니다. 몸이 은혜를 받아 치유되는 장면을 상상해 보세요. 눈을 감고 부드럽게 여러 번 천천히 심호흡하세요.

이 명상에 의미를 담아 보세요. '평화로움 느끼기', '고통 줄이기', '안정감 느끼기', '에너지 느끼기'도 좋고, 이외에 지금 이 순간 자신에게 가장 적합한 의미를 담아도 좋습니다.

몇 번 더 천천히 심호흡하고, 이 순간에 집중하고 있다는 것을 느끼면서 심장에서 가슴 한복판으로 밝고 따뜻한 빛이 발산되는 모습을 상상해 보세요. 그것은 작은 햇빛이자 치유의 빛 그리고 사랑의 빛입니다.

이제 호흡할 때마다 이 빛이 천천히 몸의 모든 곳으로, 안에서 밖으로, 모든 방향으로 흘러넘치는 장면을 상상해 보세요.

숨을 들이쉴 때마다 그 빛의 에너지와 강도가 증가해 점점 더 밝아지는 것을 느껴보세요.

숨을 내쉴 때마다 몸속의 태양이 바깥쪽을 향해 빛을 발산하여 몸 전체를 아름다운 치유의 빛으로 감싸는 것을 느껴보세요.
당신의 심장이 이 햇살의 중심입니다. 그 빛이 점점 커져 치유의 빛, 사랑의 빛이 몸 안팎을 완전히 감싸는 부드럽고 편안한 감각을 느껴보세요.

이 순간을 유지하세요. 숨을 들이쉴 때마다 심장의 에너지가 증가하고 사랑이 그 빛을 채우는 것을 느껴보세요. 숨을 내쉴 때마다 그 빛이 몸의 모든 방향으로 따뜻하게 발산되는 것을 느껴보세요.

마음의 눈을 통해 자신의 모습을 상상해 보세요. 몸 전체가 치유의 빛

속에 완벽히 싸여있는 모습을. 자신의 중심에 있는 사랑으로 충만한 태양을.

영혼을 담고 있는, 모든 경험을 가능하게 하는, 매 순간을 살아가게 하는 자신의 몸에 대해 감사의 마음을 느껴보세요.

이제 사랑하는 사람을 마음속에 그려보세요. 아이와 가족과 친구들, 긍정적인 관계를 맺고 있는 모두가 당신을 둘러싸고 따뜻하게 웃고 있는 모습을.

이 밝은 사랑의 빛 속에서 호흡을 계속하면서, 사랑하는 사람을 한 명씩 마음의 눈으로 그려보세요. 숨을 내쉴 때 자신의 심장에서 나오는 이 사랑의 빛을 직접 그들의 심장에 전하면서 사랑으로 채워주세요. 치유의 빛이 그들의 심장을 채우고 그들을 완전히 감싸는 것을 보세요. 그리고 당신의 심장에서 빛이 발산되었던 것처럼 그들의 심장에서 빛이 발산되는 것을 보세요.

당신의 빛을 그들과 공유하는 것이 당신의 빛을 줄이는 게 아니라 당신 안팎에서 더 크게 빛나게 하고 그들도 더 환하게 빛나게 하고 있음을 느껴보세요.

이러한 순간을 가능한 한 지속하세요. 당신에게 도움을 주었던 모든 사람에게 감사를 느끼고, 그들의 빛나는 존재가 자신을 둘러싸도록 하세요. 그들의 심장에서 발산되는 사랑의 빛이 미소를 지으며 당신을 완전히 둘러싸고 있습니다. 이렇게 연결되어 더 강하게 발산되는 빛은 치유의 빛이 되어 순수하고 긍정적인 에너지로 당신을 채웁니다.

오늘 당신이 가는 모든 곳에는 이 치유의 빛이 충만해 있습니다. 시간을 들여 명상을 통해 이러한 에너지의 흐름을 받아들였기 때문에 오늘 당신은 무엇을 하든, 어디를 가든, 누구를 만나든, 사랑과 치유와 기쁨을 얻을 수 있습니다. 건강, 치유, 기쁨이라는 목표와 당신은 하나가 됩니다.

이 명상은 쉽게 기억할 수 있을 것이다. 치유와 사랑으로 가득한 햇빛으로 심장을 채우고 그 빛이 자신을 감싸게 하기만 하면 된다. 숨을 쉴 때마다 이 빛을 확산시켜 함께하고 싶은 모든 사람에게 보내 그들 주위에서도 햇빛의 고리가 만들어지게 하라. 당신이 아는 모든 사람을 다 포함할 필요는 없다. 단 한 사람만이라도 충분하다!

5분 정도밖에 걸리지 않을 수도 있고, 30분 이상 걸릴 수도 있다. 이같이 편안하게 열려 있으면서 주의를 집중하는 것이 궁극적 치유 상태다. 그것은 뇌 전체가 지구와 공명하고 몸 전체가 지구와 물리적으로 전도되어 연결된 상태를 말한다.

이 섹션에서는 계절마다 지구의 도움을 받으면서 내부의 창조성을 표현하는 방법들을 제시한다. 여름에는 얼마든지 밖에서 흙을 묻히며 미술작품을 만들 수 있다. 여기 해 볼 만한 몇 가지 아이디어가 있다.

여름 내내 일주일에 한 번 지구와 접하면서 창조력을 상승시켜라. 피크닉 테이블에 앉을 때, 이젤 앞에 설 때, 나무에 기댈 때, 서늘한 그늘 속에 앉을 때 등등에 맨발을 통해 접지하라. 지구 깊은 중심에 자리한 창조적 생명력이 몸을 타고 올라와 손으로 표현되는 것을 느껴라. 손가락에 물감을 묻혀 그림을 그려라. 찰흙으로 작품을 만들어라. 마음속에 아무 목표도 설정하지 마라. 만든 것을 보존하거나 전시할 필요도 없다. 모래사장에 무언가 끼적거린 후에 파도가 씻어가도록 두어도, 보도에 분필로 색칠하고 비에 씻겨 내려가도록 해도, 진흙으로 몸에 그림을 그린 다음 물을 뿌려 닦아내도, 혹은 자연에서 찾아낸 물건들을 보기 좋게 배치해 자연미술(nature art)을 만들어도 좋다. 조약돌을 쌓거나, 나뭇잎을 나선형으로 늘어놓거나, 잔가지로 햇살 모양을 그리거나, 조개껍데기로 커다란 하트를 그리는 것 등등 모두 자연미술이 될 수 있다.

접지한 상태로 시각적 미술을 통해 자기 자신을 표현하는 30분 정도의 시간은 신선하고 순수한 에너지가 몸을 통과해 세포에 스며드는 순간이기도 하다. 그것은 몸의 오래된 에너지를 쏟아내고, 새로운 생명의 에너지로 몸과 영혼을 씻어내는 방법이다! 그 시간은 영양, 수분, 산소를 제공할 뿐 아니라 정신도 새롭게 해 준다.

- 수채화 물감으로 그림 그리기 -

· 준비물

수채화 물감, 물, 붓, 종이. 그리고 앉을 만한 야외용 피크닉 테이블이 있으면 이 활동이 조금 더 편할지도 모르지만 맨바닥에 앉아도 상관없다!

· 방법

수채화 물감은 처음 시작하기에 매우 좋은 재료다. 그림을 그리기 위해서 물만 있으면 되고, 쉽게 씻어낼 수 있으며, 잘못 그려도 아무 부담이 없기 때문이다. 그것은 재미있게 놀면서 할 수 있는, 정답이 정해져 있지 않은 색에 대한 탐험이다. 실제 이미지를 그대로 재현할 필요는 없다. 그냥 붓을 적시고 종이 위에 붓을 회전시키면서 동심원과 물방울무늬처럼 다양한 이미지를 그리면 된다. 수채화 물감은 겹쳐 칠하면 아주 잘 섞인다.

그림을 그리면서 내면에 갇혀 있는 감정적 혹은 물리적 에너지를 종이에 발산하는 것을 치유 목적으로 설정할 수 있다. 직감적으로 그리고 싶은 색을 고르고, 심장에서 종이로 에너지가 흐르게 하라. 다 끝나고 그림이 마르기를 기다린 다음 촛불로 태우면 종이 위에 표현한 에너지를 우주를 향해 발산할 수 있다. 단, 불꽃이 손끝을 태우기 전에 싱크대나 다른 방화 용기 속에 그림을 떨어뜨려라! 그림을 액자에 넣거나, 냄비 받침으로 쓰거나, 접어서 책갈피로 써도 좋다.

- 감광지 위에 물체 배열하기 -

· 준비물

청사진 감광지(직사광선을 받으면 현상되는 것), 물 한 그릇, 나뭇잎, 돌, 혹은 그 밖에 자연에서 구할 수 있는 장식물

· 방법

밖에 나가서 맨발인 채로 마음에 드는 자연 속의 작은 물체를 수집하라. 나뭇잎, 풀, 꽃송이, 돌, 막대기, 조개껍데기, 양치식물이나 톱니 모양의 나뭇잎 등 오돌토돌하고 무늬가 있다면 무엇이든 좋다. 주워 모은 것을 그늘에서 감광지 위에 배열하고, 그 종이를 설명서에 적힌 대로 해가 쨍쨍한 곳으로 옮겨라. 몇 분 후 태양 아래서 종이가 가공되면 다시 물에 담가 이미지가 고정되게 만들어라. 이것으로 끝! 이렇게 완성된 감광지를 액자에 넣는 것만으로도 훌륭한 작품이 된다. 비슷한 방법으로 햇빛을 받으면 색이 변하는 섬유를 이용할 수도 있다. 그래서 쿠션에 바느질하거나 천 냅킨, 식기 받침, 퀼트 소품, 옷, 무엇이든 만들면 된다! 이렇게 만들어진 나만의 예술 작품은 볼 때마다 밖으로 나가 땅을 밟고 싶도록 유도할 것이다.

- 색연필이나 매직펜으로 그림일기 쓰기 -

· 재료

색연필, 매직펜, 아무것도 그려져 있지 않은 그림일기장 혹은 색칠공부 책

· 방법

피크닉 매트에 앉아 맨발을 밖으로 뻗거나, 테이블에 앉아 맨발로 땅을 밟거나, 콘크리트 계단이나 보도를 맨발로 밟아 그 밑에 있는 땅과 닿는 등의 방법으로 야외에서 접지하라. 아무거나 끄적여라. 단어, 생각, 구절을 쓰거나 생각나는 이미지를 그려라. 그것도 아니면 밑그림이 인쇄된 색칠공부 책에 색을 칠해라. 현재 어른들을 위한 색칠공부 책이 여러 종류 판매되고 있는데, 의학연구에 따르면 색칠하기는 불안을 감소시키는 데 도움이 된다[34]. 따라서 색칠공부 책에 색칠을 하는 것은 손쉬운 DIY 아트 요법이라 할 수 있다!

이러한 색칠하기의 치유 효과는 접지를 같이 할 때 한층 더 커진다. 지구의 에너지가 발을 타고 올라와 심장, 몸, 마음, 정신을 창조적 표현력으로 채우는 것을 느껴라.

어떤 색을 표현하고 싶은가? 어떤 단어나 이미지가 머릿속에 떠오르는가? 무엇을 발산하고 싶은가? 무엇을 표현하고 싶은가? 무언가를 끄적거리든, 글자를 쓰든, 색칠을 하든, 추상적인 그림을 그리든, 머릿속에 떠오른 의식의 흐름을 적든, 최근의 꿈을 기록하든, 버킷 리스트를 만들든, 혹은 눈에 보이는 것을 스케치하든, 그 무엇이든 창의력에 맡겨라.

이것은 어떤 결과를 얻기 위한 행동이 아니라, 그런 과정을 거쳐서 세상과 잠시 떨어져 휴식을 취하고 접지를 통해 얻은 에너지를 몸속에 불어넣어 치유하기 위한 것이다.

- 환경 미술품 조각하기 -

· 준비물
야외에서 발견한 물체

· 방법
이것은 접지하면서 미술품을 만드는 것 중 아마도 가장 재미있는 방법이라고 생각한다. 야외에서 발견한 물체를 이용하여 시각적으로 매력적인 무언가를 만들기만 하면 된다. 공원, 친구 집, 보도, 심지어는 붐비는 쇼핑몰 주차장까지도, 나는 어디를 가든 자연을 이용해 즉흥적인 미술품을 만드는 것을 아주 좋아한다. 돌, 나뭇잎, 씨앗, 꽃잎, 조개껍데기 몇 개만 있으면 미술품을 만들 수 있다.

나뭇잎을 하트 모양으로 배열하고, 돌을 쌓아 아름다운 탑을 만들고, 꽃잎을 점점 퍼져 나가는 나선 모양으로 늘어놓고, 잔가지와 막대기와 조개껍데기 등을 만들고 싶은 모양으로 배치하라. 지나가는 사람 모두가 당신이 만든 작품을 보고 웃음 짓게 만들어라!

어떤 미술품을 만들든 손끝으로만 대충 해서는 안 된다. 페인트나 찰흙을 온몸에 묻힐 각오를 하라. 야외에서 작품을 만들면 평소 실내에서 하던 것보다 과감하게 온몸에 이것저것을 묻히면서 할 수 있다. 하지만 야외에서는 물로 씻어내기가 더 쉬우므로 걱정할 필요는 없다. 물수건을 가지고 가거나, 근처에 호스가 있으면 호스로 물을 뿌리거나, 나중에 수영할 수 있도록 물 근처에서 작품을 만들거나, 아니면 다 끝난 후에 엉클어진 것을 그냥 둔 채 샤워실로 직행하라.

이 섹션에서는 계절마다 이 아름다운 지구 위를 움직이며 혈액 순환을 증진시키고 전도성 건강을 상승시키는 방법을 제안한다! 여름에는 수영하기도 좋고, 친구나 가족과 잔디 위에서 맨발로 할 수 있는 게임도 여러 가지 있다. 예를 들면 배드민턴, 배구, 크로켓, 잔디밭 다트, 콘홀(*역자 주 : 콩이나 옥수수가 든 주머니를 던져서 점수를 얻는 게임) 같은 것들이다.

여름 활동 10
- 접지된 상태로 운동하기 -

여름에는 야외에서 신체활동을 하기 더 쉽다. 접지된 상태로 운동을 하면 더욱 활기를 느낄 수 있고 운동 후에 회복도 더 쉬워짐을 느낄 수 있다. 그 차이를 느껴보라.

적어도 일주일에 한 번은 접지된 상태에서 운동을 해보라. 이상적으로는 일주일에 세 번을 권한다. 물에서 하는 스포츠는 여름이 절정에 달했을 때 하기 좋다. 그러나 패들보딩, 카약, 혹은 서핑을 하기에는 너무 서늘해도 야외 요가, 산책, 태극권은 여전히 가능하다.

- 실외 요가에 몸 맡기기 -

· **준비물**

요가 매트나 타월

· **방법**

요가 매트 또는 타월을 이용하면서도 땅에 닿을 수 있다. 손가락 끝, 발가락 끝, 혹은 발뒤꿈치가 매트의 가장자리를 벗어나 땅에 직접 닿도록 하면 된다. 땅에 직접 닿은 상태에서 특히 강렬한 에너지를 얻을 수 있는 자세가 있다. 내가 제일 좋아하는 것은 산 자세(mountain pose), 나무 자세(tree pose), 전사 자세와 역 전사 자세(warrior and reverse warrior), 삼각 자세(triangle pose), 엎드린 개 자세(downward facing dog), 비둘기 자세(pigeon pose), 아기 자세(child's pose)이다.

꼬리 여름 활동 12 꼬리

- 실외 태극권으로 직접 에너지 얻기 -

· **준비물**

맨발, 헐렁하고 편안한 옷

· **방법**

태극권은 특유의 몸동작으로 에너지를 몸 전체로 순환시키는 오래된 훈련이다. 몸을 땅과 연결시킴으로써 접지의 치유 에너지도 얻을 수 있다. 실제로 전 세계의 수많은 공원에서 주말마다 맨발로 야외 태극권을 하는 모임을 볼 수 있다. 처음에는 15분 정도 연습하기를 권한다. 지역에 참가할 모임이 없으면 유튜브를 보면서 혼자서 할 수도 있다. 연속 동작을 외워서 해도 되고, 야외 세션을 알려주는 앱을 스마트폰에 다운로드 받아서 따라 해도 된다.

〜 여름 활동 13 〜
- 맨발로 마음 챙기며 걷기 -

· **준비물**

맨발, 안전한 야외 산책 공간

· **방법**

마음 챙김 걷기(mindful walking)는 간단히 말해 천천히 주의 깊게 걸으면서 걸을 때마다 숨을 들이쉬고 내쉬면서 마음을 정화하고 발밑으로 땅과 접하는 감각에 의식을 집중하는 명상적 체험이다. "발걸음을 내디딜 때마다 지구와 키스하라"라는 베트남의 수도승 틱낫한의 말처럼 감사와 사랑의 마음으로 지구의 에너지를 받아들여라. 이전 장에서 얘기했듯이 접지된 상태에서 걸을 때마다 지구는 근육의 긴장을 풀어주고, 근육의 피로를 줄여주고, 근육을 회복시켜주어 다음 날 덜 쑤시게 해준다. 마음을 챙기며 맨발로 20분 걷고 나서 즉각적 효과와 장기적 효과를 체험해 보라.

자신이 좋아하는 운동이 튼튼한 하이킹화가 필요한 고된 하이킹이나 안장 위에 올라타야 하는 자전거 타기와 같이 땅과 분리된 것이라면,

운동 전 10분, 운동 중간 10분, 그리고 운동 후 쿨다운하는 10분 동안 접지하라. 신발을 벗지 않아도 된다! 큰 바위에 앉는 것도, 나뭇잎을 만지는 것도 접지가 된다. 나무 그늘에서 나무를 만지는 것도 좋은 휴식 방법이다. 물을 마시고 수분을 보충하고 나서 운동을 마쳐라.

☞ 여름 활동 14 ☜
- 작물 수확하기, 그리고 먹기 -

· 준비물
근방의 작물 수확 체험을 할 수 있는 농장

· 방법
30분 동안 제철 작물을 수확하라. 여름은 딸기 · 산딸기 · 블랙베리 · 블루베리 등 베리류와 오이, 토마토, 옥수수, 그린빈, 해바라기가 제철이다.

나는 지역의 농장에 가서 과일, 채소를 직접 수확하는 것을 매우 좋아한다. 그것은 가족에게 재밌는 체험이 될 수 있고, 또 함께 수확한 것을 요리하면 로맨틱한 데이트가 될 수도 있다. 자녀와 그 친구들을 함께 데려가도 좋고, 절친을 데려가서 나중에 술 한잔하는 것도 좋다. 제일 좋은 점은, 작물을 수확하는 동안은 일시적으로라도 반드시 땅에 닿을 수밖에 없다는 것이다. 야외에 있는 동안 신발을 벗지 않는다고 하더라도 덩굴이나 덤불 혹은 나무에 열린 과일과 채소를 잡을 때마다 땅에 닿게 된다. 작물을 수확하는 시간 동안 우리의 몸은 접지의 효과를 얻을 수 있다!

여름작물 수확 시간 자체를 즐기는 것에 그치지 말고, 집에 가서 먹는 것도 잊지 마라! 블랙베리 코블러(*역자 주: 과일과 비스킷을 함께 구워내는 파이 비슷한 디저트), 신선한 오이 샌드위치, 집에서 만든 토마토소스, 구운 옥수수, 그린빈 갈릭버터구이 등 자신의 손으로 수확한 작물로 만들 수 있는 요리는 무궁무진하다. 맛있게 드시길!

이 섹션은 접지 실천을 확장해 정신적 수준까지 연결하는 방법을 제안한다. 여름에는 오후에 너무 더워질 수 있으므로 아침 해돋이와 함께 매일매일 감사의 마음으로 하루를 맞이하며 보다 편안하게 야외 활동을 즐기는 것이 좋다. 나는 하트 찾기를 하면서 우주가 자연을 통해 내게 말하는 것을 느끼고(여름 활동 16 참조), 비눗방울 불기를 하면서 기도와 교감 속에서 평화로운 시간을 보내는 것(여름 활동 17 참조)을 좋아한다.

〜〜 여름 활동 15 〜〜
- 이른 아침 햇살 속에서 접지하기 -

· **준비물**

(해 뜨는 시간에 일어날 때 도움이 필요하다면)
적당히 소란스러운 알람 시계

· **방법**

다음 날 해 뜨는 시간을 확인하고 그 시간에 알람을 맞춘다. 태양과 함께 잠자리에서 일어나 큰 컵에 물 한 잔 마시고, 밖으로 나가 10분 동안 태양이 비추는 세상을 맞이하라. 1년 내내 가능한 한 자주 태양과 함께 일어나서 접지하는 습관을 갖도록 노력하라.

얼굴에 비추는 아침 햇살과 접지를 결합함으로써 자신의 건강 에너지 리듬에 도움을 줄 수 있다. 이제 낮이 되었다는 명백한 신호를 자신의 몸에 보내는 것은 최고의 기분을 느끼게 하는 데 절대적으로 중요하다. 의학연구들은 얼굴에 빛을 받는 것이 우울증 치료에 있어서 항우울제 처방보다 훨씬 효과적일 수 있음을 보여준다[35]. 매일 이 한 가지 습관을 실천하면 삶 전체가 바뀔 수 있다. 아침 햇살은 섬유 근육통을 줄이고[36], 불면증을 치유하는[37] 등 많은 효과가 있다. 단 1분이라도 괜찮다. 그냥 밖에 나가서 일주일 내내 해보면 자신의 몸이 어떻게 반응하는지 알 수 있다. 기분, 에너지, 수면은 물론, 성욕까지[38] 변화될 것이다! 이러한 가벼운 루틴이 평생의 습관이 되면 평생에 걸쳐 최고의 기분을 느낄 수 있다.

ᴥ 여름 활동 16 ᴥ
- 자연에서 하트 찾기 -

· **준비물**

맨발. 필요에 따라 카메라

· **방법**

계절마다 접지된 상태에서 하트 찾기 탐험을 떠나고, 찾은 것을 기록하거나 사진으로 찍어라. 각각의 계절마다 새로운 보석을 찾을 수 있다. 여름에는 무성하게 자란 꽃과 나무에서 하트 모양의 나뭇잎과 꽃을 찾을 수 있고, 휴가철에는 조개껍데기와 강변의 조약돌을 찾을 기회가 생긴다. 30분 동안 접지 상태로 하트 찾기를 하고 어떤 보물을 찾았는지 보라. 사진을 찍고 컬렉션을 만들어라. 나는 나무 몸통에 묶인 하트 모양 매듭, 하트 모양 구름, 보도에 달라붙은 하트 모양 껌 자국, 정원 철문의 하트 모양 장식을 발견한 적이 있다. 그 외에도 많은 장소에서 우연히 하트를 발견하곤 했다.

- 비눗방울을 불어 소망 보내기 -

비눗방울을 부는 것은 헬륨 풍선을 방출하는 것과 달리 환경을 손상시키지 않고 소망을 하늘로 날리는 훌륭한 방법이다. 소망을 담은 비눗방울이 세계로 뻗어 나가 터지면 어깨 위에 얹혀 있던 걱정과 스트레스도 사라짐을 느낄 수 있다.

· 준비물
가게에서 구입한 비눗방울과 막대기, 혹은 다음 재료로 직접 만든 비눗방울 용액

- 식기 세제 2분의 1컵
- 연수 혹은 증류수 5컵
- 식물성 글리세린 또는 묽은 옥수수 시럽이나 꿀 두 큰술 (주의: 옥수수 시럽과 꿀에는 벌이나 말벌이 꼬일 수 있다)

사용하기 전에 잘 섞고 하룻밤 둔다. 막대기는 철사로 된 옷걸이를 둥글게 구부려 사용하면 좋다.

· 방법
비눗방울 용액과 막대기를 가지고 맨발로 밖에 나가서 접지하라. 비눗

방울을 불 때마다 소망을 담아 자신을 짓누르는 걱정이나 공포를 발산하고, 비눗방울에 담은 소망이 우주 속으로 퍼져 나가 자신이 원하는 최고의 응답을 얻게 될 것이라고 믿으라. 다음은 비눗방울을 불 때마다 빌 수 있는 몇 가지 소망의 예시이다.

- 숨을 들이마시면서 : 내 [목표 혹은 소망]이 이루어지기를, 혹은 [걱정 혹은 공포]가 사라지기를.
- 숨을 내쉬면서 : 이 비눗방울이 내 소망을 담고 대기를 통해 우주에 퍼져 나가기를.

혹은

- 숨을 들이마시면서 : [신, 신령, 우주]가 [자신의 특별한 건강 문제]가 좋아지도록 도와주시길.
- 숨을 내쉬면서 : 내 소망을 전했으니 곧 이루어지길.

막대기를 용액 속에 담그면서 자신의 소망과 기도를 큰 소리로 말하고, "그렇게 되기를" 혹은 "아멘" 혹은 "됐어" 혹은 "다 잘 될 거야"라고 말하면서 막대기를 움직여 비눗방울을 만든다.

여름에는 대자연과 함께 기념할 일이 많이 있다. 특히 하지가 중요하다. 이 섹션에서는 계절에 맞는 야외 접지 파티를 하는 몇 가지 방법을 소개한다. 함께 계획해 보자.

∼ 여름 활동 18 ∼
- 접지하는 하지 파티 -

하지는 1년 중 낮이 가장 긴 것에 감사하는 기념일이다. 이날을 위한 여러 아이디어가 있다. 그중에서 몇 가지 혹은 가장 마음에 드는 한 가지를 골라라. 어떤 식으로든 조합해도 되고 전부 실천해도 된다. 혼자서 대자연에 감사해도 되고, 사랑하는 사람과 같이해도 된다. 중요한 것은 접지된 상태로 치유되면서 좋은 기분을 느끼고, 축하하고, 땅과 연결되는 것이다.

하지 파티의 예로는 다음과 같은 것이 있다.

- 태양과 함께 일어나 맨발로 야외에 나가서 해가 돋는 것을 맞이한다. 하루가 새로 시작되었음을 감사하고, 생명을 키워주는 태양에도 감사를 보낸다.
- 아침에는 가장 좋아하는 자연수 물줄기가 있는 곳을 찾아가라. 그후 접지된 상태에서 점심 피크닉을 즐긴다.
- 오후에는 하지 파티를 개최한다. 유일한 규칙은 모두가 맨발이어

야 한다는 것! '태양 차'를 대접하라. 가장 좋아하는 찻잎을 주전자에 넣고 감사 기도를 드린 다음 그 물속에 치유 메시지를 담고, 파티가 시작하면 햇빛을 받으면서 끓여라. 원하는 농도가 되었을 때 얼음이 담긴 컵에 차를 따라라.

- **파티 게임** : 마당에 스프링클러를 작동시키고 맨발을 적시면서 즐겨라. 캐치볼, 술래잡기, 숨바꼭질, 잔디밭 다트, 편자 던지기 놀이, 배구 등을 스프링클러에서 뿜어나오는 물을 맞으며 즐겨라. 이것은 전도성과 치유 효과를 높여준다.

- **보디페인팅** : 손님들이 밝고 환한 색으로 자신의 몸을 장식할 수 있도록 수성 페인트, 수성 매직, 페이스 페인팅용 물감, 혹은 일회용 타투 스티커를 제공하라. 여름은 보디페인팅을 하며 놀기 좋다. 피부 노출을 많이 할 뿐 아니라, 스프링클러 사이를 뛰거나 호스로 장난을 치는 동안 페인트가 자연스럽게 지워질 수 있기 때문이다. 물 담긴 양동이와 스펀지를 제공해도 된다.

- **파티 선물** : 들꽃이나 정원의 꽃으로 아름다운 화관이나 화환을 만들어라. 파티 장소를 장식하는 또 하나의 훌륭한 방법은 연, 바람개비, 뛰면서 빙글빙글 돌릴 수 있는 길고 예쁜 리본을 이용하는 것이다. 이것은 풍선보다 훨씬 환경친화적이다!

- **분필 스탠드** : 스탠드를 만들어 놓고 분필을 잔뜩 제공해서 파티에 참가한 모든 사람이 그 지역의 테라스나 바위에 글씨를 쓰고, 낙서를 하고, 파티를 단장하게 하라. 하지에는 파티를 하는 동안 시간

흐름에 따라 변화하는 서로의 그림자를 보도나 차도에 그리는 것도 즐거운 놀이가 된다.

- **태양아트 스탠드 :** 태양아트 재료를 모은 스탠드를 설치해서 손님들이 청사진 감광지를 펼쳐 자연 물체를 아름답게 배치하도록 하고, 태양이 이를 예술작품으로 바꾸면 집에 가져갈 수 있게 하라. 겨울에도 태양의 힘을 기억하도록 만들 것이다.

- **비눗방울 스탠드 :** 비눗방울 도구를 위한 장소를 마련하라. 커다란 양동이에 직접 제조한 비눗방울 용액과 옷걸이로 만든 막대기를 준비하고 비눗방울로 하늘을 가득 채우게 하라. 막대기가 달린 작은 비눗방울 용기를 여러 개 제공하면 더 편하다. 최고의 파티 분위기가 연출될 것이다!

- **모닥불 :** 해 질 무렵이 되면 모닥불로 파티를 마무리하라. 낮이 가장 긴 그날의 빛을 한층 더 연장시킨다. 모닥불에 둘러앉아 드럼을 치고, 춤을 추고, 노래를 불러라. 물론 모두 맨발로 해야 한다! 손님들에게 악기를 가져오게 하거나 아니면 사전에 음악을 준비해 두고 스모어쿠키와 함께 그 음악을 제공하라.

1주일 루틴

각 장의 마지막 섹션에서는 치유를 위해 매일 접지를 실천할 수 있는 1주일 루틴을 제안한다. 매일 할 수 있는 접지 실천 계획을 짜면 전도성 건강을 향상시키는 데 도움이 되며, 1주일 내내 땅에 닿지 않은 상태에서 보냈을 때보다 더 많은 에너지, 더 깊은 수면, 더 큰 내적 균형감과 차분함을 느끼게 해 준다. 선택지가 많아서 지겹지 않을 것이다! 여기에 루틴 샘플을 하나 제시한다.

- **일요일** : 30분간 접지한 상태로 자연 산책으로 하루를 시작하고, 계절에 따른 자연 속 보물을 수집해 집을 장식하라.
- **월요일** : 점심시간에 그늘진 보도에서 30분간 접지하며 보내라.
- **화요일** : 이동하면서 30분간 움직임 명상(moving meditation)을 하거나 잔디에 앉아 저녁 명상을 하라.
- **수요일** : 30분간 접지한 상태로 운동하라. 요가, 스트레칭, 혹은 저녁 식사 후 산책도 좋다.
- **목요일** : 야외에서 접지한 상태로 피크닉 스타일의 저녁을 즐겨라.
- **금요일** : 일어나 10분간 접지하면서 해를 맞이하라.
- **토요일** : 근처에 있는 물에 가서 오후 내내 놀면서 1주일을 마감하라.

여기에 여름이 끝나기 전까지 접지 파티를 몇 차례 추가하면 몸과 마음은 한층 더 치유되어 여름이 끝날 즈음에는 이전보다 더 좋은 기분을 느낄 수 있다.

　그다음은? 자연이 제공해 주는 서늘한 공기와 아름다운 색채를 따라 가을로 간다. 가을이 되어도 30분간 매일 접지 실천을 계속하라. 다음 장에서 그 방법을 알려주겠다.

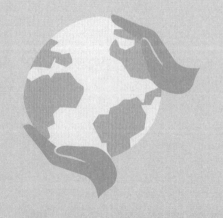

5장

가을 전시회와
풍요로운 수확하기

내 딸이 아직 10대가 되기 전 나는 엄마와 딸 둘이서만 할 수 있는 특별한 활동을 하고 싶었다. 그래서 매달 보름날이 되면 다른 식구들이 자는 동안 늦은 밤 딸아이를 깨워 뜨거운 차를 타주었다. 그러고 나서 어깨에 담요를 꼭 두르고 밖으로 나가 잠옷 바람에 맨발로 보름달 아래 서 있곤 했다. 그것은 눈부시게 아름답고 매우 특별했다. 1년 내내 모든 계절에 걸쳐 우리는 보름달이 뜰 때마다 그 빛 아래 서서 함께 접지했다. 그때마다 나는 지구, 달, 전 우주, 딸아이, 내 주위의 잠들어 있는 세계와 그 안의 모든 사람, 천국에서 우리를 지켜보고 있는 앞서간 조상들, 그리고 특히 신과 깊이 연결되는 것을 느꼈다.

　육체적·정신적·감정적으로 지구와 연결되는 경험이었다. 그것은 마치 마법과 같았다. 보름달이 1년 내내 얼마나 바뀌는지 믿을 수 없을 것이다. 보름달이 뜰 때마다 접지하는 이런 경험을 해보지 않은 사람은 모든 보름달이 똑같다고 생각하기 쉽다. 하지만 그렇지 않다. 어떤 보름달은 놀라울 정도로 하얀빛을 내서 거의 낮처럼 밝다. 노란빛을 띠는 보름달도 있고, 주황빛을 띠는 보름달도 있고, 붉은빛을 띠는 보름달도 있다. 또 어떤 보름달은 하늘 저 멀리 있는 것처럼 보이고, 어떤 보름달은 손을 뻗으면 닿을 듯 가까워 보인다.

어느 계절은 아주 따뜻해서 우리는 담요를 던져버리고 춤을 추었다. 또 어느 때는 달이 아주 밝아서 땅 위에 비친 우리 그림자를 볼 수 있을 정도였다. 너무 추워서 따뜻한 코코아를 들고 담요를 여러 장 덮고서 그 밑에 옹송그린 날도 있었다. 우리는 단 몇 분밖에 서 있을 수 없었지만, 여전히 밤하늘 아래서 접지하면서 달빛을 얼굴에 쐬며 달을 바라보았다.

이것을 하는 동안 우리의 관계는 놀랍도록 굳건해졌고, 그때는 몰랐지만 이후 닥치게 된 충격적 경험을 받아들이는 데도 도움이 되었다. 그다음 해 우리 가족은 뿔뿔이 흩어졌지만 정신적 단계에서 우리는 접지를 통해 연결되고 관계를 유지해 갈 수 있었다. 우리 내부에 강력한 힘을 유지할 수 있다면 우리는 그저 살아가는 것이 아니라 풍요롭게 살 수 있다. 매달 보름달 아래에서 밖에 나가 접지를 해보라. 바로 옆에 있는 사람과 시작하라.

가을의 유혹에 빠져들기

겨울 추위는 아직 찾아오지 않았지만 여름의 폭압적인 열기가 사라진 가을은 다른 어느 계절보다 밖에 나가 접지하기에 좋다. 서늘한 바람이 머리를 헝클어뜨리고 스웨터를 꺼내 입고 싶어지는 계절이 되면, 나뭇잎은 숨 막힐 듯 아름다운 색깔이 되고 성가신 벌레들은 줄어들어 자연에 한 발짝 다가가고 싶어진다. 맨발 혹은 맨손을 뻗어 매일 지구의 치유력과 연결되기에 쾌적한 계절이 되는 것이다.

이 섹션에서는 가을 동안에 몸을 건강하게 가꿀 수 있는 활동을 제안한다. 땅바닥에서 콘크리트 조각을 찾고, 매주 자연을 산책하고, 매달 보름달 보기를 실천하면서 접지를 통해 자신의 타고난 건강을 가꾸어라.

가을 활동 1
- 콘크리트를 통해 접지하기 -

· **준비물**

보도, 도로, 차고, 콘크리트 테라스, 콘크리트 계단, 지하실, 그 밖의 땅과 직접 닿아 있는 콘크리트, 그리고 종이와 연필(선택사항)

· **방법**

자신이 사는 곳 주위에 편안하게 맨발로 걸을 수 있는 모든 콘크리트 길을 지도로 그려라. 집 혹은 사무실에서 나가 신발을 벗고 맨발로 종이와 연필을 쥐고서 집이나 사무실 건물의 간단한 윤곽을 종이 한가운데 그려라. 아이들은 지도 그리기를 좋아하므로 아이가 있다면 함께하라.

거기서부터 사방으로 걸으면서 콘크리트로 된 길, 차도, 보도를 그려 넣어라. 걸으면서 발밑의 따뜻한 콘크리트를 느끼고 그 길의 상태를 보아라. 쓰레기나 날카로운 물체를 치워 맨발로 걷기에 안전하도록 만들면서 걷고 있는 길을 지도에 그려 넣어라.

접지하면서 걸을 수 있는 길을 5분만 투자해 지도로 만들어 두면, 발을 더럽히기 싫은 날이나 비가 진창을 만들어 그것을 밟으면 도저히 씻을 시간이 없을 때 이 지도를 이용해 콘크리트 길을 통해 접지할 수 있다. 10분 이상 맨발을 통해 접지해도 되고, 그 위에 앉아 손으로 그 표면을 만져 콘크리트와 접해도 된다. 몸의 어느 부분이라도 괜찮다.

콘크리트는 반도체기 때문에 콘크리트를 통한 접지는 지구의 치유에너지를 백 퍼센트 우리 몸에 전달해 준다. 콘크리트를 통한 접지는 잔디가 있는 땅이나 질척한 땅을 통한 접지에 비해 몇 가지 이점이 있다.

첫째, 그것은 더 깨끗하기 때문에 낮이나 밤이나 원할 때마다 자주 잠깐씩 여러 번 할 수 있다. 그냥 신발을 벗고 맨발이 되면 된다. 그리고 나서 다시 신발을 신고 일상으로 돌아가면 된다. 모래, 진흙과 달리 씻을 필요도 없다. 또 거의 모든 지역에는 콘크리트가 있기 때문에 공원, 정원, 혹은 해변을 찾아 나서지 않아도 된다. 마지막으로 콘크리트의 표면은 매우 잘 보이기 때문에 무엇을 밟고 있는지 알 수 있다. 이는 접지를 주저하거나 처음 하는 사람들에게 도움이 된다. 잔디나 숲에서 하는 접지를 망설이게 만드는 개미탑, 뱀, 진드기, 혹은 벌을 좀 더 확실하게 피할 수 있다.

가을 활동 2
밤하늘 보기

· **준비물**

밤 시간, 달, 별, 그리고 추위 대비용 담요(선택사항)

달빛 아래에서 1년 내내 접지하면서 밤하늘의 다양한 모습을 보고 그 미묘한 차이를 느껴보아라. 원하는 만큼 두껍게 껴입어도 된다. 어떤 식으로든 땅에 닿도록 슬리퍼나 장갑에서 몸 일부를 빼내라. 달을 올려다보고 우리 아름다운 대기의 산소를 세 번 깊이, 천천히, 길게 들이마셔라. 여기 지구에 닿아 있는 상태로 238,000마일(*역자 주: 지구와 달의 거리, 약 382,900킬로미터) 떨어진 곳에서 이 공기를 들이마시지도 못하고 이 땅에 닿을 수도 없으면 어떤 기분일지 상상해 보라. 달에서 이 아름다운 지구를 보면 다시 돌아와 지구의 표면에 몸을 펼치고 지금처럼 지구에 꼭 안겨서 에너지를 느끼고 싶다는 욕구가 절실하게 솟을 것이다. 다행히도 이 행성과 다시 연결되고 싶다는 깊은 갈망을 느끼기 위해 우리는 일부러 지구와 분리될 필요가 없다. 매일 밤 접지 상태로 하늘을 보면서 10분 이상을 보내라.

우리가 매일 보는 달 위를 걸어본 사람은 오직 12명뿐이다. 접지에 관한 다큐멘터리 '접지된 사람들(The Grounded)'과 '무료 치유(Heal for Free)'를 촬영할 때 나는 여섯 번째로 달 표면을 걸었던 아폴로 14호의 우주비행사 에드거 미첼 박사와, 열 번째로 달 표면을 걸었던 아폴로 16호의 우주비행사 찰리 듀크를 만나는 영광을 얻었다. 인터뷰를 하면서 플로리다 해변의 따뜻하고 젖은 모래 속을 함께 맨발로 걸었던 순간은 잊을 수 없는 내 인생의 하이라이트였다.

미첼은 우주에서 광활한 공간을 둘러보던 그 유명한 순간을 이야기해 주었다. 그는 지구뿐 아니라 별과 우주 사이에 존재하는 그 모든 것과 통합되고 하나가 되는 압도적인 감각을 느꼈다고 했다. 지구에 돌아온 후 그는 그때 받은 영감을 잊을 수 없어 지구, 달, 의학, 철학과 영성 사이의 연결고리를 연구하는 정신과학연구소(Institute of Noetic

Sciences)를 창립했다.

듀크는 전체 달 임무 프로그램의 핵심 과학자이자 우주비행사였다. 아폴로 11호(첫 번째 달 착륙)의 교신 담당자에서 시작해 아폴로 13호의 백업 우주비행사, 아폴로 16호의 달 착륙선 조종사, 아폴로 17호(마지막 달 탐사)의 백업 우주비행사에 이르기까지, 찰스 듀크는 우주 탐험에 요구되는 열정, 지성, 용기와 따뜻한 마음을 모두 갖춘 인물이었다. 그는 달에 도착했다가 다시 지구로 돌아온 후에 얼마나 깊은 신앙심을 발견하게 되었는지 많은 이야기를 해 주었고, 나는 그가 말하는 동안 그의 주위에서 빛이 나는 것을 느낄 수 있었다.

이들과의 인터뷰를 통해 지구와 연결되려는 욕구는 우리 몸속 깊은 곳을 흐르고 있다고 아주 명료하게 깨달았다. 이 우주비행사들은 지구가 어두운 우주를 배경으로 외롭게 빛나고 있을 때 우리 행성에 대한 감사와 사랑 등 여러 감정을 느꼈다고 한다. 자신의 고향인 지구로 귀환하고 싶다는 불변의 욕구를 마음속 깊은 곳에서 느끼면서, 지구의 온전한 목적이 생명의 원기 왕성한 활동을 돕는 것이라는 것을 명확히 깨달았다고 한다. 지구와 떨어져 있을 때 더 격렬하고 고통스럽게 지구와 깊이 연결되고 싶다고 갈망하게 되는 것은 당연한 이치이다. 고맙게도 우리는 항상 지구에 발을 딛고 연결될 수 있다. 그러니 감사한 마음으로 땅에 서서 광활한 우주를 바라보라.

〜 가을 활동 3 〜
- 자연 사냥하기 -

· **준비물**

맨발, 풍요로운 자연의 선물, 실내의 테이블

· 방법

야외에서 맨발로 걸으면서 정신과 마음을 열어둔 채 자연 속의 작은 보물을 찾아라. 그리고 그것을 집안 작은 공간에 두고 매주 업데이트하라. 자연을 자신이 사는 공간 안으로 들여놓으면 그것을 볼 때마다 다시 나가 접지하고 싶어진다. 가을에 수집할 수 있는 컬렉션에는 나뭇잎, 도토리, 돌멩이, 솔방울, 막대기, 잔가지, 마른 꽃, 꼬투리 등이 있다.

가을에는 자연의 아름다운 선물들로 매우 쉽게 집을 채울 수 있다. 야외의 호박밭 또는 과수원에서 자연스럽게 발걸음을 멈추거나 낭만적으로 포도밭 사이를 걸으면서 고운 색깔의 낙엽, 도토리, 솔방울 등을 모으기에 좋다. 자연에서 얻은 그런 컬렉션을 볼 때마다 밖에 나가서 접지하고 싶은 마음이 생길 것이다.

여기서 소개할 접지 활동은 가을에 딱 들어맞는다. 날씨는 이제 덥지 않고, 벌레들도 덜 돌아다니며, 자연은 화려한 색깔로 변화되어 있다. 가을 캠핑을 통해 아름다운 나뭇잎 사이를 걷는 긴 도보 여행을 할 수도 있고, 별 아래서 따뜻한 캠프파이어를 즐길 수도 있다. 움츠러들게 되는 겨울이 다가오기 전에 그 모든 것을 만끽하라.

～ 가을 활동 4 ～
- 일박 캠프 세우기 -

· **준비물**

정교하게 만들어도 되고 단순하게 만들어도 되는데, 일반적으로 텐트, 슬리핑백, 캠핑 매트, 물과 음식이 필요하다.

· **방법**

낮의 따뜻함과 밤의 서늘함이 편안함을 주기에 가을은 접지 캠핑을 하기 매우 좋다. 접지된 상태로 저녁을 먹고 캠핑장에서 얘기를 나눈 후에 마찬가지로 접지된 채 별빛 가득한 하늘을 넋 놓고 바라보면 편안하게 잠을 잘 수 있을 것이다. 전혀 복잡할 필요가 없다. 아주 간단하게, 그냥 뒷마당에 담요 몇 장을 깔고 자도 된다. 그것 또한 재미있다! 뒷마당에서 잠을 자든, 캠핑에 적합한 시설과 서비스를 갖춘 공원에서 캠핑을 하든, 여러 날에 걸쳐 트레킹을 하든, 그 무엇이든 상관없이 자연 속에 둘러싸여 접지할 수 있는 몇 가지 방법을 소개하겠다. 다 읽어본 후 실행 가능하고 재미있어 보이는 한두 가지를 골라서 캠핑할 때 실천해 보아라!

- **접지 캠프 설치하기** : 처음에 캠핑 장소를 고를 때는 주위를 잘 살피며 걸으면서 무언가의 잔해나 날카로운 돌, 쓰레기를 치우고, 개미탑이나 피해야 할 다른 위험 요소가 없는지도 확인하라. 그런 다음에 이 캠핑 장소에 있는 동안에는 신발을 벗고 맨발이 되어라. 그렇게 접지하면 평소보다 훨씬 더 몸의 전도성 건강이 향상된다. 텐트를 치고, 캠프파이어를 설치하고, 슬리핑백을 부풀리고, 물을 마시고, 주위 풍경을 보면서 접지 에너지를 마음껏 받아들여라.

- **물속에서 접지하기** : 캠핑하는 곳 근처에 낚시를 하거나 카약을 탈 수 있는 호수, 걷기 좋은 해변이나 강 등이 있다면 물에 들어가 있는 시간 전부 혹은 일부는 반드시 신발을 벗도록 하라. 또한, 카누나 카약을 탈 때 손이 물에 닿는다거나 해서 물 표면을 만지게 되면 손가락 끝을 통해 즉각적으로 접지할 수 있는데, 이것은 온몸이 물속에 잠기는 것과 똑같은 접지 효과가 있다.

- **승마** : 승마를 하게 되면 말은 쇠로 된 편자가 있더라도 땅 위를 걷는 모든 순간에 땅에 닿아 있기 때문에 말을 만질 때 우리도 같이 접지할 수 있다! 말이 출발하기 전과 안전하게 멈출 때, 그때마다 말을 쓰다듬어 주면 말을 타고 있는 동안에도 접지하는 것이다!

- **애완동물과 함께 접지하기** : 캠핑에 애완견을 함께 데려가면 언제

어디서라도 접지할 수 있다. 하이킹화를 신고 있을 때 종종 멈춰서 애완견을 쓰다듬으면, 개의 발이 땅에 닿아 있기 때문에 완벽하게 접지할 수 있다.

■ **캠프파이어 주위에서 접지하기** : 캠프파이어 주위에서 요리하거나, 스모어쿠키를 만들거나, 이야기를 하거나, 카드 게임을 하거나, 별을 볼 때 신발을 벗거나 땅에 손을 대라.

■ **접지 상태로 조류 관찰하기** : 자연 속에 들어가서 새를 보는 것을 좋아한다면, 치유 효과도 얻을 수 있도록 접지하면서 할 수 있는 장소를 찾아라! 신발을 벗고 접지하거나 땅에 뿌리 박고 살아 있는 나무를 만져서 접지할 수도 있다. 나무의 잔가지와 나뭇잎도 땅에 닿아 있다. 따라서 나무 그늘에서 덤불이나 관목의 나뭇잎을 만져도 접지가 된다.

■ **나무 오르기** : 나무에 올라 튼튼한 가지에 앉는 것도 접지가 된다. 두꺼운 나무껍질로 덮이지 않은 부분을 만지면 접지할 수 있다. 두꺼운 껍질은 지구의 에너지를 나무 안에 가두어 나오지 못하게 한다. 따라서 나무의 잎과 꽃을 만지는 것이 가장 좋다. 나무 오르는 것을 좋아하는 아이는 그것을 즐기는 동안 접지 효과를 얻을 수 있다. 캠핑장에 처음 도착했을 때 접지하기 좋은 나무를 골라 두고 캠핑하는 동안 자주 접촉하라.

■ **바위 접지하기**: 가능하면 큰 바위가 있는 캠핑장을 골라라. 하이킹 코스에도 바위를 만날 기회가 많다. 콘크리트와 마찬가지로 바위도

반도체이기 때문에 바위를 통해 접지할 수 있다. 바위 위에 앉아라. 기울어진 바위 위에 누워 맨발을 그 위에 올리고 쉬거나, 캠핑장이나 공원에서 허락한다면 캠프 근처로 바위를 모아라. 하이킹을 할 때는 의도적으로 바위가 있는 곳에서 쉬면서 물을 마셔라.

■ **불 의식(fire ceremony) 하면서 접지하기:** 캠핑장에서 불을 피우는 것은 최고의 캠핑 경험이다. 물론 이것은 모든 규제를 지키면서 안전하게 수행되어야 한다. 이글이글 타는 불을 바라보면서 더 이상 자신에게 도움되지 않는 것들을 방출하면 접지 치유 효과는 배가된다. 자신에게 쓸모없어진 것을 다음과 같이 시각화하면 도움이 된다.

• 마음에 드는 고운 낙엽 몇 개를 골라서 불 옆에 두어라.
• 맨발로 땅 위를 걷거나 손 혹은 그 밖의 신체 부위를 땅에 댐으로써 접지해서 지구와 연결되어라. 잠시 조용히 앉아 인생에서 더 이상 필요 없어진 것을 생각하라.
• 방출하고 싶은 에너지, 감정, 상황 등을 간단하게 나뭇잎에 적어라.
• 나뭇잎을 불 속에 던져 태워서 자신이 방출하고자 했던 것이 빛과 연기로 변해 주위의 공기와 우주 속으로 퍼져 나가도록 하라.
• 앉은 채로 자신이 적은 메시지가 불 속에서 순수한 긍정적 에너지로 바뀌어 가는 것을 보아라.
• 자신을 짓눌렀던 부담이 사라지는 것을 느껴보아라. 깊이 숨을 쉬고, 불과 지구와 밤하늘의 아름다움을 보라. 자신 아래 있는 지구의 힐링 에너지가 자신의 중심을 잡아주고 굳건히 지탱해 줌을 느껴라. 모든 것은 잘 해결되었다.

■**캠프 해체하기** : 캠핑장을 설치할 때 접지를 하면서 했다. 캠프를 해체하고 집에 가기 위해 짐을 쌀 때도 접지하라. 슬리핑백, 텐트, 식량, 쓰레기를 정리할 때, 그리고 다른 남은 일을 처리할 때 맨발로 땅을 딛도록 하라. 신발을 다시 신고 떠나기 전에 잠시 시간을 내서 지구의 이 공간에서 보낸 시간에 대해 감사 인사를 하라. 감사한 마음으로 심호흡을 세 번 하고, 자신의 마음을 용기로 가득 채운 후 집으로 향하라. 다음에 올 사람을 위해 이 캠핑장에 안락과 평화가 깃들기를 기도하라.

이 섹션은 야외에서 접지하면서 할 수 있는 치유 명상을 제안한다. 가을에는 강력하게 뿌리 박힌 나무의 힘과 끈기를 연상하는 명상이 좋다. 내면의 힘을 강화하고 이제는 쓸모없어진 낡은 에너지를 방출하고 싶을 때 시도해 보라. 계절이 바뀔 무렵에 해도 좋고, 불확실한 미지의 결과가 두려워질 때 해도 좋다.

～ 가을 활동 5 ～
뿌리 박힌 나무가 되는 명상하기

이 명상은 예측할 수 없는 외부 환경 때문에 불안해질 때에도 내적 평화를 가져다준다. 나무는 깊이 뿌리를 내리고 땅 위아래의 공간을 차지하고 있어 위풍당당하다. 위로는 가지를 뻗고 아래로는 뿌리를 내린 나무들은 전혀 위축됨이 없다. 나무는 줄어들지도 않는다. 계속 성장한다. 이러한 성장으로 끊임없이 변하는 상황 속에서도 기운을 잃지 않는다. 따라서 만물이 쇠락하기 시작하는 가을에 나무가 되는 명상을 하는 것은 매우 적절하다. 이 명상을 통해 위쪽(정신적)으로 성장시키고, 아래쪽(물리적)으로 뿌리내리게 하면서 자신의 존재를 확장하고, 안심감과 편안함을 느껴라.

· 준비물

이 명상은 앉아서 할 때 더 효과적이지만 눕거나 서서 해도 상관없다. 편안하게 느껴지는 자세로 하라. 타월이나 피크닉 매트 위에 앉거나 누워서 발가락, 발꿈치, 혹은 손가락이 땅에 닿도록 해도 된다.

· 방법

자신이 선택한 자세에서 접지된 후에 다음 명상 구절을 읽어라. 혹은 http://www.newharbinger.com/44895에서 들어라. 끝까지 다 읽거나 여러 번 듣고 나면 언제든 혼자서 할 수 있다.

> 지구 위에서 자신이 선택한 위치에 자리를 잡으세요. 잠시 자신의 몸이 이러한 접촉을 통한 치유라는 심오한 은혜를 받고 있다는 것을 느껴보세요. 부드럽게 눈을 감고, 몇 번에 걸쳐 천천히 심호흡하세요.
>
> '변화를 받아들일 것', '[자신이 이제까지 싸워 온 어떤 것]에 대한 저항을 그만둘 것' 혹은 '펼쳐질 미래를 신뢰할 것' 등과 같은, 지금 자신에게 꼭 필요한 메시지를 결정하세요.
>
> 천천히 심호흡을 몇 번 더 하고, 자신이 그 순간의 중심에 있다고 느껴질 때 발아래, 앉은 곳 아래, 혹은 누워 있다면 등과 머리 아래에 있는 지구를 느껴보기 시작하세요. 지구가 주는 이 강력한 힘을 신뢰하고, 그 안에 빠져들며, 그것을 흡수하기 시작하세요.
>
> 이제, 숨을 들이쉴 때마다 자신의 몸이 땅속에 뿌리를 내려 지구의 든든한 지원을 받는 모습을 머릿속에 그려보세요. 처음에 작은 싹들

이 머뭇거리다가 돌돌 말리고 길쭉한 덩굴을 뻗으며 땅속으로 박히기 시작합니다. 치유력를 담뿍 담은, 아름다운 땅과 만나 그 덩굴들은 눈에 띌 정도로 더 길고 더 강하게 성장하면서 땅속을 향해 더 많은 뿌리를 내립니다. 숨을 쉴 때마다 자신의 몸에서 나온 뿌리가 더 깊게 땅속에 뿌리를 내려 지구상의 어떤 것도 당신을 지구의 든든한 지원으로부터 떼어낼 수 없습니다. 어떤 바람도 당신을 떼어놓을 정도로 강하지 않습니다. 어떤 비도 당신을 씻겨 내려갈 수 있을 정도로 강하지 않습니다.

숨을 들이쉴 때마다 자신의 뿌리가 강해져 땅속으로 깊게 뻗어감을 느껴보세요. 숨을 내쉴 때마다 자신의 상체가 나무처럼 자라남을 느껴보세요. 당신의 몸통은 무성한 나뭇가지들을 지탱하는 강력한 나무 몸통입니다. 숨을 내쉴 때마다 머뭇거리며 자라던 싹과 가지가 튼튼한 뿌리처럼 강하고 자신감 있게 팽창하고, 활력을 얻고, 재생되어 주위의 대기를 향해 사방으로 뻗어 가는 것을 느껴보세요.

땅속에 깊이 박힌 채 지구가 주는 굳건한 힘과 든든한 지원을 이용해 당신의 몸에서 자라난 가지는 성장하고 또 성장해 하늘을 향해 힘차게 뻗어 나갑니다. 당신의 나무가 충분히 자랐다고 느껴질 때까지 명상을 멈추지 마세요. 당신이 얼마나 단단한지 느껴보세요. 바람이 당신의 잎사귀와 어떻게 장난을 치고, 당신의 가지와 어떻게 춤을 추는지, 그럼에도 불구하고 당신의 중심은 얼마나 꿈쩍도 하지 않는지, 당신의 나무 몸통이 얼마나 깊이 뿌리 박혀 안전하고 굳건한지 느껴보세요. 바람이 세져도, 비가 와도, 당신의 흔들리는 나뭇가지는 그저 험한 날씨와 환경 속에서 끊임없는 변화를 즐길 뿐이고, 당신의 깊숙

한 뿌리는 생명을 낳는 지구 속에 굳건하고 깊게 박혀 있습니다.

태양이 떠올라 당신의 나무 꼭대기를 따뜻하게 비추는 것을 느껴보세요. 당신의 머리, 당신의 왕관, 당신의 팔, 당신의 나뭇가지, 당신의 손가락 끝에 태양을 느껴보세요. 해와 달과 별들과 비와 새들과 나비들이 모두 여기 있는 당신의 존재를 긍정할 때, 당신 밑에 있는 지구가 주는 무한한 힘과 자신의 무한한 성장 가능성을 느껴보세요.

시원한 공기가 느껴지면 당신의 나뭇잎은 색을 바꾸기 시작합니다. 그 색깔이 아름답게 폭발할 때 당신의 나뭇가지 속에 전해지는 흥분을 느껴보세요. 나뭇잎이 떨어지려 할 때 에너지가 변화되는 것을 느껴보세요. 나뭇잎을 떨어뜨리는 데는 많은 에너지가 필요합니다. 그러는 동안에도 당신 내부에 있는 힘은 점점 더 커집니다. 나뭇잎이 당신 주위에 아름답게 떨어지고, 일부는 바람 속에서 소용돌이를 이루면서 하늘 위에서 빙빙 돌도록 두세요. 그 나뭇잎들을 붙들고 있을 필요가 없어졌기 때문에 뿌리로 내려보낼 여분의 에너지를 갖게 되었습니다. 가을은 더 이상 자신에게 도움이 되지 않는 나뭇잎을 떨궈서 뿌리와 중심을 더 깊고 풍부하게 해 줍니다.

당신은 나뭇가지를 통해 해와 바람과 비와 폭풍우 등 모든 날씨를 그 어느 때보다 깊게 느낄 수 있습니다. 이제 이 모든 날씨가 당신에게도 도움이 된다는 것을 압니다. 그리고 당신의 나뭇가지가 만들어 내고 떨어뜨리고 다시 만들어 내고 또 떨어뜨리는 모든 나뭇잎도 모두 당신에게 도움이 됩니다. 그 어떤 것도 당신 존재의 중심을 허물어뜨릴 수 없습니다. 아무리 많은 바람이 불어도 당신의 뿌리는 뽑히지 않습니다. 아무리 많은 나뭇잎을 떨구어도 당신은 줄어들지 않습니다. 오히려 당신은 가을에 자신의 나뭇잎을 떨굴 때 놀라울 정도의 내적 해방감을 느낍니다. 나뭇잎이 당신에게 붙어 파닥거리는 동안에는 느낄 수 없었던 내적 평화와 가벼워짐을 느끼게 됩니다.

마침내 마지막 잎새가 떨어졌을 때, 삶을 긍정하면서 세 번의 심호흡을 하고, 심호흡할 때마다 자신의 뿌리를 통해 지구의 에너지를 끌어올리고, 그 에너지를 자신의 나무 몸통과 가지에 확산시키세요. 이런 식으로 자기 자신을 재정비하는 기회를 가지면 놀라울 정도로 기분이 좋아집니다. 그 고요와 적막을 즐기세요. 내부 깊은 곳에는 이미 다음 봄에 터져 나올 새로운 생명이 움트고 있음을 느낍니다. 내부 깊은 곳에서 당신은 지금 떨어진 나뭇잎보다 훨씬 더 많은 나뭇잎을 새롭게 만들어낼 수 있는 잠재력을 가지고 있음을 알고 있습니다. 잠깐 멈춰 중심을 다시 잡고 난 후에 수없이 많은 새로운 생명을 틔워낼 수 있습니다. 그러니 멈출 여유가 있을 때 잠시 멈춰 그 여유를 즐기세요. 이 멈춤의 순간을 즐기면서 원하는 만큼 충분히 길게 호흡하세요.

변화와 발산은 당신을 해방시켜 새로움과 성장을 가능하게 한다. 끝은 없다. 한계는 없다. 당신에게는 무한한 가능성이 있으며, 접지를 통해 얻은 지구의 에너지는 그 모든 순간에 당신과 함께할 것이다. 당신의 삶에서 현재 일어나고 있는 일에 주의를 기울여라. 이제 더 이상 도움이 되지 않는 것들을 몸에서 방출하고 해방감을 느껴라. 지구와 연결된, 접지된 상태에서 충분히 시간을 들여 자신의 중심을 잡아라. 눈을 뜨고 하루를 시작할 때 중심이 잡힌 자신의 내부에서 솟아나는 힘을 느껴라. 그리고 명상하는 동안 접지를 통해 흡수한 에너지를 가지고 오늘 맞닥뜨릴 모든 일을 헤쳐나가라. 집중하기 명상을 자주 실천하라.

지구의 에너지를 흡수하면서 내면의 창조성을 표현하라. 가을은 예술에 사용할 자연 재료를 풍부하게 공급해 준다. 나뭇잎과 도토리는 내가 가장 좋아하는 것이다. 솔방울, 단풍나무와 플라타너스의 헬리콥터를 닮은 씨앗 등을 이용해도 재미있다!

가을 나뭇잎을 이용해 작업하는 것은 아주 쉽다. 다음과 같은 몇 가지 간단한 방법으로 나뭇잎의 화려한 색깔을 오래 보존할 수도 있다.

- 나뭇잎으로 공예를 하기 전에 희석된 글리세린 용액에 며칠 담가두어라. 대부분 약국에는 글리세린이 있을 것이다.
- 파라핀지 사이에 넣고 다림질하라.
- 아마도 가장 간단한 방법은 투명한 접착 시트지 사이에 넣고 압축하여 나뭇잎을 코팅하는 것이다.

나는 색깔이 보존된 나뭇잎을 사용하지 않는다. 가을 동안 시간이 지나면서 나뭇잎 색깔이 변하는 것을 보기 좋아하기 때문이다. 가을이 끝나고 색이 바랜 것은 퇴비 더미에 던져넣는다. 색을 보존해 이용하든 그렇지 않든, 나뭇잎으로 미술을 하는 것은 가을에 딱 맞는다.

ᐳᐳᐳ 가을 활동 6 ᐸᐸᐸ
- 나뭇잎을 모아 '풍경' 만들기 -

· 준비물
형형색색의 낙엽, 잔가지, 끈 혹은 실, 가위

· **방법**

나뭇잎들을 끈이나 실에 꿰매거나 묶은 다음, 이것들을 나뭇가지에 걸면 공중에서 흔들리는 아름다운 나뭇잎 풍경이 만들어진다. 우선, 맨발로 나가서 자신이 좋아하는 나뭇잎들을 모아라. 가위와 끈을 가져가 편안한 장소를 골라서 땅 위에 앉거나 혹은 맨발을 땅에 대고 피크닉 테이블에 앉아 나뭇잎 묶기를 시작하라! 잎자루 부분을 묶어도 되고, 바늘을 이용해 나뭇잎을 꿰매도 된다. 다양한 길이의 나뭇잎을 끈으로 연결한 후에 나뭇가지에 매달아라. 자수틀 같은 원에 매달아 걸어도 또한 아름답다. 가게에서 구매한 깃털이나 그 밖에 자연에서 발견한 가벼운 물체를 이 나뭇잎 풍경에 자유롭게 연결하라. 어떤 것을 연결해도 실패 없이 아름답게 만들어지는데, 내가 가장 좋아하는 것은 나뭇잎 끝을 서로 다른 깃털로 장식하는 것이다. 깃털을 연결하면 더 아름다워질 뿐 아니라, 공기가 흔들릴 때마다 풍경이 더 많이 움직이도록 한다.

〰 가을 활동 7 〰
- 도토리로 장식하기 -

· **준비물**

주워 모은 가을 도토리, 마드파지(Mod Podge, *역자 주: 접착용 풀), 작은 스펀지나 뻣뻣한 그림 붓, 좋아하는 색의 반짝이(금색 반짝이가 가을에 어울린다!), 종이 접시 혹은 신문, 재활용한 작은 유리병

· **방법**

도토리는 그릇에 담기만 해도 가을에 잘 어울리고 매우 아름답지만, 반

짝이를 이용하면 한 단계 더 아름답게 만들 수 있다! 야외에서 떨어진 도토리를 한 움큼 정도 주우면서 즐거운 시간을 보내라. 도토리는 꽤 날카로워 밟으면 다칠 수 있기 때문에 떡갈나무 밑에서 도토리를 줍는 동안은 신발을 신는 것이 좋다. 꼭지가 달린 도토리는 반짝이를 붙이기 쉬워서 더 좋다. 작업할 양만큼 도토리를 모았으면 피크닉 테이블이든 자신의 뒷마당이든, 어디든 맨발을 대고 땅에 앉을 수 있는 장소를 찾아라. 마드파지를 도토리 위에 얇게 바른 다음, 그것을 반짝이 속에 담그거나 그 위로 반짝이를 뿌려라. 반짝이를 뿌릴 때 종이 접시나 신문을 받쳐놓고 하면 달라붙지 않고 남은 반짝이를 다시 붙일 수 있다. 도토리를 펼쳐놓고 말리면서 가을 공기를 잠시 즐겨라. 이때 앞에서 설명한 가을 나무 명상을 해도 좋다! 다 마르면 반짝이 도토리를 작은 유리병에 담고, 그것을 창턱에 두거나 얕은 그릇에 담긴 짧은 초 주위에 배치해 식탁의 장식으로 활용하라. 반짝이 도토리는 매우 아름다워서 모든 방에 두고 싶어질 것이다.

〰 가을 활동 8 〰
- 솔방울로 새 모이통 만들기 -

· **준비물**

땅콩버터(땅콩에 알레르기가 있다면 해바라기씨 버터나 다른 대체품을 이용하라), 떨어져 있는 솔방울, 새 모이, 실 혹은 끈

· **방법**

이것은 아이들과 함께할 수 있는 재미있는 공예다. 솔방울을 모으며 야

외에서 시간을 보낸 후에 땅바닥이나 피크닉 테이블 위에 새 모이통을 만들 수 있는 작은 공간을 만들어라. 참고로 솔방울이 더 많이 벌어져 있을수록 모이를 더 많이 넣을 수 있다. 먼저, 솔방울 꼭지를 끈이나 실로 단단히 묶은 다음 나뭇가지에 걸 수 있을 정도로 충분한 길이의 끈을 남기고 잘라라. 다음으로, 손가락이나 칼을 이용해 솔방울 비늘 사이에 땅콩버터를 깊이 발라라. 솔직히 손가락이 훨씬 더 쉽다. 그러고 나서 모이가 들어있는 통 속에서 솔방울을 굴리고 한 번 더 손가락을 이용해 가능한 한 많은 모이가 솔방울 사이사이를 채우도록 하라. 자신이 만든 솔방울 모이통이 마음에 들면 밖에 나가 근처 나무에 걸고 어떤 새가 날아와 먹이를 먹는지 관찰하라. 집이나 사무실 창밖에 나무가 있다면 거기에 걸어두고 자신이 만든 솔방울 모이통의 모이를 먹는 새를 볼 수 있다.

가을에는 농산물 직판장, 호박밭, 과수원을 돌아다니면 혈액 순환이 되고 전도성 건강을 향상시킬 수 있다. 접지할 수 있는 시간이 제약되어 있다면 보도나 콘크리트 테라스에서 맨발로 짧게 게임을 하면서 접지하라.

가을 활동 9
- 호박밭에서 호박 따기 -

살고 있는 지역에 호박을 딸 수 있도록 개방된 호박밭이 있는지 찾아보라. 핼러윈 직전뿐 아니라, 호박이 익는 계절 내내 매주 호박밭에 가 볼 것을 강력하게 추천한다. 다양한 크기, 모양, 색깔을 가진 호박은 자연이 주는 아름다운 장식품이다. 집안에 두면 실내에서도 자연을 느낄 수 있다. 현관문 앞은 큰 호박이, 테이블 위는 작은 호박이, 벽난로 주변은 중간 크기의 호박이 어울린다. 물론 호박을 따서 파이, 머핀, 팬케이크, 와플, 호박 빵을 만들어도 좋다! 조심한다면 호박을 따면서 밭을 맨발로 걸으면 된다. 만약 호박을 고른 후 간단하게 야외에서 시간을 보내고 싶다면, 대개 호박밭에는 피크닉 테이블이나 땅 위에서 휴식을 취할 수 있는 녹색 공간이 있으므로 그곳을 이용하라. 농장에서는 풀썩 주저앉거나 잔디에서 낮잠을 자도 아무도 뭐라고 하지 않는다!

- 과수원에서 수확하기 -

여름철 작물 수확하기와 마찬가지로, 과일을 따는 동안 손을 통해 접지하는 것은 발을 통해 접지하는 것과 같은 효과가 있다. 따라서 가까운 과수원에서 과실을 따는 동안 나뭇가지를 잡거나 나무 몸통을 만지면 맨발이 되지 않고도 쉽게 접지할 수 있다. 그리고 당연한 말이지만, 접지 효과를 더 많이 얻으려면 따뜻한 과실 차를 마시는 동안에도 신발을 벗고 맨발을 땅에 대라!

～ **가을 활동 11** ～

- 보도에서 게임하기 -

앞에서 콘크리트를 통해 접지하는 것의 장점을 언급한 바 있다. 그냥 신발을 벗었다가 다시 신으면 된다. 흙도 묻지 않고, 잔디도 묻지 않고, 더러워지지도 않는다. 야외에서 맨발로 10분간 서 있을 시간은 있어도 진흙이나 모래가 묻거나 잔디물이 든 발을 씻을 시간이 없다면, 혼자서 혹은 다른 사람과 같이 보도에서 게임을 하며 접지하는 것이 좋다. 많은 선택지가 있는데 대부분은 분필 하나만 있으면 된다. 분필조차 필요 없는 게임도 있다! 내가 좋아하는 게임 중 처음 시작하기에 적당한 몇 가지를 소개하겠다.

■ **사방치기**(Hopscotch) : 이것은 혼자서도 얼마든지 할 수 있는 훌륭한 게임이다. 고전적인 10칸짜리 사방치기 그림을 그려도 되고, 한

개로 된 칸 혹은 두 개로 나뉜 칸을 마음대로 그려서 배열해도 된다. 망(작은 돌이나 나무껍질)을 첫 번째 칸에 던지고 한 발(한 개로 된 칸) 혹은 두 발(두 개로 나뉜 칸)로 뛰는데, 망이 있는 칸은 뛰어넘어야 한다. 맨 마지막 칸에서 한 발로 뛰면서 돌아서고, 사방치기 그림을 따라 돌아오면서 망이 있는 칸 앞에서 한 발로 멈춰 서고 몸을 기울여 망을 주워야 한다. 다 끝났으면 망을 두 번째 칸에 던지고 반복하라. 10칸 모두 성공할 때까지 하라. 이것은 하는 동안 운동도 된다! 점프 동작, 협응 동작, 균형 잡기 동작, 던지기 동작 등을 수행하면서 운동을 할 수 있을 뿐 아니라, 이 모든 것을 맨발로 하면 접지 효과도 누릴 수 있다. 그야말로 일석이조다!

■ **삼목놓기(Tic-Tac-Toe)** : 보도에 앉아 손, 다리, 발을 통해 지구 에너지를 흡수하면서 친구와 이 고전 게임을 하라. 아홉 칸의 격자무늬를 그린 후에 한 사람은 X로, 또 한 사람은 O로, 수직, 수평, 혹은 대각선으로 3개 칸을 연속으로 메울 때까지 번갈아 가며 한다. 모든 칸이 찰 때까지 아무도 세 칸을 연속으로 메우지 못하면 비기게 된다. 그럼, 다시 하면 된다! 오래 할수록 접지 시간이 더 길어지므로 더 좋다.

■ **행맨(Hangman)** : 이것 또한 보도에서 분필을 이용해서 하는 고전 게임이다. 한 명은 단어나 어구를 머릿속에 생각하고, 또 다른 사람은 그 단어나 어구 속에 들어있는 알파벳 문자를 선택한다. 행맨을 한 번도 해본 적이 없다면 휠 오브 포춘(*역자 주: 원판을 돌린 후 가려진 단어 속에 들어있는 알파벳 문자를 선택해 맞추면 원판에 나온 상금을 가져가는 퀴즈쇼)을 떠올려라. 추측할 수 있는 기회는 제한되

어 있다. 당신이 추측한 알파벳 문자가 출제된 단어 속에 들어있지 않으면 출제자는 사람 모양의 일부, 예를 들면 다리, 머리, 팔 등을 그린다. 당신이 출제 단어나 어구를 맞추기 전까지 출제자가 사람 모양 전체를 그리게 되면 당신의 패배다! 하지만 이 게임을 접지된 상태에서 하고 있다면, 게임에서는 졌더라도 당신은 승리자다.

■ **점과 상자**(Dots and Boxes) : 나는 이 게임을 좋아한다. 점으로 된 격자를 원하는 크기로 자유롭게 만들 수 있어 게임을 오래 할 수도 있고 짧게 할 수도 있기 때문이다. 점으로 된 격자를 그린 후에 각자 번갈아 가며 2개의 점을 선으로 연결한다. 목표는 사각형을 완성하는 마지막 선을 그리는 것이다. 사각형을 완성하면 자신의 이니셜을 사각형 안에 쓴 후에 한 번 더 선을 연결할 수 있다. 당신이 사각형을 완성하지 못하면 다른 사람이 두 점을 연결한다. 게임이 끝나 모든 격자점이 사각형으로 연결되었을 때, 사각형 안 이니셜이 더 많은 사람이 승자가 된다! 모든 다른 게임과 마찬가지로 맨발로 하거나 몸의 일부가 보도에 닿도록 앉아서 하는 것을 잊지 말아라.

■ **멀리뛰기**(Long jump) : 이것은 혼자서 할 수 있는 게임이다. 보도에 있는 금이나 선을 멀리뛰기 출발선이라고 생각하고 가볍게 점프한다. 착지한 곳을 분필로 표시한다. 매번 뛸 때마다 더 멀리 뛰려고 노력하라. 제자리멀리뛰기를 해도 되고, 도움닫기 멀리뛰기를 해도 되고, 연속해서 여러 번 뛰어도 된다. 친구들과 함께 경쟁해도 되고, 혼자서 접지하면서 운동해도 된다.

■ **과녁 맞추기**(Bull's eye) : 혼자서 혹은 다른 사람과 같이 분필로 여

러 개의 원 과녁을 그리고 각각의 원에 점수를 부여하라. 오락실에 있던 스키볼(Skee ball) 게임을 떠올려라. 여러 개의 동심원을 그리고 중심에 있는 원에 가장 큰 점수를 부여해도 된다. 작은 돌을 던져 과녁 안에 떨어뜨려라! 세 번 던진 후 점수를 합산하라. 혼자 하면서 기록을 경신해 가도 되고, 친구와 시합을 해도 된다. 친구가 맨발로 접지된 채 플레이하게 만들었다면 친구 몰래 자신의 점수에 10점을 더하라. 뭐, 20점을 더해도 된다.

■ **우스꽝스러운 자세를 취한 후 몸의 윤곽선 그리기** : 이 게임은 무척 재미있지만 파트너가 필요하다. 보도에 우스꽝스러운 자세로 누워라. 옆으로 누워도 되고, 똑바로 누워도 되고, 몸을 꼬아도 되고, 팔을 들거나 내려도 되고, 다리를 늘어뜨리거나 구부려도 된다. 그리고 친구에게 분필로 당신 몸의 윤곽을 그리도록 하라. 그다음에 친구에게 자세를 취하게 한 후 당신이 친구의 몸 윤곽선을 그린다. 윤곽선 위에 옷, 표정, 머리카락, 그 밖의 주위의 사물 등을 그려 넣어라. 서로의 몸 윤곽선이 겹치게 그려도 되고, 보도를 따라 여러 사람의 다양한 동작을 그려도 된다. 보도에 누워 있는 시간, 그림을 그리기 위해 앉아 있는 시간 동안 기대했던 것보다 더 많은 접지를 할 수 있다.

■ **줄타기 곡예(Tightrope)** : 이것은 아이들이 매우 좋아하는데, 사실은 나도 아주 좋아한다. 보도에 분필로 길고 구불구불한 물결 모양의 선을 그린 다음에 친구가 그 선을 따라 걷도록 하라. 점프해야 하는 곳은 점선을 그려 넣고, 빙글빙글 돌아야 하는 곳은 나선을 그려 넣어라. 그 밖에 고리 모양으로 움직일 곳은 지그재그, 급격한

방향 전환에는 일직선 등 다양하게 추가하면 된다. 이 게임에는 승자도 패자도 없다. 자유롭게 선을 그린 후에 혼자서 혹은 친구와 함께 그 선을 따라 걷는 것을 즐기면 된다. 물론, 맨발로 해야 한다.

■ **뜨거운 용암(Hot lava)** : 내 아이들이 가장 좋아하는 게임이다. 사람들이 들어가서 서 있을 수 있는 '안전' 구역을 분필로 그린 후에 그 그림의 밖은 뜨거운 용암이라고 생각하라. 다리를 그려도 되고, 디딤돌도 그려도 되고, 짧은 점프나 긴 점프가 필요한 구간, 여러 사람이 모일 수 있는 큰 구역과 한 사람이 한 발로만 설 수 있는 좁은 구역을 그려도 된다. 이 게임은 아주 다양한 방식으로 즐길 수 있다. 끝에서 끝까지 누가 가장 빠르게 가는지 시합을 해도 되고, 장애물 코스를 만들어 누가 끝까지 가는 데 성공하는지 경쟁해도 되고, 혹은 '그대로 멈춰라' 댄스 게임처럼 음악에 맞춰 춤을 추다가 음악이 그치면 모든 사람이 그대로 멈추게 할 수도 있다. 음악이 그쳤을 때 용암에 닿거나 균형을 잃은 사람은 아웃이다.

가을에 불 옆에 앉아 불에 에너지, 소망, 기도를 담아 우주를 향해 보내는 것은 정신을 확장시키는 실천법이다. 물론 접지된 상태로 하면 훨씬 더 좋다. 우주를 느끼는 또 다른 훌륭한 방법은 자연 속에서 나선 모양을 발견하는 것이다.

～ 가을 활동 12 ～
- 종이 태우기 의식을 통해 에너지 발산하기 -

가을은 우리에게 도움이 되지 않는 것을 내보내 발산하고, 우리 삶에 자양분이 되는 것만을 겨울로 가져갈 준비를 하는 시간이다. 불을 이용해서 더 이상 자신에게 도움이 되지 않는 생각이나 상황을 몸 밖으로 내보낼 수 있다. 방출하고 싶은 것을 종이에 적고, 불꽃 속에서 그것을 태워 연기로 날려 보내 불필요해진 자신의 에너지가 우주 속에서 사랑의 에너지로 다시 바뀌도록 하라. 종이 태우기 의식을 즐기는 것만으로도 강력한 효과를 얻을 수 있다.

· 준비물
종이, 펜이나 연필, 야외의 불

· 방법
발산할 것을 모두 종이에 적어라. 아무것이어도 좋다. 자신을 잡고 놓아주지 않는 감정, 걱정, 공포를 써도 되고, 미래를 가로막는 것을 써도 되고, 자신이 놓아버리고 싶은 상황을 써도 되고, 벗어나고 싶은 기분을 써도 된다. 당신이 용서하고 싶은 사람의 이름을 써도 좋다. 머릿속에 떠오른 것이 무엇이든 그것을 쓰거나 혹은 그림으로 그려라. 내 아이들이 아주 어렸을 때는 귀여운 그림을 그린 다음에 그것을 촛불로 태웠다. 이것을 하는 동안 말은 필요 없다.

조심스럽게 그 종이를 불 위에 던져라. 종이가 타면서 자신이 적은 말이 열과 빛과 연기로 바뀌어 우주 속에서 사라지는 것을 보아라. 지금 우리는 자신 안에 있는 낡고 막혀 있던 에너지를 우주로 발산하고 있다. 세계 곳곳에서 이와 똑같은 일을 하고 있는 사람들이 있다는 것을 알아라. 아마 이 책을 읽고 있는 사람 중에도 있을지 모른다! 그 사람들도 필요 없는 것에 작별을 고하면서 공기 중으로 발산하고 있다. 그리고 나도 당신과 함께 그것을 하고 있다. 우리가 내보낸 에너지는 연기 줄기를 타고 올라가 우주 속에서 사라진다.

또 다른 종이에 자신의 희망, 꿈, 욕망을 쓰고, 불에 던져 그것들이 열과 빛으로 바뀌는 것을 보아라. 이렇게 하면서 우리는 지금 자신이 원하는 것, 자신에게 좋은 것, 자신의 정신에 도움이 되는 것, 자신의 삶에 평화와 안정을 주는 것, 삶의 중심을 잡아주는 것을 받아들이고 있다. 물론 발을 땅에 대거나 혹은 땅바닥에 직접 앉음으로써 이 의식을 수행하는 동안 내내 접지하는 것을 잊지 마라. 지구의 에너지가 공포와 걱정을 없애주고, 자유를 주고, 삶에 변화를 주고, 변화에 대한 저항을 사라지게 하고, 미래에 대해 더 열려 있게 해 주는 것을 느껴라.

이러한 강력한 발산 의식을 통해 불필요한 에너지가 줄어 더 가벼워짐을 느끼게 될 것이다. 그 의식을 하는 동안 접지를 통해 얻어진 치유력은 든든한 안심감을 줄 것이다. 이처럼 발산과 접지를 결합시킨 체험을 한 후에는 더 편안하게 잠을 잘 수 있을 것이다.

이 지구 위의 생명 속에는 명료함과 아름다움이 들어있는데, 그것은 규칙적인 수식으로 표현될 수 있다. 그러한 수식이 많지만 내가 가장 좋아하는 것은 피보나치 수열이다. 이 수열은 역사상 가장 유명한 수학 공식 중 하나인데, 그럴 만한 이유가 있다. 이 수열은 다양한 방식으로 자연에서 드러난다. 접지 다큐멘터리 '무료 치유(Heel for Free)'는 피보나치 수열이 적용되는 많은 예를 보여준다[39].

이 수열은 앞의 두 숫자를 더한 것이 그다음 숫자가 되는 일련의 수로 이루어져 있다. 이 공식의 진가를 알기 위해 꼭 숫자를 좋아할 필요는 없다. 구체적으로, 이 수열은 다음과 같다.

$$0,\ 1,\ 1,\ 2,\ 3,\ 5,\ 8,\ 13,\ 21,\ 34,\ 55,\ 89,\ 144 \ldots$$

앞에 있는 숫자로 바로 뒤에 있는 숫자를 계속 나누어 가다 보면, 이윽고 1.618034라는 숫자가 반복적으로 얻어지는데, 이것은 황금비율이라고 불린다. 이 수열의 숫자를 한 변의 길이로 하는 사각형을 계속 붙여서 그리다 보면 앞선 두 숫자의 합을 한 변의 길이로 하는 사각형이 쌓여나가게 된다. 각 사각형의 변을 반지름으로 하는 원호를 이어가면 나선이 펼쳐진다. 이 나선은 4분의 1바퀴 돌 때마다 반지름이 1.618034씩 커진다. 바로 황금비율이다.

이러한 나선 패턴은 자연 속 어디서나 볼 수 있다. 조개껍데기, 달팽이 껍질, 꼬투리, 솔방울에서도 볼 수 있으며, 해바라기, 데이지, 마리골드처럼 국화과에 속하는 관상화에서도 잎들이 가운데 줄기 주위를 돌면서 나선 패턴을 따른다. 식물 중 약 90퍼센트는 잎이 성장할 때 피보나치 패턴을 그린다고 한다. 오이, 호박, 멜론, 완두콩, 포도 등 덩굴들도 나선형으로 자란다. 브로콜리와 콜리플라워, 사과, 바나나 등도 피보나치 패턴이다.

인간도 마찬가지다. 얼굴, 두 눈 사이의 거리, 입과 코는 모두 황금비율을 이룬다. 귓바퀴 모양도 황금비율이다. 귓속에서 청각을 가능하게 하는 달팽이관도 황금비율 나선 모양이다. 태어나기 전에 그 안에서 안전함을 누렸던 자궁도 길이와 너비가 1.6의 비율을 갖는다. 손을 쥘 때 손가락의 움직임[40], 혈관이 심장에서 퍼져나가는 모양은 모두 피보나치 패턴을 따르며[41], 인간의 심장박동 주기도 황금비율을 보인다[42].

몸속의 세포 구성을 들여다보면 DNA의 이중나선 구조는 황금비율 나선을 보이며, 따라서 생명의 설계도 그 자체라고 할 수 있는 인간게놈도 피보나치 수열을 담고 있다[43]. 확장해 이야기하면 태풍의 패턴에서도, 우리은하를 포함해 나선은하에서도 발견되어 자연 속에는 피보나치 수열이 넘쳐남을 알 수 있다. 따라서 우리는 자연에서, 예술에서, 건축에서 나선을 볼 때마다 그 순간 지구와 연결되는 느낌을 얻을 수 있다.

〜 가을 활동 13 〜
- 피보나치 수열과 황금비율 -

· **준비물**
맨발, 산책할 수 있는 자연환경

· **방법**
다음에 날씨가 좋을 때 야외에 나가 맨발로 접지 산책을 하라. 나는 접지하면서 황금비율을 찾는 것을 좋아한다. 이것은 여름 활동 섹션에서 소개했던 자연 속에서 하트 모양을 찾아다니는 것과 유사하다. 자연에서 황금비율을 찾는 것은 지구와 연결되어 정신을 풍요롭게 하는 또 하나의 방법이다. 나선을 발견할 때마다 멈춰서 땅을 만지고 세 번 심호흡하라. 맨발이 아니라면 손을 뻗어서 나무나 땅을 만져 손으로 접지하면 된다. 이렇게 함으로써 우리는 우리 자신보다 더 큰 어떤 것으로부터 안전하게 보호받고 있다는 안심감을 얻을 수 있다. 그리고 이러한 안심감을 얻으면 우리는 자신의 문제와 짐을 혼자서 끌어안지 않아도 된다. 우주의 성스러운 설계도인 나선을 보면서, 숨을 들이쉴 때마다 자연이 제공하는 안심감을 들이마시고 숨을 내쉴 때마다 모든 불안, 공포, 걱정, 고독감을 내뱉어라. 세 번의 심호흡은 심장박동과 스트레스 수준에 생리적 변화를 주기에 충분하므로 나는 나선 모양을 발견할 때마다 항상 멈춰서 세 번 심호흡함으로써 지구 에너지를 마시고 내게 불필요한 것은 방출한다. 접지된 상태로 숨을 들이쉴 때마다 지구의 에너지로 자신을 채우고 또 정화하고, 숨을 내쉴 때마다 염증과 긴장과 고통을 방출하라.

야외에서 접지 산책을 할 때 길에서 발견하는 모든 나선 모양을 사진 찍는 것도 강력하게 추천한다. 그림 그리는 것을 더 좋아한다면 스케치북을 가져가서 자연 속에 있는 나선들을 스케치해도 된다. 앞에서 설명했던 것처럼 자연에서 찾은 나선 모양의 보물을 집으로 가져와 계절별 자연 컬렉션에 추가해도 된다.

가을철에 많이 발견되는 황금비율에는 다음과 같은 것들이 있다.

- 솔방울
- 마른 꽃 씨방
- 반으로 자른 사과
- 호박 덩굴
- 나뭇잎 패턴

모든 계절에는 대자연과 함께 기념할 일들이 다양하게 있다. 이 섹션에서는 계절에 맞는 야외 접지 파티를 여는 방법에 대해 몇 가지 아이디어를 제공한다! 가을 기념일로는 마본(Mabon)이라고도 불리는 추분과 추수감사절이 있다. 다음과 같이 계획을 세워보자.

가을 활동 14
- 추분 감사 파티 -

추분 파티의 대단원은 모닥불이다. 화덕이 있는 마당이 있다면 완벽한 조건이 갖춰진 것이다. 그런 마당이 없다면 비용이 많이 들지 않는 캠핑장에서 추분 파티를 여는 것도 생각해 볼 수 있다. 대부분의 텐트 캠핑장은 온종일 이용하는 데 약 20달러의 비용이 드는데, 이 비용으로 화덕, 피크닉 테이블, 화장실을 사용할 수 있다. 참가자들이 조금씩 갹출해 비용을 충당해도 좋다. 초대장을 만들 때, 손님들이 신발을 벗고 접지하는 맨발 파티라는 것을 명시하자.

■ **각자 음식을 가져오는 저녁 식사.** 함께 음식을 나누는 추수감사절의 의미를 퇴색시키지 않으면서 스트레스를 줄이기에 가장 좋은 방법 중 하나는 나누어 먹을 요리를 손님이 직접 가져오도록 하는 것이다. 수프, 스튜, 칠리, 캐서롤(casseroles), 그리고 집에서 만든 빵 같은 간단하고, 편하고, 따뜻한 음식들을 각자 한 가지씩 가져오게 해서 함께 나눠

먹게 하라.

■ **화덕 주변의 간단한 저녁 식사.** 진짜 간단히 준비하고 싶다면 핫도그 (필요하다면 채식 핫도그) 한 봉지와 사과 한 봉지를 구이용 꼬챙이와 함께 내놓고 손님들이 언제라도 자신이 먹을 것을 불에 구워 먹을 수 있도록 하라! 사과를 불에 구워 본 적이 한 번도 없다면 꼭 한번 해 보라. 다른 재료 필요 없이 그냥 잘 구워진 사과를, 조금 식은 후에 꼬챙이에 꽂힌 채로 바로 먹으면 된다. 설탕이 첨가되지 않았음에도 시중에 있는 어떤 사과 소스보다 달고 맛있다. 화덕 주변에서 하는 식사를 마시멜로 굽기로 마무리하면 파티 주최자가 특별한 요리를 제공하지 않아도 손님들은 충분히 만족스럽게 먹을 수 있을 것이다.

■ **화덕 주변에서 하는, 정성을 들인 추수감사절 식사.** 파티 준비에 더 정성을 쏟고 싶다면 약 2시간에 걸쳐 칠면조 가슴살을 불에 굽거나 무쇠솥에 요리해도 된다. 무쇠솥을 불에서 꺼낼 때 내부 온도가 180°F(약 82℃)가 되도록 하라. 추수감사절에 많이 먹는 곁들임 요리는 캠프파이어를 즐기면서 먹기에 딱이다. 통째로 구운 옥수수, 고구마, 그린빈은 만들기 쉽고, 맛있고, 몸에도 좋다. 드레싱을 얹은 샐러드와 크랜베리 소스만 곁들이면 완벽하다.

■ **파티 선물 : 나뭇잎 왕관.** 손님들이 도착하면 모두 신발을 벗도록 한 후, 저녁을 먹기 전에 각자 형형색색의 낙엽 등 자연에서 수집한 물체로 왕관을 만들게 하라!

· **준비물 :** 3인치(약 7.6센티) 높이로 자른 갈색 종이봉투, 2인치(약 5

센티) 너비의 강력 양면테이프, 스테이플러.

· **방법** : 손님들은 각자 종이로 된 고리를 머리에 써보고 맞는지 확인해 본다. 그리고 필요하다면 접은 다음에 스테이플러로 단단하게 고정시킨다. 그다음에 양면테이프를 자신들이 머리에 쓴 왕관 바깥쪽에 붙이고 나뭇잎, 잔가지, 솔방울, 꼬투리 등을 붙이기 위해 자연 물체 수집에 나선다. 더 큰 물체들은 스테이플러로 붙여도 된다. 이렇게 하면 모든 손님은 놀라울 정도로 아름다운 자신만의 특별한 왕관을 가질 수 있다.

■ **파티 선물** : 나뭇잎 아트. 머리에 쓰는 나뭇잎 왕관 외에 손님이 집으로 가지고 갈 수 있는 미술품을 준비하는 것도 좋다. 손님들이 원할 때 자신들만의 나뭇잎 콜라주를 만들 수 있도록 캠핑장에 피크닉 테이블이나 담요를 펴서 미술 공간을 설치하라.

· **준비물** : 인쇄용지, 딱풀, 라미네이트 시트지. 3M에서 나온 사용하기 쉬운 양면 라미네이트 시트지를 사용해도 되고, 접착 시트지를 인쇄용지가 덮일 만한 크기의 사각형으로 잘라서 써도 된다.

· **방법** : 손님들이 형형색색의 나뭇잎 등 가을에 자연에서 찾을 수 있는 아름다우면서 상대적으로 평평한 물체를 수집하게 하라. 풀을 이용해 나뭇잎과 그 밖의 자연 물체를 원하는 무늬를 만들며 인쇄용지에 붙여라. 아름다운 나뭇잎을 겹치게 붙여 황금비율 나선 모양을 만들어도 되고, 하트나 그 밖의 모양으로 만들어도 되고, 거기에 얇은 잔가지를 이용해 선을 그려 넣거나, 글씨를 적어 넣거나,

햇빛이 퍼지는 모양을 그려 넣을 수도 있다. 풀을 붙인 물체들이 말라서 고정되면 시트지 필름을 벗겨낸 다음에 자신이 만든 디자인 위에 직접 붙여서 밀봉하라. 인쇄용지와 풀이 없다면 라미네이트 시트지나 접착 시트지를 벗겨서 나뭇잎이나 물체를 끈끈한 면에 직접 붙일 수도 있다. 이때 주의할 점은 벗겨낸 시트지는 매우 끈적하다는 것이다. 물체가 종이에 닿은 후에 움직이거나 방향을 바꾸려 하지 마라. 원하는 디자인을 만들었으면 또 다른 깨끗한 시트지로 그 위를 밀봉하라. 이렇게 하면 가을철에 창문 장식용으로 걸 수 있는 투명한 콜라주를 만들 수 있다.

■ **공예 스탠드 : 모이 화환.** 공작할 수 있는 스탠드를 설치해 손님들로 하여금 모이 화환을 만들어 집에 가져가서 나무나 관목에 걸어 새들에게 먹일 수 있도록 하라. 지구를 공유하는 아름다운 생명체를 위해 시리얼, 팝콘, 마른 과일을 실이나 끈으로 연결해 나뭇가지에 걸어서 간단하게 선행을 할 수 있도록 하라.

· **준비물 :** 구멍 뚫린 시리얼, 팝콘, 말린 사과, 말린 살구, 건포도, 크랜베리 등 다양한 먹거리들. 3피트(약 91센티) 길이의 끈이나 줄, 커다랗고 뭉툭한 바늘.

· **방법 :** 손님들에게 커다란 플라스틱 바늘이나 퀼트용 바늘 같은 뭉툭한 바늘에 줄이나 끈을 어떻게 꿰는지 알려준 다음에 그 줄이나 끈으로 먹거리를 묶어 야생동물들을 위한 모이 화환을 만들게 하라. 완성된 모이 화환은 황량한 가을 가지를 아름답게 장식할 수 있다. 또한 손님들은 자신이 만든 모이 화환을 새들이나 야생동물들

이 즐겨 먹는지 매일 기쁘게 관찰할 수 있다.

■**감사의 모닥불.** 하늘이 어두워지고 밤이 되어 온도가 내려가면 모든 사람을 불 옆으로 불러모아서 따뜻함을 느끼게 하라. 자신의 내면을 되돌아보는 겨울이 아직 오기 전, 가을에 손님들로 하여금 자신들이 감사하는 것에 대해 생각하게 하고 올 한 해 이제까지 일어난 일에 대해 감사를 표현하게 하는 것은 뜻깊은 일이다. 앞서 얘기한 종이 태우기 의식과 비슷하게, 종이를 꺼내 손님들에게 감사의 말을 적도록 하라. 이번에는 발산하고 싶은 것이 아니라 추수감사절 시즌에 감사하고 싶은 것에 초점을 맞춘다. 손님들은 자신의 인생에서 감사한 것에 대해 원하는 대로 간단하게도 혹은 자세하게도 쓸 수 있고, 차례로 그것을 불에 던져 빛과 열로 변하게 한다. 손님들이 원한다면 불에 던지기 전에 감사의 메시지를 크게 읽도록 하라. 순서대로 진행해 모든 손님이 마친 후에는 불 주위에 함께 서서 이번 추분 파티에서 함께 경험한 우정과 축복에 대한 사랑과 감사의 마음을 담아 몇 차례 심호흡하라.

■**감사의 명상.** 원한다면 손님들과 함께 잭 콘필드의 "감사와 기쁨에 관한 명상"[44] 같은 평화로운 감사의 명상을 하라. 이 명상은 단순하고, 아름답고, 매우 감동적이다. 손님들을 따뜻한 불 주위에 편안하게 앉거나 눕게 하고, 명상을 읽기 시작하기 전에 여러 번 심호흡하게 하라. 천천히 읽고 각 문장 사이에서 잠깐 쉬면서 각자가 자신의 마음속에서 감사를 느낄 수 있도록 하라.

나는 매일 감사의 마음으로 내 인생에 축복을 주는 사람들, 동물들, 식물들을 기억한다.

나는 감사의 마음으로 나보다 앞서 살아간 연장자들과 조상들을 기억한다.

나는 내게 주어진 안전과 안녕에 대해 감사한다.

나는 내게 주어진 이 지구의 축복에 대해 감사한다.

나는 내게 주어진 건강에 대해 감사한다.

나는 내게 주어진 가족과 친구에 대해 감사한다.

나는 내게 주어진 공동체에 대해 감사한다.

나는 내게 주어진 가르침과 교훈에 대해 감사한다.

■**감사의 기도 + 별 보기.** 마지막으로 손님들이 불 주위에 모여 땅 위에 직접 앉거나, 불 주위의 바위나 의자에 앉아 담요를 두르고 맨발이나 손가락으로 땅을 짚도록 하라. 불을 바라보는 것은 멋진 일이다. 누워서 별을 쳐다보는 것도 마찬가지다. 필요하다면 별을 감상하는 데 참고가 되도록 맨눈으로 보는 별자리표를 인쇄해서 나누어 주고 자신이 찾은 별자리에 관해 서로 얘기를 나눌 수 있도록 해도 좋다. 달빛 아래에서 함께 여러 번 심호흡하는 것도 감동적인 경험이 될 수 있다. 북반구의 가을 밤하늘에서는 물고기자리, 안드로메다, 물병자리, 쌍둥이자리, 황소자리, 페가수스, 오리온자리, 큰곰자리와 작은곰자리, 그리고 심지어는 안드로메다은하도 맨눈으로 볼 수 있다. 이 성운은 우리은하보다 훨씬 크며, 지구에 있는 우리가 보는 그 빛은 2백만 년 전의 것이다.

손님들과 함께 머리 위에 떠 있는 경이로운 별들을 바라보면서 다음과 같은 축복의 기도로 파티를 마무리하라.

흐르는 물의 깊은 평화를 당신에게
흐르는 공기의 깊은 평화를 당신에게
고요한 지구의 깊은 평화를 당신에게
빛나는 별의 깊은 평화를 당신에게
고요한 밤의 깊은 평화를 당신에게
달과 별의 치유의 빛을 당신에게
깊은 평화를 당신에게
깊은 평화를 당신에게

1주일 루틴

가을 접지 활동을 위한 1주일 루틴을 소개한다. 내가 가을에 하는 다음 활동 중에서 몇 가지를 선택해도 되고 전부를 취해서 자신의 것으로 만들어도 된다.

- 일요일 : 자연에서 물체를 수집하는 가을 산책으로 한 주를 시작하라.
- 월요일 : 점심시간에 나가서 콘크리트를 통한 접지를 하라.
- 화요일 : 보도에 앉아 접지하면서 저녁 식사 후 게임을 즐겨라.
- 수요일 : 밖에 앉아서 접지된 상태로 나무 명상을 하라.
- 목요일 : 밤에 잠들기 전에 달이나 별을 보기 위해 밖으로 나가라.
- 금요일 : 맨발로 접지한 상태에서 불 옆에서 야외 저녁 식사를 하라.
- 토요일 : 지역의 농산물 직판장, 과수원, 혹은 호박밭에 가서 접지하며 시간을 보내고 오라.

접지 캠핑을 떠나 추분 파티를 열고 친구, 가족, 사랑하는 사람과 접지 경험을 공유하는 것으로 이 계절을 마무리하면, 왜 가을이 접지하기에 가장 풍요롭고 쉬운 계절인지 알게 될 것이다. 자연의 화려한 색들이 영감을 주는 가을에 아직 날씨가 심하게 춥지 않을 때 가능한 한 많이 야외에 나가서 접지하라. 겨울이 완전히 도래하면 당신은 이날들을 그리워할 것이기 때문이다. 하지만 1년 중 가장 어둡고 추운 겨울에도 접지를 계속할 수 있는 창조적 방법이 다양하게 있다. 당신도 따라 하기를 권한다. 가을이 겨울로 바뀌면 다음 장으로 뛰어들어라. 전속력으로!

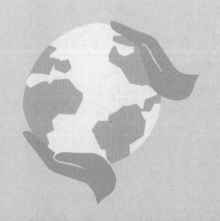

6장

겨울의 심연 속에서
접지하면서 따뜻하게 보내기

솔직히 말하자면, 나는 언제나 겨울의 추위에 고생했다. 어린 시절 눈 구덩이에서 뒹구는 것을 얼마나 좋아했는지, 지붕의 고드름에서 물이 떨어지는 모습을 명상적으로 바라보는 것을 얼마나 좋아했는지 등을 이야기해 주고 싶지만 그런 일은 없었다. 나는 항상 실내에 틀어박혀 따뜻한 곳에 앉아 있다. 아무리 많이 옷을 껴입어도 밖에 나가는 순간 괴로웠다. 충격적인 추위가 엄습하면 나는 말조차 나오지 않았다. 다시 집에 들어갈 때 느끼는 안도감은 이루 말할 수 없다.

따라서 겨울의 가장 추운 날에도 차고와 콘크리트 위에서 실내 난방기 가까이 맨발로 서 있으면 접지 효과를 얻을 수 있다는 것을 알았을 때, 나는 엄청난 기쁨을 느꼈다. 해방감까지 느꼈다. 차고에 안락의자, 커피 테이블, 벽 장식, 실내 난방기를 들여놓고 안락하게 바꿨다. 이로써 나는 365일 매일 밖에 나갈 수 없는 날조차도 접지를 계속할 수 있게 되었다.

어떤 사람들은 눈 덮인 하얀 풍경을 볼 수 있고 차고 신선한 공기를 느낄 수 있는 겨울을 좋아한다는 것을 안다. 내 남편이 그런 사람이다. 그는 겨울에도 야외에 나가 몇 시간이나 맨발로 지내는 것을 아무렇지도 않게 생각한다. 당신은 그런 사람일 수도 있고, 아니면 나 같은 사람일 수도 있고, 혹은 그 중간일 수도 있을 것이다! 따라서 이 장에서는 모든 사람이 실천할 수 있는 방법을 공유하고자 한다. 아주 짧게라도 야외에서 접지할 수 있는 방법은 물론이고, 따뜻하고 안락한 집에서 접지하는 방법도 소개할 것이다.

이제부터 소개할 건강을 위한 루틴은 추운 계절에 우리의 몸을 가꾸는 데 특히 적합한 방법들이다. 겨울에는 손을 통한 접지가 특히 중요하며, 집안에서 접지할 수 있는 대안적 장소를 찾는 것 또한 중요하다. 대부분은 안락한 장소에서 접지할 수 있는 적어도 한 가지 방법을 찾을 수 있다. 그런 방법을 못 찾는 사람들을 위해서는 집안으로 선을 끌어들여 실내에서 접지하는 방법을 알려줄 것이다. 따라서 절대 두려워하지 마라. 겨울이라고 해서 접지를 통해 자신의 건강을 계속 가꿀 수 없는 것은 아니다.

〜 겨울 활동 1 〜
- 야외에서 손을 통해 접지하기 -

차가운 기온 때문에 양말과 단열 신발을 신어야 하는 겨울에는 손으로 지구를 만지는 것에 집중하라. 접지는 즉각적이기 때문에 손으로 땅을 몇 초 만진 것만으로도 접지 효과를 얻을 수 있다는 것을 기억하라! 그리고 몸은 전도체이기 때문에 손가락 끝으로 지구를 만지는 것은 땅 위에 맨발로 서 있는 것과 똑같이 접지가 되고 치유 효과를 준다.

· **준비물**
손가락 없는 장갑, 벙어리장갑, 따뜻한 주머니가 있는 외투(선택사항)

· 방법

겨울에는 주머니나 장갑에서 손을 꺼내 손가락 끝으로 지구를 만지는 것이 신발이나 부츠 그리고 양말을 벗는 것보다 훨씬 쉽다! 일단, 신발을 벗기 위해 앉을 수 있는 장소를 찾을 필요 없이 그냥 서 있어도 된다. 눈과 얼음 속에서는 앉을 만한 장소를 찾기 더욱 어렵기 때문에 이것은 대단한 이점이다. 또한 손을 번갈아 사용하면 접지 시간을 늘리기가 더 쉽다. 한 손은 주머니에 넣은 채 따뜻하게 하고, 다른 손으로 콘크리트나 나무를 만진다. 그리고 접지하는 손이 너무 차가워지면 손을 바꾼다. 차가워진 손을 주머니나 장갑에 다시 넣고 그 속에서 따뜻한 상태로 있던 손으로 접지하면 된다. 핫팩을 이용하는 방법도 있다. 비싸지 않고 몇 시간 지속되는 무독성 핫팩이 좋다. 손가락 부분만 따로 뺄 수 있도록 뒤로 접히는 벙어리장갑을 이용할 수도 있다. 아니면 내가 즐겨 사용하는 방법인데, 손가락 없는 장갑을 이용할 수도 있다. 전도성을 가진 장갑을 이용하는 방법도 있다. 참고로 내 웹사이트에는 다른 접지 도구와 함께 이것도 소개되어 있다. 이러한 장갑은 금속섬유가 들어있어 장갑을 낀 채로 접지할 수 있다. 즉, 피부를 노출시키지 않아도 된다!

〜〜 겨울 활동 2 〜〜
- 동물을 통해 접지하기 -

옷을 잔뜩 껴입고 야외에서 쉽게 접지하는 방법 또 하나는 사랑하는 개, 말, 혹은 그 밖의 다른 동물이 있다면 그 애완동물을 통해서 접지하는 것이다! 우리의 발이 겨울 신발과 부츠 안에서 따뜻한 동안 애완동물은 맨발로 지구와 연결되어 완벽하게 땅에 닿아 있다. 개를 야외에서 산책시키는 동안 자주 쓰다듬음으로써, 혹은 말을 탈 때와 내릴 때 코를 비빔으로써 우리는 동물을 통해 접지할 수 있다. 털이 두꺼운 부분은 전도성이 없기 때문에 털이 얇은 귀, 코, 배 부분을 만지거나 털 밑으로 손을 넣어 손가락이 동물의 피부에 닿게 하라. 자료 섹션에 애완동물을 통한 접지 동영상 링크가 있다.

ᗢᔜ 겨울 활동 3 ᗢᔜ
- 파트너와 함께 접지하기 -

나와 비슷한 사람은 절대로 오랫동안 추위를 견디지 못한다. 추운 곳에 나가면 손가락과 발가락의 혈류는 완벽히 차단되어 마비되어 버린다. 다시 따뜻한 곳에 들어왔을 때 하얗게 된 손가락이 겨우 다시 핏기를 찾는다. 하지만 가족이나 친구 중에 항상 손이 따뜻한 사람이 있지는 않은가? 장갑 끼는 것을 싫어하는 아이, 혹은 추위를 아랑곳하지 않는 친구, 혹은 언제나 따뜻한 체온을 유지하는 배우자가? 다행히도 나에게는 걸어 다니는 용광로 같은 남편이 있다. 추운 날에도 그의 몸은 항상 따뜻하다. 그는 장갑을 갖고 있지도 않다. 남편과 함께 겨울 산책을 할 때 그가 나무를 만지거나, 벤치에 앉아 몸을 기울여 보도를 만지거나, 공원 벤치의 쇠로 된 팔걸이를 만지면 주머니 속에서 남편의 손을 잡고 있는 나도 접지할 수 있다. 얼마나 다행인가! 당신의 손을 잡은 채 접지하는 친구나 연인이 있다면, 굳건하게 그리고 따뜻하게 손을 잡는 동안 당신도 접지 효과를 누릴 수 있다. 그리고 실제로, 의학연구에서 손을 잡는 것이 뇌를 안정시키고[45] 고통을 줄인다는 것을 보여주기 때문에[46] 이러한 접지 방법은 이 책에서 제시하는 방법 중 가장 좋은 것일지도 모른다!

～ 겨울 활동 4 ～
- 실내에서 접지하기 : 누구나 할 수 있다 -

실내 거주 공간이나 작업 공간에서 접지할 수 있는 다양한 방법이 있다. 이러한 방법을 알고 나면 밖의 추위를 걱정할 필요 없이 1년 내내 접지할 수 있다.

· 준비물
탐험할 실내 공간

· 방법
집과 사무 공간에서 접지할 곳을 찾을 때 아래 리스트를 참조하라. 일반적으로는 건물의 가장 낮은 층에 가서 땅 위에 직접 콘크리트가 부어진 장소를 먼저 찾아보아라. 광택제로 칠해져 있지 않다면 콘크리트를 통해 접지할 수 있다. 내 환자 중 대다수는 자신의 집과 일터에서 겨우내 접지를 실천한다. 세탁기가 있는 아파트 건물의 지하에서 그들은 일주일에 두 번 접지한 채로 빨래를 개고, 일터의 주차장 바닥에서 그들은 아침과 오후에 사무실을 나서서 몇 분간 접지하고, 지역 공원의 지붕 있는 피크닉 테이블 쉼터에서 그들은 주말마다 한 시간씩 접지한다.

야외에서 더 이상 맨발로 다닐 수 없는 계절이 되면 비바람을 막아주는 지붕이 있는 장소를 찾아 접지하라. 다음은 접지 공간을 찾을 때 참조할 만한 리스트다.

- **지하실 혹은 1층 :** 집이든 사무실이든 모든 건물의 맨 밑층을 먼저 체크할 필요가 있다. 대개의 건물에는 땅 위에 직접 콘크리트를 부어 슬래브로 만든 바닥이 있다. 콘크리트는 그곳이 주차장이든 지하실이든, 실내에서 따뜻하게 지내는 동안에도 접지를 가능하게 해준다. 내 환자 중에는 다용도실을 안락한 접지 공간으로 만든 사람이 있다. 그는 자신의 아파트 지하실에서 독서나 컴퓨터 작업, 혹은 빨래를 개면서 접지를 하는데, 이처럼 당신도 자신의 공간을 창조적으로 이용해서 접지할 수 있다.

- **지하 저장고 :** 어떤 건물들에는 흙바닥으로 된 저장고가 있다. 내 가장 친한 친구의 집이 그러하다. 자신의 집에 그런 곳이 있다면 실내에서도 땅에 직접 닿을 수 있다.

- **차고 :** 많은 집에 비바람을 완벽하게 막아주는 차고나 지붕만 있는 간이 차고가 있는데, 이것들은 콘크리트 바닥으로 되어있다. 우리 집은 땅과 떨어지게 지어져서 건물과 땅 사이에 공간이 있지만 차고의 콘크리트 바닥은 땅과 닿아 있다. 차는 차고 밖으로 이동시키고, 나는 실내 난방기를 가지고 내려가 차고에서 생활한다. 내 환자 중 차고는 없어도 콘크리트나 자갈로 된 진입로나 마당이 있는 사람들은 그 위에 바닥은 깔지 않고 텐트를 쳐서 임시 접지 장소로 이용하기도 한다.

■ **현관** : 비바람을 어느 정도 막아주는 현관이 있다면 그 주위의 나무를 만짐으로써 접지할 수도 있다. 내 환자 중 어떤 사람은 2층 아파트 발코니에 손을 뻗으면 만질 수 있는 커다란 소나무가 있다. 그녀는 매일 아침저녁에 뜨거운 차를 한 잔 가지고 나가 차를 마시면서 몇 분 동안 솔잎을 만지는 것으로 하루를 시작하고 마무리한다.

■ **창고** : 눈과 비바람을 막아주는 창고, 곳간, 혹은 그 밖의 저장 시설을 가진 사람들이 있을 것이다. 그러한 공간이 있다면 이곳을 겨울철 접지 장소로 이용해도 된다! 만약 없다면 살고 있는 지역의 시민 공원을 살펴보라. 대부분의 공원에는 콘크리트 바닥과 지붕이 설치되어 있고 테이블이 놓여 있는 피크닉 장소가 있다.

■ **실내에 있는 파이프** : 금속으로 된 물 파이프는 접지되도록 법으로 의무화되어 있어서 모두 땅에 닿아 있다. 따라서 집에 구리 혹은 아연으로 도금된 물 파이프가 있다면 이 파이프를 만지는 것만으로도 땅에 닿을 수 있다! 따뜻한 거품 목욕을 하면서 발가락을 수도꼭지에 대고 매일 밤 접지된 상태에서 목욕할 수 있다. 혹은 싱크대 밑에 있는 금속 물 파이프를 직접 만져서 즉각적으로 접지할 수도 있다. 자료 섹션의 동영상 링크를 참조하라.

■ **스팀 라디에이터** : 금속 라디에이터는 일반적으로 오래된 주철이나 철, 구리, 혹은 알루미늄으로 만들어져 있는데, 이것은 모두 접지되도록 법으로 의무화되어 있다. 이 발열 장치는 매우 뜨거우므로 데지 않도록 조심해야 한다. 라디에이터를 끄고 식힌 후에 만지면 실내에 있으면서도 안전하게 접지할 수 있다.

■ **바닥에 뜨거운 물 붓기** : 이것은 엄밀히 말하자면 실내에서 하는 것은 아닌데, 어떤 독자가 보내준 좋은 아이디어라서 공유할 가치가 있다고 생각했다! 그는 자신의 발이 밖에서 땅에 닿는 느낌을 너무 좋아해서 겨울철 눈 속에서도 야외에서 맨발로 10분간 접지할 수 있는 자신만의 방법을 찾아냈다. 그는 현관 앞에 뜨거운 물 한 통을 가지고 가서 땅에 그것을 부어 눈을 녹이고 그 밑에 있는 땅을 덥힌다. 그러고 나서 그는 그 위에 맨발로 선 후에 다시 추워지면 집안으로 들어온다. 밖이 아무리 추워도 하루에 적어도 10분은 이런 식으로 접지할 수 있다고 한다.

■ **접지 말뚝** : 이상의 방법들을 이용할 수 없으면 밖에 접지 말뚝을 박고 거기서부터 접지선을 문이나 창문을 통해 실내로 끌어들여 접지하는 방법도 있다. 뒤의 만들기 실천법에서 자세히 설명하겠다.

〜〜 겨울 활동 5 〜〜
- 접지된 상태로 자연 속 물체 줍기 -

자연에서 수집한 물건으로 테이블을 꾸미고 그것으로 집을 장식하면 접지를 지속하도록 하는 데 도움이 된다. 접지 산책을 나가서 계절에 발견할 수 있는 자연 속 물건들을 수집해 매주 자연물 테이블을 업데이트하기를 강력히 추천한다. 앞서 말했듯 겨울에는 발을 부츠 속에서 따뜻하게 유지하면서 손으로 나무, 땅, 콘크리트 등을 만져서 접지할 수 있다. 테이블 위에 전시된 물체는 자연에서 발견한 새로운 물체로 매주 교체하라.

· 준비물
손가락 끝으로 접지하는 30분의 시간. 손가락 없는 장갑(선택사항)

· 방법
열린 마음과 열린 정신으로 돌아다니면서 자연 속에서 작은 보물을 찾아라. 겨울에도 여전히 자연 속에서 찾을 수 있는 수많은 아름다움이 있다. 눈 속의 동물 발자국을 찍은 사진, 아름다운 고드름이나 쌓인 눈을 찍은 사진, 솔방울, 겨울의 견과류나 딸기류, 바위, 나무껍질, 재미 있는 모양의 막대기, 잔가지, 떨어진 나뭇가지, 떨어진 상록수 가지, 호랑가시나무 및 그 밖의 넓은 잎을 가진 상록수 나뭇잎 등이 겨울철 컬렉션이 될 수 있다.

계절마다 자연에서 발견한 보물을 매주 업데이트할 수 있는 작은 공간을 집안에 마련하라. 선반, 테이블, 창턱, 혹은 욕실 개수대 등에 전시된 자연 컬렉션을 볼 때마다 그날 밖에 나가 접지했는지를 스스로 되묻게 될 것이다.

치유하기 실천법

겨울철에 적합한 건강과 치유를 위한 구체적 실천법으로 건강을 한 단계 끌어올려라. 겨울은 동면의 계절이다. 자연은 웅크리고 더 오래 잘 것을 요구한다. 따라서 수면 부족을 개선하고 1년 동안 쌓였던 스트레스를 배출하는 데 겨울보다 좋은 시기는 없다.

∼ 겨울 활동 6 ∼
- 칩거를 통한 수면 재조정 -

이번 겨울에 적어도 1주일의 시간을 내서 그 기간 동안 무엇보다 수면을 최우선시할 수 있다면 몸을 치유하고 웰빙을 향상시키는 데 많은 도움이 된다. 수면은 인간의 몸에 커다란 영향을 미친다. 한 가지 확실한 것은 몸이 제대로 작동하기 위해서는 좋은 수면이 필요하다는 것이다. 질 나쁜 수면은 심장 건강에 영향을 주고, 우울과 불안 요소를 증가시키고, 비만 위험도를 증가시키며, 대사증후군으로 인한 사망 리스크를 두 배로 늘린다[47]. 또한 알츠하이머병[48]과 그 밖의 뇌 문제[49]와도 연관된다. 그뿐 아니라, 수면 부족은 사고로 인한 사망 리스크를 증가시키며, 자동차 등을 운전할 때도 매우 위험한 상황을 만들 수 있다. 반면 밤에 양질의 수면을 취하는 것은 심장마비와 뇌졸중[50], 자살[51], 조산[52], 그리고 소아 비만 및 당뇨[53] 위험을 낮춘다. 종합하면, 이러한 의학연구들은 사소한 수면 장애도 가볍게 봐서는 안 됨을 보여준다.

따라서 저녁형 인간이든 혹은 수면을 우선시할 수 없는 어떤 사정이 있든, 겨울의 짧은 낮 시간과 긴 밤 시간은 체내 시계의 리듬을 재조정해서, 건강을 지키고 수명을 늘리기에 적합한 수면 리듬을 찾을 수 있도록 매우 좋은 기회를 제공해 준다. 몸은 자연스럽게 그 어느 때보다더 동면을 갈구한다. 더 일찍 잠자리에 들고 싶어 하는 이러한 자연스러운 욕구를 이용해서 늦게까지 깨어 있는 습관에서 벗어나도록 하라. 데이터에 따르면, 잠자리에 드는 시간을 딱 한 시간 빠르게 하는 것만으로도 다음 날 몸의 기능과 기분에 눈에 띄는 향상을 가져오기에 충분하다[54]. 우리의 뇌는 대자연의 에너지와 밀접한 관계를 가지고 있다. 접지는 뇌가 하는 모든 일을 돕는다. 몸을 회복시켜주는 수면을 깊게 하는 것에도 도움이 되는 것은 물론이다. 이러한 도움은 다른 계절보다겨울에 더 중요하다.

과학자들은 지구의 에너지장이 태양만큼, 혹은 그보다 더 수면/기상패턴과 연관되어 있다는 것을 오랫동안 알고 있었다. 낮과 밤을 알려주는 모든 신호와 단절되어있을 때도 지구의 장, 즉 슈만 공진(지구 전자기장의 극저주파 끝에서 발생하는 일련의 정점들)은 우리가 24시간 리듬과유사한 패턴을 유지하게 한다. 이러한 지식으로부터 연구자들은 우리의 자연스러운 바이오리듬을 조절하는 것은 지구의 주파수라고 추정하였다. 따라서 지구와 직접 연결되면 야외와 자연 속에서 시간을 보내기어려운 겨울철에 특히 밤의 회복 수면과 낮의 각성 상태를 향상시키는데 큰 도움이 된다.

접지는 체내 시계의 리듬을 정상화할 뿐 아니라, 스트레스 호르몬 수준을 줄여 자연스럽게 더 양질의 야간 수면을 취할 수 있게 한다. 접지는 우리를 그야말로 무장해제 상태에 빠뜨린다. 그것은 코르티솔 수준을 떨어뜨려 밤에 더 깊이 잠들 수 있게 하고, 더 편안해지게 하고, 더기분이 좋아지게 하고, 더 낙관적이게 만든다. 따라서 주저 말고 대자연의 도움을 받아라.

수면 개선을 위한 팁

가장 중요한 것은 수면을 재조정하는 기간 동안 일찍 잠자리에 드는 것이다. 평소 잠자리에 드는 시간보다 적어도 한 시간 일찍 잠자리에 들고, 낮 동안 어떤 일에 시간을 뺏기더라도 이 목표를 고수하고 수면을 최우선시하라. 한 시간 이른 취침 시간을 지킬 수 있게 되면 다음의 일곱 가지 팁 중 하나 혹은 전부를 추가로 실천하라.

■ **아침 : 하루를 접지로 시작하기.** 쉽게 그리고 자연스럽게 체내 시계의 리듬을 수정하기 위해 매일 아침 가능한 한 가장 먼저, 야외에서 자연광을 얼굴에 쐬는 것을 습관화하라. 이상적으로는 매일 20분이 좋다. 겨울 동안 수면 개선을 위한 접지를 아침에 야외에서 하기 위해 특별한 노력을 기울여라. 얼굴에 아침 햇살을 받는 것은 다른 계절보다 겨울에 특히 중요하다. 이것은 효과적으로 낮 시간의 에너지 수준을 끌어올려 낮 동안 가장 활동적일 수 있게 할 뿐 아니라, 접지와 오전 일광욕을 같이 하면 그날 밤에 어떤 약이나 보조제를 먹지 않고도 자연스럽게 수면을 더 잘 취할 수 있다.

■ **저녁 : 드라이 브러시로 각질 벗겨내기.** 봄에 맨발로 접지하기 전에 발 관리를 해두면 도움이 되는 것처럼, 겨울에는 머리부터 발끝까지 몸 전체의 각질을 벗겨내면 접지에 도움이 된다. 겨울이 되면 몸에 건조한 피부층이 쌓이는 경우가 많다. 이는 건조하게 데워진 실내 공기와 야외의 거센 바람이 주요 원인이다. 나무에 두꺼운 껍질이 있으면 우리가 나무를 만져도 나무로부터 접지 효과를 얻지 못

하는 것처럼, 몸에 두껍고 건조한 피부가 있으면 접지 효과가 현저히 떨어지거나 그 효과를 아예 못 얻을 수 있다. 따라서 각질을 벗겨내는 것은 몸의 전도성을 높이는 데 큰 도움이 된다. 나는 몸을 드라이 브러싱 할 때 계속 새로워지고 확장하는 내 영혼의 에너지와 더 이상 공존하지 못하는 낡은 에너지를 털어내고 발산하는 모습을 머릿속에 그린다. 부드러운 자연모 브러시, 마른 때밀이 장갑, 혹은 마른 때수건을 이용해서 피부를 드라이 브러싱 하라. 매일 생활하면서 짊어지고 있는 그 모든 짐을 생각하라. 자신에게 도움이 되지 않는 모든 생각과 감정을 생각하라. 몸에 쌓여있는 스트레스, 긴장, 부담을 피부에 달라붙어 있는 각질이라고 생각하라. 이런 식으로 생각하며 드라이 브러시나 때수건으로 건조한 피부에 붙어있는 각질을 제거하면서 그 불필요한 에너지도 함께 날려버려라. 계속 심장 쪽을 향해 팔, 다리, 몸통을 브러싱하면서 모든 부정적인 감정과 스트레스를 날려버리고, 자신의 진정한 찬란하고 낙천적인 본성이 드러나도록 하라. 각질이 제거되어 새로워진 피부가 만들어졌으면 다음에 할 일은 따뜻하고 편안한 욕조 안으로 들어가는 것이다.

■ **저녁 :** 엡솜 솔트가 들어있는 욕조 속에 몸을 담그기. 각질 벗기기가 끝난 후 욕조에 한 컵 혹은 두 컵의 엡솜 솔트를 풀어라. 이것은 순수한 마그네슘인데, 천연 근육 완화제로 작용하여 잠자리에 들기 전에 근육 긴장을 줄여준다. 따뜻하고 마그네슘이 풍부한 욕조 물에 각질이 벗겨져 새로워진 피부를 15분 정도 담그는 것은 잠자리에 들기 위한 준비로 좋은 방법이다. 그리고 만일 욕실 파이프가 접지되어 있다면 이 장의 앞부분에서 제안한 것처럼, 욕조 안에서 편

안히 있는 동안 발을 수도꼭지에 대라. 뒤에 나오는 자료 섹션의 동영상 링크를 참조하라.

■ **취침 시간 : 촛불 켜기.** 수면 재조정을 하는 동안 목욕할 때, 옷을 갈아입을 때, 잠자리에 들 때 아름다운 밀랍 초를 켜는 것도 좋다. 수면 재조정 기간에는 목욕하는 동안 욕실에서, 그리고 잠자리에 들기 전 침실에서 촛불을 켤 것을 강력하게 권한다. 밝은 전등도 켜지 말고, TV나 컴퓨터 스크린도 꺼라. 만일 TV를 보거나 스마트폰 혹은 컴퓨터를 이용한다면 취침 시간에는 블루라이트 차단 안경을 꼭 써라. 아니면 스크린 크기에 맞는 블루라이트 필터를 이용하라. 잠자리에 들 때는 휴대전화를 방 바깥에 두거나 비행기 모드로 전환하여 전화에서 나오는 방사선이 편안하게 잠드는 것을 방해하지 못하게 하라. 잠들기 전에 반드시 촛불을 꺼라. 촛불을 켜둔 채 자는 것을 선호한다면 배터리로 작동하는 불꽃 없는 초를 이용하라. 배터리로 작동하는 초에 타이머를 설정하면, 잠자리에 드는 시간에 초가 켜지게 해서 한 시간 일찍 잠자리에 들도록 하는 데에도 도움이 된다.

■ **취침 시간 : 따뜻한 물병.** 같은 종족과 연결된 느낌을 갖고 싶다는 열망은 세포 속에 각인 되어 있다. 이것은 인류가 시작된 이래로 가지고 있는 생존 본능이다. 집단 속에서 함께 자면 자는 동안 안심감을 얻을 수 있기 때문이다. 잠금장치가 달린 문과 창에 보안 시스템까지 있는 현대식 주택에 살고 있는 요즘, 망보는 파수꾼을 밖에 세우고 집단 속에서 함께 잠을 잘 필요는 더 이상 없지만 무의식 수준에서는 여전히 누군가 함께 자고 싶다는 강렬한 욕구가 남아 있다.

혼자 자는 사람의 경우에는 따뜻한 물병을 침대에 넣어두면 아이든 어른이든 다른 사람이 곁에 있는 것 같은 따뜻한 느낌을 느낄 수 있어 누군가와 같이 잠들고 싶다는 욕구가 충족되기 때문에 더 깊이 잠을 자는 데 도움이 된다. 또 다른 선택지는 애완동물과 같이 자는 것이다. 물론, 배우자가 있다면 바짝 붙어 자는 것이 좋다!

- **취침 시간 : 이마에 냉찜질하기.** 침실을 서늘하게 하면 잠들기 수월해진다는 것은 익히 알려져 왔다. 일반적으로 밤에는 침실을 약간 더 서늘하게 하는 것이 좋다. 68°F에서 70°F(약 20℃에서 21℃)가 이상적이다. 하지만 잠자리에 들 때 5분 동안 이마를 차갑게 하는 것만으로도 실제로 몸이 더 많은 멜라토닌(수면 조절 호르몬)을 분출하게 해서 더 빨리 잠드는 데 도움이 된다[55].

정리하면, 최소한 일주일 이상 지속하는 겨울철 수면 재조정 루틴은 다음과 같이 이루어진다. 아침에 20분 이상 햇빛 속에서 접지하기, 저녁에 각질 벗겨내기와 엡솜 솔트 목욕하기, 촛불 켜기, 수면을 최우선시하기, 침대에 뜨거운 물병을 넣고 이마에 냉찜질 팩을 대고 평소보다 1시간 일찍 잠자리에 들기. 이러한 루틴이 체내 시계의 리듬을 조절하고, 기분을 상승시키고, 수면 결핍을 치유하며, 나아가서는 장수에도 도움을 줄 것이다.

야외에서 접지하는 동안 여기서 내가 제안하는 치유 명상도 함께 하기를 바란다! 겨울에 하기에 가장 좋은 명상은 우리를 가꿔주는 고치 속에 자신을 넣고 다음 계절에 재시동할 수 있도록 탈바꿈하는 시간과 공간을 갖는 것이다. 따라서 이러한 이미지를 얻기 위해 옷을 잔뜩 껴입고 야외에 나가서 누에고치처럼 되거나 슬리핑백에 파고드는 것은 도움이 된다. 혹은 야외의 텐트나 지붕이 있는 공간에 들어가 몸을 파묻고 자신을 외부와 차단해 보는 것도 도움이 된다. 벙어리장갑이나 손가락 없는 장갑에서 손가락 끝을 내밀어 땅을 만질 수 있으면 완벽하게 접지를 할 수 있다. 야외에서 이런 명상을 할 수 없으면, 앞의 가꾸기 실천법 섹션에서 제안한 아이디어를 참조하여 접지할 수 있는 실내 공간을 찾거나 혹은 뒤의 만들기 실천법 섹션에서 설명할 접지 말뚝과 접지선을 이용해 실내 공간에서 하라.

～ 겨울 활동 7 ～

- 겨울에 하는 치유 명상 -
우리를 가꿔주는 고치에 감싸이기

가능하다면 야외에서 접지하라. 겨울 코트와 부츠로 몸을 감싸고 담요나 슬리핑백으로 몸을 가려도 된다. 손가락 끝을 땅이나 콘크리트 혹은 곁에 있는 나무의 솔가지에 대면 수영복을 입고 해변에 누워있는 것과 똑같은 정도로 접지할 수 있다.

· 방법

땅에 닿기 좋은 공간을 찾았다면 다음 명상 구절을 처음부터 끝까지 읽거나 혹은 이곳(http://www.newharbinger.com/44895)에서 들어라. 처음부터 끝까지 다 읽거나 몇 차례 듣고 나면 언제라도 스스로 할 수 있게 된다.

등을 대고 눕고, 눈을 감고, 천천히 깊게 심호흡하세요.

숨을 쉴 때마다 몸에서 힘을 빼세요. 자기 자신을 외부 세계와 분리시켜 내부를 향하게 하고 심장에 주의를 집중하세요. 외부 세계가 아니라 자기 내부에 있는 따뜻한 느낌에 집중하면서 주위 세계가 고요하게 정지하도록 하세요.

숨을 쉴 때마다 따뜻하고 편안하고 하얀 치유의 빛으로 심장을 채우세요. 처음에는 은은하던 그 빛이 숨을 쉴 때마다 점점 더 강렬해집니다. 이 편안한 치유의 빛으로 채워지는 동안 침착과 평화가 전신을 씻어줍니다.
심장을 채운 그 빛이 몸 전체로 퍼져서 이윽고 그 빛줄기가 몸의 모든 세포를 채웁니다. 몸에서 빛이 흘러넘칩니다. 숨을 쉴 때마다 이 빛이 점점 더 퍼지고 점점 더 강해지도록 하세요. 그 빛이 배와 등에서 다리와 팔로 퍼지고 목과 머리를 채우게 하세요. 주위의 공간이 빛으로 채워질 때, 그 빛이 치유의 빛, 편안함을 주는 빛, 보호의 빛이라는 것을 알게 됩니다. 그 빛은 편안하게 보호받는 느낌으로 당신을 감싸줍니다.

당신은 지금 빛에 둘러싸여 있습니다. 빛은 모든 방향으로 발산하여 빛의 거품으로 당신을 감쌉니다. 이 거품의 바깥층이 두꺼워지기 시작하면서 고치의 직조된 섬유처럼 당신과 외부 세계 사이에 막을 만들고 외부 세계로부터 보호합니다. 소리는 점점 희미해지고 이윽고 저 멀리 사라져갑니다. 외부 자극은 이제 너무 멀게 느껴집니다. 당신은 자신이 만든 빛으로 가득한 고치의 중심에서 완전한 평화를 느낍니다.

그 고치는 계속 실을 짜내서 당신을 가장 아름다운 빛으로 둘러쌉니다. 그 빛의 중심에 싸여 당신은 차분함과 평화로움을 느낍니다. 마치 빛으로 가득한 자궁 속에 있는 것 같습니다. 당신의 몸 전체는 원래 만들어진 신성한 목적을 위해 재정비되며, 모든 스트레스는 발산되고, 몸의 모든 에너지는 변환되고 상승합니다. 당신의 몸이 신성하게 업그레이드되었습니다. 당신은 더 이상 명령하거나, 이해하거나, 혹은 지시할 필요가 없습니다. 그냥 편안하게 모든 것을 받아들이면 됩니다.

고치의 바깥쪽은 부드럽고 유연한 껍질이 되어 당신을 보호합니다. 더 이상 외부 환경을 신경쓰지 않아도 됩니다. 더 이상 외부 세계를 통제하지 않아도 되고 외부 세계와 상호작용하지 않아도 됩니다. 고치 내부의 환경이 너무나 완벽하게 당신에게 맞게 만들어져서 당신의 깊은 욕구를 모두 충족시키기 때문입니다. 이러한 보호를 받으면서 당신은 매우 안전함을 느낍니다.

당신은 이 빛의 고치 속에서 아주 편하게 쉴 수 있습니다. 시간은 그 의미를 잃어버려 5분이 지나든 5시간이 지나든 더 이상 신경 쓰지 않아도 됩니다. 당신은 완전한 전체가 됩니다. 고치의 껍질은 당신을 사랑스럽게 그리고 편안하게 안아줍니다.

이 고치를 가득 채우고 있는 것은 사랑입니다. 그 밖의 어떤 것도 당신을 건드릴 수 없습니다. 당신은 완벽히 자유롭게 자기 자신을 순수하고 긍정적인 사랑 속에 풍덩 빠뜨립니다. 당신은 이 사랑을 받아들이고, 다시 이 사랑을 발산해 당신을 감싸고 있는 고치를 사랑으로 가득 채웁니다.

당신은 고치 속에서 순수하고 완전한 사랑에 빠져 있습니다. 사랑 말고는 아무것도 들어올 수 없습니다. 사랑 말고는 아무것도 발산되지 않습니다. 숨을 들이쉬고 내쉴 때 당신 몸의 모든 세포는 사랑으로 채워집니다.

시간이 지나면서 사랑이 아닌 모든 에너지는 고치 밖으로 밀려 나갑니다. 이 고치는 당신의 영혼에 꼭 맞는 안전한 공간이 되어 안아줍니다.

당신은 모든 것이 변하고 있음을 알게 됩니다. 당신은 더 강해지고 있음을 느낍니다. 자신의 내부에서 변화가 일어남을 느낍니다. 당신은 성장하고 있습니다. 당신은 더 커지고 있음을 느낍니다. 당신의 몸과 에너지는 당신을 안전하게 감싸고 있는 사랑과 더불어 최적의 상태로 정렬됩니다.

이윽고 당신은 불안감을 느끼기 시작합니다. 너무도 완전히 충만한 상태에 있다 보니 바깥 세계에 대한 궁금증이 다시 생기기 시작합니다. 당신을 감싸던 고치가 수축되어 피부에 달라붙기 시작합니다. 마치 진공포장처럼 고치의 외막이 당신 피부의 외막과 밀착됩니다. 당신을 보호하는 부드러운 고치의 외막은 이제 당신 자신의 외막이 됩니다. 어디를 가든, 어떤 식으로 움직이든, 사랑으로 가득한 이 외막은 당신을 보호합니다. 당신은 사랑을 발산하고 오직 사랑만이 당신에게 와닿을 수 있습니다. 희미하게 빛나는 고치의 외막이 손, 몸통, 다리, 발을 감싸고, 당신과 하나가 됩니다.

낮에 자유롭게 움직이는 동안 이 고치는 당신을 여전히 사랑으로 감싸고 있습니다. 당신의 사랑이 커지고 확장하고 발산하면 고치는 더 이상 필요하지 않아 떨어져 나갑니다. 고치는 점점 얇고 가벼워지고, 마침내 투명해져서 이제 보이지 않게 됩니다. 당신 내부의 빛이 바깥을 향해 뻗어나갈 때, 고치는 더 이상 필요 없어져 자연스럽게 녹아 사라집니다.

새롭게 나타난 빛은 당신이 만들어 낸 것입니다. 그 빛과 함께 나타나는 사랑도 당신이 만들어 내는 것입니다. 다시 깨어나 주위 세계를 맞이할 때 당신은 밝게 빛납니다. 고치 속에서 가꾸는 시간을 보낸 당신은 그 어느 때보다 더 큰 자유를 느끼고, 그 어느 때보다 더 외부 세계에 대해 깨어있을 수 있습니다.

심호흡을 한 후에 눈을 뜨고 기지개를 켠 다음 다시 움직여라. 일어나 앉을 때, 일어설 때, 그리고 움직이며 오늘 당신의 하루를 시작할 때, 당신은 이제까지 자신을 가꾸어주던 고치가 보이지 않게 자신을 보호해주고 있음을 안다. 피곤할 때마다 혹은 집중력이 떨어질 때마다 언제라도 자유롭게 그 고치를 부풀려 다시 보호를 받고, 정신을 고양하고, 순수하고 긍정적인 사랑으로 자신을 감쌀 수 있다. 보호가 필요할 때 쉽게 고치를 부풀릴 수 있는 것처럼, 고치에서 나가고 싶을 때는 고치를 쉽게 분해하고 증발시켜 사라지게 할 수도 있다.

이 섹션에서는 접지를 통해 지구의 에너지를 흡수하는 동안 내부의 창조성을 표현하는 방법을 제안한다. 겨울에는 실내에서 접지할 수 있는 선택지를 확보하는 것이 매일 얼마나 접지할 수 있는지를 결정한다. 이 동면의 계절에 몸을 웅크리고 가꾸는 동안 깜빡거리는 촛불과 함께 하면 더 좋다. 시작할 수 있는 몇 가지 아이디어를 소개한다.

〜〜 겨울 활동 8 〜〜
- 접지 말뚝 만들기 -

이 간단한 작업은 접지하는 방식을 혁명적으로 바꿀 잠재력을 가지고 있다. 원하는 시간 언제라도 실내의 안락한 주거 공간에 있으면서 야외의 대자연에 접근할 수 있게 해 주기 때문이다. 자료 섹션의 동영상 링크를 참조하라. 다음과 같은 간단한 준비물을 구해 접지 말뚝을 만들 것을 강력하게 추천한다. 편리한 기성 제품으로 된 접지 말뚝과 접지선에 관해서는 자료 섹션을 참조하라. 그러나 직접 만드는 것은 어렵지 않다. 방법은 다음과 같다.

· 준비물
펜치, 텐트 말뚝이나 정원 말뚝 같은 금속으로 된 말뚝 (혹은 그냥 구리, 철, 알루미늄 파이프), 덕트 테이프(선택사항), 교체 가능한 퓨즈가 있는 인라인 퓨즈홀더, 집까지 닿을 수 있게 충분한 길이의 절연 처리된 전

기줄(30피트[약 9미터]가 접지선의 표준 길이인데, 이 정도면 문제없이 작동한다), 악어클립 1개

· 방법

▷ 접지 말뚝 만드는 법

1. 전깃줄 끝부분의 절연된 부분을 조금 벗겨낸 후 말뚝이나 파이프 위쪽에 감고, 필요하다면 덕트 테이프로 단단히 고정시켜라.

2. 인라인 퓨즈홀더와 전깃줄을 연결하고, 그 홀더 안에 새 퓨즈를 넣어라. 이것은 번개로 인한 전압 급등으로부터 우리를 보호해 준다. 뇌우가 치는 동안은 접지 말뚝을 이용하지 않을 것을 권하지만, 혹시라도 예상치 못한 상황에서 자신을 보호하기 위해서 이러한 안전장치를 해두는 것이 좋다.

3. 말뚝에 고정한 전깃줄의 반대쪽 끝을 악어클립과 연결시킨다. 절연 부분을 벗긴 후에 악어클립 아래쪽에 끼우고 펜치로 단단히 고정한다.

이것으로 끝이다! 이제 야외에 나가서 직접 땅을 만질 수 없을 때 땅에 닿을 수 있게 해 주는 접지 말뚝과 접지선을 갖게 되었다.

▷ 접지 말뚝을 설치하는 법

1. 야외에서 땅속에 몇 인치(1인치=2.54센티) 박히도록 부드럽게 밀어 넣어라. 텐트 말뚝을 사용한다면 텐트를 고정할 때처럼 부드럽게 망치질해서 박아라. 구리튜브 같은 더 부드럽고 유연한 금속을 접지 말뚝으로 이용하는 경우에는 먼저 땅을 적셔서 말뚝을 더 쉽게

박을 수 있게 하거나 비가 와서 땅이 이미 부드러워졌을 때 접지 말뚝을 설치하라.

2. 전선을 창문이나 현관으로 통과시켜라. 이렇게 하면 창문이나 문이 잠겨도 여전히 접지할 수 있다. 몇 가지 선택지가 있다.

- 그냥 악어클립을 만지면 실내에서 완벽하게 접지된다. 악어클립을 피부와 확실하게 닿게 고정할 수도 있다. 허리밴드나 브래지어 끈을 주로 이용한다.

- 악어클립을 양말에 물려 발목이나 발에 닿은 상태를 유지하거나, 악어클립을 바닥에 두고 맨발을 그 위에 얹는다.

- 접지선이 연결된 악어클립을 물릴 수 있는 금속 장신구를 몸에 부착하고 있다면 장신구를 통해 접지할 수도 있다. 스테인리스로 된 시곗줄이라면 완벽하다. 금속 시곗줄, 반지, 커프스, 벨트 등에 악어클립을 연결하고 그 금속이 몸에 고정되도록 하면 그 장신구는 개인용 접지 장치로 바뀐다.

- 아니면 아마도 가장 쉬운 방법은, 그 악어클립을 알루미늄 포일 조각이나 다른 얇은 금속판에 물리고 그것에 맨발을 얹어 실내에서 TV를 볼 때, 독서할 때, 식사할 때 등에 확실히 접지하는 것이다. 실내에서의 접지를 즐겨라. 또한 접지선이 연결된 접지 막대를 만들어 친구나 사랑하는 사람에게 선물할 수도 있다. 자료 섹션의 동영상 링크를 참조하라.

- 초 만들기 -

　자신만의 밀랍 초를 쉽게 만들 수 있는 키트가 많이 있다. 녹은 밀랍과 심지를 금속이나 유리 용기에 넣어 정성껏 초를 만들 수도 있지만, 나는 가장 단순한 방법을 좋아한다. 그것은 심지를 밀랍 시트로 싸는 것이다. 가열할 필요도, 녹일 필요도, 부을 필요도, 청소할 필요도 없다. 자연 밀랍 시트는 모양도 좋고 냄새도 좋다. 다음과 같은 방법으로 자신만의 초를 만들어 보라.

· 준비물
100퍼센트 순수 밀랍 시트, 면 심지, 가위

· 방법
밀랍 시트를 단단한 바닥에 펴고 그 한쪽에 심지를 놓는다.

1. 심지를 밀랍 시트보다 약 2분의 1인치(약 1.27센티) 길게 자른다. 예를 들어, 8인치 너비의 밀랍 시트를 이용한다면 심지가 그보다 2분의 1인치 더 나오도록 하라.
2. 심지를 밀랍 시트 가장자리에 오게 한 후에 감싸라. 밀랍 시트의 짧은 변을 접어 심지를 감싸고 고정시켜라. 8분의 1인치(약 0.3센티)를 접어 심지를 덮는다고 생각하라. 세게 눌러서 밀랍 시트가 심지에 밀착하도록 하고 가능한 한 구부러지지 않도록 하라.
3. 밀랍 시트의 아름다운 벌집 문양이 보일 수 있게 움푹 들어가지 않도록 가볍게 누르면서 천천히 초를 말고, 말린 부분이 가능한 한 똑

바르게, 그리고 양쪽 길이가 같게 하라.

4. 밀랍 시트 전체를 다 말았으면 끝부분을 부드럽게 눌러 초를 고정시켜라.

5. 초를 세우고 자신이 손수 만든 아름다운 초를 바라보라. 이제 이 초는 깜빡이는 불빛과 천연 밀랍의 편안한 향으로 방을 채워줄 준비가 되었다.

6. 이러한 DIY 과정에서 자신만의 다양한 초를 만들면서 즐겁게 시간을 보내라. 다음과 같은 것도 시도해 보라.

   • 짧은 초나 보티브 초를 만들려면 밀랍 시트를 감기 전에 2분의 1 혹은 4분의 1로 잘라라. 길고 가는 초를 만들려면 밀랍 시트를 길게 잘라라.

   • 매우 두꺼운 기둥 초를 만들려면 밀랍 시트 두 장을 겹쳐라.

   • 점점 가늘어지는 형태의 초를 만들려면 말기 전에 한쪽 모서리를 잘라내고 밀랍 시트를 대각선 방향으로 말아라. 이때 심지는 가장 긴 쪽에 두면 된다.

   • 색깔이 있는 초를 만들려면 색깔이 들어있는 밀랍 시트를 이용하라.

   • 작은 쿠키 커터를 이용해 밀랍 시트를 잘라내서 모양을 만들고 그것을 완성된 초에 덧붙여 장식하거나 계절에 맞는 디자인으로 만들어라.

겨울 활동 10
- 감사 일기 쓰기 -

앞서 언급한 두 가지 활동을 창조적으로 결합한 활동을 소개하면서

이 만들기 실천법 섹션을 마무리하고자 한다. 주위에 축복을 보내고, 예상했든 예상하지 않았든, 원했든 원하지 않았든 자신에게 일어난 모든 일에 감사하고, 인생에 대해 자신이 존재한다는 사실에 대해 감사를 표현하기에 겨울만큼 좋은 계절은 없다. 촛불 옆에서 접지된 상태로 밤마다 쓰는 감사 일기는 어두운 동면의 계절 동안 실천하기 좋은, 훌륭하고 평화로운 습관이다. 매일 밤 자신의 내면으로 깊이 뛰어든 후에 자신이 현재 서 있는 곳을 스프링보드 삼아 다가올 봄 속으로 뛰어들어 봄의 기운 속에서 새로운 건강과 활력을 찾고, 감사해야 할 많은 일을 맞이하자! 시작하자!

· 준비물
일기, 펜, 초(선택사항), 접지 말뚝(선택사항)

· 방법
쉽게 부담 없이 쓸 수 있는 일기 소재 목록을 만들어두면 일기 쓰기가 쉬워지고, 그렇게 일기를 써나감으로써 자신이 이제까지 얼마나 많은 축복 속에서 살아왔는가도 쉽게 확인할 수 있다. 자신이 소중히 여기는 것들의 목록을 만들면 가장 좋다. 자신이 사랑하는 것들의 목록도 좋고, 살아갈 만하다고 느끼게 해 주는 것들의 목록도 좋다. 즉, 자신이 감사히 여기는 것들의 목록을 만들면 된다.

　겨울 동안 감사 목록을 계속 만들고, 접지 말뚝을 이용해 접지하면서, 혹은 만일 날씨가 허락한다면 야외에서 접지하면서, 자신이 직접 만든 초에 불을 밝히면서 일기 쓰기를 강력하게 추천한다. 촛불이 방에 번지면서 고요가 깃들도록 하라. 촛불의 따뜻함이 당신을 내면으로 인도하게 하고, 원하면 눈을 감고 감사하다고 생각되는 모든 것을 마음속에 떠올려라. 준비가 되면 눈을 뜨고 마음속에 떠오른 것 중에서 몇 가지를 잠시 시간을 들여 메모하라. 모든 것을 포괄하는 목록을 만들어야 한다고 스스로에게 부담을 주면 이 활동을 꺼리게 되거나 위축될 수도 있다. 이것은 단순하고 쉬운 연습이 되어야 한다. 이 연습은 당신의 기분과 정신을 고양시키기 때문에 시간이 지남에 따라 당신은 이것을 정말로 고대하게 될 것이다. 그날에 가장 감사해야 할 것을 떠올리지 못했다고 느낄 수도 있다. 하지만 그냥 머릿속에 떠오른 몇 가지를 쓴 것으로도 충분하다. 어쨌건 당신은 대부분의 사람보다 훨씬 더 높은 경지에서 하루를 마감하게 된다. 감사의 마음을 가지고 내일을 향해 갈 수 있는 긍정 에너지를 얻었기 때문이다. 어떻게 시작할지 잘 모르겠으면 다음의 감사 목록을 훑어보고 그중 하나를 골라 그것에 대해 써 보라.

- 최근 나에게 좋았던 것은 무엇인가?
- 현재 내 몸에 도움이 되고 있는 것은 무엇인가?
- 내가 사랑하는 사람에게 일어난 긍정적인 일은 무엇인가?
- 좋았던 어린 시절의 기억을 떠올리고 적어본다.
- 좋아하는 노래의 제목을 적고 그것을 들으면 어떤 느낌을 드는지 쓴다.
- 자신이 성취한 것 중 자랑스러웠던 것에 관해 쓴다.
- 그 날 가장 좋았던 시간은 언제였는지 써라. 그 이유도.
- 고대하고 있는 전통 명절에 관해 써라. 그 이유도.
- 자신의 방에서 가장 마음에 드는 것에 관해 써라.
- 오늘 배운 것 한 가지에 관해 써라.
- 마지막으로 웃었던 시간이 언제인지 생각해 보고, 무엇 때문에 웃었는지 써라.

- 좋아하는 향기에 관해 써라.
- 가장 좋아하는 음식과 왜 좋아하는지 써라.
- 보고 싶은 얼굴과 그 얼굴의 어떤 점이 좋은지 써라.
- 최근에 자신을 소중히 보살피는 방법에 관해 써라.
- 가장 좋아하는 자연환경(해변, 호수, 산, 숲 등)과 그것의 어떤 점이 좋은지 써라.
- 계절 하나를 선택하고 어떤 점이 좋은지 써라.
- 마지막으로 낯선 사람과 교류했던 때가 언제인지, 그 만남에서 어떤 감동을 얻었는지 써라.
- 자신의 몸에서 가장 마음에 드는 부분에 관해 써라.
- 자신의 성격에서 가장 마음에 드는 부분에 관해 써라.
- 현재 감사함을 전하고 싶은 사람 세 명을 꼽고, 그 이유를 써라.
- 현재 살아있는 것이 기쁘게 느껴지는 이유를 세 개 써라.
- 아침에 일어나는 것이 즐거운 이유는 무엇인가?
- 귀가할 때 웃음 짓게 하는 것은 무엇인가?
- 잠자리에 드는 시간이 즐거운 이유는 무엇인가?
- 오늘 알게 된 멋진 일 한 가지에 대해 써라.

만들기 실천법 섹션에서 접지 말뚝을 만들었다면 겨울에도 실내에서 창의력을 발휘해 접지할 수 있다. 물론 날씨가 좋을 때는 야외로 나가 스트레칭하거나 산책할 수도 있다. 여기에서는 겨울철에 몸을 움직이는, 내가 좋아하는 몇 가지 방법을 소개한다.

겨울 활동 11
- 접지된 상태로 스트레칭하기 -

스트레칭하라. 다른 계절보다 겨울에는 스트레칭이 더 중요하다. 차가워진 근육은 다치기 더 쉽기 때문이다. 동면에서 깨어난 곰이 팔을 넓게 쭉 뻗어 스트레칭하고 몸통을 돌린 후에 다시 움직이는 모습을 머릿속에 그려보라. 그런 식으로 이 겨울 내내 스트레칭할 수 있다면 몸을 유연하고 좋은 상태로 유지하면서 다가오는 봄을 맞을 수 있다! 다음은 내가 제일 좋아하는 세 가지 스트레칭이다. 가능하다면 아침저녁으로 접지 말뚝을 통해 접지된 상태에서 혹은 용기가 있다면 야외에 나가 땅 위에서 다음 동작들을 한다면 몸이 활력을 얻을 것이다. 야외의 텐트 속에서도 접지 말뚝과 연결된 접지선을 텐트 안으로 끌어들이고 그것을 작은 알루미늄 포일 조각과 연결한 다음에 그 위에 앉거나 서서 할 수도 있다.

· 준비물
매일 아침저녁 스트레칭할 시간 10분

· 방법
이 3세트의 스트레칭을 몇 분간 양쪽을 번갈아 가면서 해보라. 원한다면 자신만의 스트레칭 동작을 추가해서 스트레칭 시간을 늘려도 된다.

■ **목 스트레칭 :** 턱을 천천히 가슴 쪽으로 내리고 그 자세를 유지하면서 길고 느리게 한 번 숨을 들이마시고 내쉰다. 턱을 올리고 고개를 뒤로 젖히고 천정을 보면서 또 한 번 길고 느리게 숨을 들이마시고 내쉰다. 고개를 왼쪽으로 천천히 아프지 않을 정도까지 돌리고 어깨 너머를 보면서 심호흡한다. 같은 동작을 오른쪽으로도 한다. 이 과정을 세 번 반복해서 목을 완전히 풀어준다. 천천히 여러 차례 양쪽으로 머리를 돌리는 것으로 마무리한다.

■ **척추 비틀기 :** 의자 가장자리에 곧게 앉아 천천히 몸을 한쪽으로 돌리고 그쪽 손을 뻗어 의자 등받이를 잡거나 혹은 등받이가 없으면 의자 뒤쪽 가장자리를 잡아라. 심호흡을 여러 번 하면서 그때마다 손을 당기면서 부드럽고 깊게 척추를 스트레칭하라. 다른 쪽 손을 반대편 무릎 위에 놓고 부드럽게 당겨 더 깊게 비틀 수도 있다. 그리고 나서 천천히 원래 자세로 돌아온 다음에 반대쪽도 같은 방식으로 스트레칭을 한다. 이것을 마치면 의자에서 일어나 마무리 스트레칭을 위해 책상, 테이블, 카운터 앞에 적당한 간격을 두고 서라. 양손을 카운터 모서리에 대고 팔을 쭉 펴라. 허리와 다리를 곧게 펴고, 등이 바닥과 평행하게 될 때까지 구부려서 몸을 L자로 만

들어라. 적당한 거리를 취하기 위해 발을 움직여도 된다. 등과 머리를 낮추어 카운터와 수평이 되게 하면서 몸에 힘을 빼고 스트레칭하라. 여러 차례 길게 숨을 쉬며 이 스트레칭 자세를 깊게 취하면서 등과 다리 뒤쪽과 팔 아래쪽이 충분히 스트레칭 되는 것을 느낀 다음에 똑바로 선 자세로 천천히 돌아와라.

■ **팔 돌리기** : 이 동작에는 어깨, 삼두근, 이두근, 등 위쪽이 포함되는데, 이 근육들을 모두 풀어주어 혈액 순환을 돕는다. 두 팔을 양쪽으로 곧장 뻗고, 앞쪽으로 몇 번, 그리고 뒤쪽으로 몇 번 돌린다. 팔을 뻗은 상태에서 등 뒤에서 손을 맞잡고 부드럽게 들어올려 어깨 전면부가 기분 좋게 스트레칭 되는 것을 느끼면서 마무리한다. 스트레칭 효과를 늘리고 척추 풀기도 하고 싶으면 그 자세에서 몸을 옆으로 회전시켜라. 부드럽게 풀어준다. 아아아아! 몇 분 간의 스트레칭 후에 몸이 얼마나 더 편해지는지 느껴보라. 반드시 효과가 있다.

〰️ 겨울 활동 12 〰️
- 접지된 상태로 마사지하기 -

접지된 상태에서 마사지하는 것은 차가운 온도가 근육을 긴장시키는 겨울에 특히 도움이 된다. 마사지가 근육과 근막 긴장을 풀어 혈류를 향상시켜 주기 때문이다. 앞서 설명했듯 이것은 전도성이 매우 높다. 마사지는 스트레칭보다 근육을 더 깊이 풀어줄 수 있다. 많은 마사지 방법이 있는데, 시도할 만한 몇 가지를 소개하겠다.

오일 혹은 로션. 참고로 내가 가장 좋아하는 것은 유기농 코코넛 오일
이다.

· 방법

마사지할 동안 접지할 수 있는 공간을 찾아라. 접지는 근육의 긴장을
풀어주고 혈액 순환을 증가시켜 근육통을 완화시킨다. 접지된 상태로
마사지를 하기 위해서는 접지선을 창문을 통해 집안으로(만약 밖이라면
날씨로부터 보호하기 위해 설치한 텐트 안으로) 끌어들인 후 접지선이 연
결된 악어클립을 만지거나, 땅에 닿는 면적을 더 넓히고 싶으면 접지선
이 연결된 클립을 작은 알루미늄 포일에 연결하고 그 위에 눕는다. 배
우자가 있다면 교대로 서로의 등, 어깨, 목 등 긴장되어 있는 곳을 마사
지한다. 마사지 받는 부분만 노출하고 몸의 나머지 부분은 담요를 덮어
따뜻하게 유지하라. 코코넛 오일이나 다른 오일을 바르고, 드러난 몸
의 부위를 강하게 문질러라. 배우자가 없거나, 배우자와 같이 하고 싶
지 않거나, 혹은 신속한 마사지로 혈액 순환을 향상시키고 엔도르핀을
발산하고 싶으면, 아무 때라도 쉽게 혼자서 손이나 발을 마사지하면 된
다. 접지된 상태로 야외에 앉아서 한쪽 발은 접지된 채 다른 쪽 발을 마
사지하거나, 혹은 밖이 너무 춥다면 실내에서 접지선을 마사지 받지 않
는 발 밑에 두고 다른 발을 마사지하라. 한쪽 발에 5분간 충분한 시간
을 들여 오일이나 마사지 로션을 바르고 주무른 다음 발을 바꿔라. 그
러면 10분간 힘들이지 않고 접지하면서 몸의 긴장도 풀어줄 수 있다.
손 마사지는 신발을 벗을 필요도 없어 혼자서 하기 훨씬 더 쉽다. 접지
선 끝을 양말에 밀어 넣어 몸이나 발에 대고, 핸드 로션이나 마사지 오
일을 발라 양 손바닥에 원을 그리듯 문지른 다음 잠시 동안 각각의 손

가락을 움직여 양쪽을 문지르고, 그러고 나서 편안해짐을 느껴라. 엄지와 검지 사이를 강하게 누르고, 그다음에 손을 털고, 손목을 양방향으로 수차례 돌리는 것으로 마무리하라. 이렇게 하면 접지하면서 손을 통해 온몸의 긴장을 풀 수 있다.

☜ 겨울 활동 13 ☞
- 애완견을 통해 접지하기 -

애완동물은 야외에서 자연스럽게 접지되어 있다고 한 얘기를 기억하고 있는가? 이것을 일상적으로 적용하면 야외에서 차가운 땅을 직접 만지지 않고도 접지하는 시간을 늘릴 수 있다. 따뜻한 부츠, 외투, 모자 등으로 든든하게 몸을 보호하고 애완견을 산책시키러 나가서 멈춰 설 때마다 개를 맨손으로 쓰다듬으면 이러한 직접적 피부 접촉으로 야외의 차가운 환경 속에서도 접지할 수 있다. 애완동물을 통한 접지에 관해서는 자료 섹션의 동영상 링크를 참조하라.

· 준비물
애완견, 목줄

· 방법
매일 애완견과 산책을 나가서 산책을 시작할 때와 끝날 때 애완견을 땅이나 콘크리트 위에 멈추게 한 후 5분 정도 쓰다듬는 시간을 가져라. 그러면 자신의 가장 친한 친구와 더 깊은 유대를 형성할 수 있을 뿐 아니라 10분 동안 쉽게 접지할 수도 있다. 이보다 더 좋은 것은 지역의 애견 놀이터에 데려가거나 만약 집에 넓은 마당이 있다면 그곳에서 물어오기 게임을 하고, 개가 공이나 다른 장난감을 물어올 때마다 보상으로 오랫동안 쓰다듬어 주어라. 그때마다 접지를 통해 에너지를 얻을 수 있고 개는 부족했던 운동을 보충할 수 있다! 그야말로 윈윈이다!

겨울 날씨는 내게는 너무도 춥다. 운동하기에는 날씨가 너무 추울 때, 혹은 내가 너무 게으를 때 나는 지역에 있는 YMCA에 가서 사우나를 한다. 그러면 운동 준비를 위한 번거로움을 겪지 않고도 운동과 비슷한 효과를 얻을 수 있다! 따뜻한 것을 좋아하는 사람에게 사우나는 매우 좋은 치유 방법이다. 혈액을 순환시키는 것이 몸에 나쁠 수 없다. 많은 의학연구에서도 사우나의 이점이 매우 크다고 증명되었다. 또한 겨울철에 사우나를 하면 야외의 신선한 공기 속에서 몸을 식히고 수분을 보충할 때 더 큰 상쾌함을 느낄 수도 있다. 나는 10분 혹은 15분간 사우나를 하고 10분간 야외에서 큰 병에 든 물을 마시면서 접지할 것을 강력하게 추천한다. 이것을 일주일에 세 번 하면 효과를 얻을 수 있다고 장담한다.

사우나는 몸 전체의 혈류를 향상시킨다. 심혈관계, 근육, 피부, 관절, 뇌에 피를 돌게 한다. 운동이 주는 건강 효과와 비슷한 효과를 얻을 수 있다. 따라서 바깥 날씨가 너무 가혹할 때 동네 사우나에 갈 수 있다면, 러닝머신을 뛰지 않고도 건강을 향상시키고 장수를 도울 수 있다. 많은 의학연구는 이것을 증명한다[56]. 사우나는 오래 살 수 있도록 도와줄 뿐 아니라, 그 길어진 삶을 즐겁게 살 수 있도록 치매와 기억력 감소를 피할 수 있게 도와주기도 한다![57]

사우나가 좋은 이유는 많다. 사우나는 몸 전체의 온도를 올리는데, 이것은 염증을 중화시키고, 산화 스트레스를 감소시키고, 산화질소의 생체이용률을 증가시키고, 인슐린 감수성을 증가시키고, 혈관 확장을 향상시키는 등 신진대사를 활성화한다. 그리고 심부 온도를 올리고 혈액 순환을 증가시키는데, 이것은 운동으로 얻을 수 있는 것과 매우 유사한 효과이다. 따라서 사우나는 뇌혈관 관류를 향상시키는 데 도움을 주고, 심장과 혈관 내벽에서 혈관 내피 기능을 향상시키고, 전신의 염증을 줄인다. 그렇기 때문에 운동을 할 수 없거나 나처럼 운동을 별로 좋아하지 않는다면 사우나는 좋은 대안이다. 사우나는 또한 야외에 나가서 운동하기 힘든 장애가 있거나 운동성이 저하된 사람들에게 좋은 방법이다. 그리고 운동이 가장 필요한 사람이 오히려 정기적으로 운동하는 데 어려움을 겪는 경우가 있다. 예를 들어, 암에서 회복하고 있는 사람, 혹은 신진대사와 체중에 문제가 있거나 스트레스가 높은 사람, 혹은 일할 때 오래 앉아 있어야 하는 사람, 다른 사람을 돌봐야 해서 시간이 별로 나지 않는 사람, 트라우마에서 회복하고 있는 사람 등이다. 이에 대한 한 가지 해결책은 사우나에 가서 긴장을 풀고 기초 대사 온도를 높이는 것이다.

겨우내 나는 일주일에 세 번 아침에 일어나면 스스로에게 묻는다. 오늘은 밖에 나가서 어떤 식으로든 접지할 수 있을 정도로 따뜻한가? 만일 그 대답이 "아니다!"라면, 나는 YMCA의 사우나에 들어가 몸을 데우고, 그러고 나서 접지를 하면서 몸을 식힌다. 사우나에서 10분, 그리고 밖에서 접지하면서 10분 보내는 것은 내가 아는 가장 저렴한 홀리스틱 테라피 중 하나다. 이것은 척추 지압, 물리치료, 침술요법보다 더 싸다. 겨울 동안 지역의 사우나를 정기적으로 찾아가 몸을 덥히고, 열을 식힐 때는 밖에 나가서 접지해 보라. 단, 열이 있을 때, 발진이나 두드러기 같은 활성 염증이 있을 때, 취했을 때는 사우나를 해서는 안 된다.

- 사우나와 접지를 결합해 더 많은 효과 얻기 -

· 준비물

사우나, 물

· 방법

일주일에 최소 한 번, 최대 세 번, 5분에서 20분 동안 사우나 하기를 권한다. 사우나 하기 전과 하는 동안 그리고 한 후에 수분을 보충하고, 몇 분간 밖에 나가서 접지된 상태로 몸을 식히고 기운을 회복하라. 맨발로 하는 것이 상쾌하게 느껴지면 맨발로 해도 좋고, 혹은 맨발로 하기에 너무 추우면 앞에서 이야기한 것처럼 손을 통해서 접지하면 된다. 접지하면서 몸을 식힐 때 물을 한 잔 가득 채워 마셔라.

겨울에 불을 바라보는 것은 우주를 느끼고, 사랑을 느끼고, 자신을 성장시키는 좋은 방법이다. 야외에서 짧고 편안하게 접지하는 두 가지 방법을 소개하겠다. 너무 추운 겨울에는 접지 실천법이 짧아질 수밖에 없다. 하지만 접지 시간이 1분밖에 되지 않더라도 그것은 매우 가치 있다. 구체적인 방법은 다음과 같다.

겨울 활동 15
- 불 바라보기 -

불을 바라보는 것은 언제나 훌륭한 명상 방법이다. 겨울에 따뜻한 불꽃을 바라보면 성장하는 느낌과 아늑한 느낌을 얻을 수 있다. 집에서 벽난로의 불을 바라볼 수도 있고, 밖에서 화덕에 있는 불을 바라볼 수도 있다. 밖에서 불 옆에서 따뜻함을 느끼는 동안 잊지 말고 손이나 발을 노출시켜 접지하라. 하지만 가장 간단한 방법은 초를 이용하는 것이다. 가장 마음에 드는 초, 혹은 직접 만든 초를 가지고 접지하기 편안한 장소를 찾아라. 겨울에 어떻게 접지하는지는 치유하기 실천법 섹션을 참조하라. 불을 바라보는 것은 명상을 대신해서 중심을 잡아주고 깊은 치유를 주는 훌륭한 실천 방법이 될 수 있다. 따라서 명상이나 호흡요법이 너무 어렵다면 그 대신에 불을 바라보는 것을 실천해도 된다.

· 준비물

초, 성냥 혹은 라이터

· 방법

희미하게 밝혀진 방이나 밤에 야외에서 척추를 곧게 펴고, 두 손을 무릎 위에 얹고 책상다리를 하거나 혹은 발을 땅에 대고 손은 무릎에 얹고 의자에 편안히 앉아라. 초를 켜서 앞에 두고, 편안하게 중심을 잡고, 그냥 촛불 불꽃에 주의를 집중하라. 마음과 호흡이 침착해지고 편안해지게 하라. 자연스럽게 그리고 편안하게 눈을 깜빡여라. 몸이 움직이지 않도록 하라. 호흡은 저절로 가벼워질 것이다. 명상하는 동안 불꽃이 삼차원적으로 움직이는 것처럼 보일 수도 있다. 그렇게 움직이도록 두어라. 자신이 몸을 빠져나와 떠오르는 것처럼 느낄 수도 있다. 촛불에 시선을 고정한 채로 긴장을 풀고, 발산하고, 그리고 받아들여라. 그 불꽃 속에 있는 자연의 힘을 느끼고, 그것이 자신의 심장 속에 있는 불과 연결되고 공명하는 것을 느껴라. 자신 안에 있는 불이 촛불과 겹쳐지는 것을 느껴보라. 그것이 춤을 추면서 자신을 따뜻하게 덥혀주고 있다는 것을 깨달아라. 그것이 마음속에 있는 모든 차가움이나 단단함을 녹이는 것을 느껴라. 그것이 목에 걸린 채로 남아있는 내면의 목소리를 제거해 주는 것을 느껴라. 그것이 마음의 중심을 잡아주고 내적 평화를 가져다주는 것을 느껴라. 이러한 실천이 마음에 들면 짧게 몇 분, 혹은 30분 정도까지, 아니면 더 길게 이런 방식으로 명상하라.

춥고 황량하고 어두운 겨울 한복판에서 이 지구의 표면 위로 용기를 주는 격려의 말들을 퍼뜨려 보자. 보도에 분필 메시지를 적는 것은 작은 격려와 응원의 말을 퍼뜨리는 아주 훌륭한 방법이다. 아름답고 밝은 색을 골라 보도 위에 무릎을 꿇고 메시지를 적으면, 그러는 동안 접지를 하면서 이 세상을 조금 더 아름답게 할 수도 있다. 손가락 없는 장갑을 끼거나 한 손씩 번갈아 가면서 장갑을 끼면 따뜻함을 어느 정도 유지하면서 보도와 직접 닿을 수 있다.

· 준비물

분필, 보도

· 방법

당신이 분필로 무엇을 쓰든 훌륭하다. 유명한 문구를 쓰거나 메시지를 적는 것을 좋아하지 않는다면, 하트, 신성 기하학 나선, 웃음 이모티콘, 혹은 그 밖의 아무거나 그리고 싶은 것으로 보도의 작은 공간을 채워 넣어라. 용기를 주는 메시지에 대한 아이디어를 원한다면 다음 리스트 중에 오늘 누군가에게 남기고 싶은 메시지가 있는지 확인하라.

- 인생이라는 여정에 몸을 맡겨라.
- 세상은 친절한 사람으로 가득하다. 친절한 사람을 찾을 수 없다면 당신이 그런 사람이 되어라.
- 정말로 당신은 할 수 있다!

- 당신은 충분하다.
- 고개를 들고 날개를 펴라.
- 사랑을 들이쉬고, 감사를 내쉬어라.
- 걱정 마라. 당신은 해낼 수 있다!
- 지금 이 순간이 바로 인생이다.
- 당신 속에는 빛이 들어 있다.
- 우주는 실수하지 않는다…. 당신은 그 우주의 일부다.
- 못한다는 생각은 버려라.
- 불가능은 없다.
- 당신의 존재 자체가 기적이다. 그러니 가슴을 활짝 펴라.
- 오늘을 즐겨라.
- 진인사대천명.
- 당신은 멋지다!
- 만일 발이 걸려 휘청거렸다면 잠시 춤을 춘 것이라고 생각하라.
- 물건이 아니라, 시간을 모아라.
- 착한 마음보다 더 아름답게 빛나는 것은 없다.
- 불확실성을 받아들여라.
- 당신은 특별한 존재다.
- 당신은 사랑받고 있다. 그렇게 느끼지 않을지라도.
- 날고 싶으면 무거운 것은 모두 버려라.
- 열리지 않는다면 그것은 당신이 나갈 문이 아니다.
- 당신은 해낼 수 있다!
- 물잔에 물이 반밖에 없는 것도 아니고 반이나 있는 것도 아니다. 물잔에 물은 항상 다시 채울 수 있다.

이외에도 인터넷에서 오늘 누군가에게 용기를 줄 짧은 명언을 찾을 수도 있다.

그럼 이제 시작하자. 창의력을 발휘해서 접지할 시간이 없는 날도 있고, 야외에서 1분도 버티기 힘들 만큼 추운 날도 있다. 그래도 괜찮다. 접지를 숨쉬기, 물 마시기, 수면과 같이 원하든 원하지 않든 해야만 하는 필수적인 활동이라고 생각하라. 그런 활동들은 몸에 도움이 된다. 접지도 마찬가지다. 밖에서 보낼 수 있는 시간이 60초밖에 없는 날에도 접지하고 있는 그 1분 동안 내면을 위한 기도를 한다면, 접지를 더 열심히 실천하는 데 도움이 될 수도 있다. 어차피 더 오래 있기에는 너무 추우므로 겨울에 매일 하기에는 이 정도의 시간이 딱 좋다.

～ 겨울 활동 17 ～
- 1분간 접지된 상태에서 기도하기 -

내가 즐겨 하는 초보자용 기도가 있다. 이 기도를 처음부터 끝까지 하는 데 딱 1분이 걸리기 때문에 공유하기에 안성맞춤이라고 생각한다. 물론 자신의 마음에 드는 기도가 있다면 그것도 상관없다. 자신보다 더 큰 존재와 연결해 주는 기도라면 어떤 것을 선택해도 좋다.

· **준비물**

맨손, 야외에서의 1분

· **방법**

손가락 끝으로 땅을 만질 수 있는 조용한 장소를 찾아라. 안심하고 잠시 눈을 감을 수 있는 안전한 장소가 좋다. 심호흡을 두 번 하고 나서 시작하라. 신에게, 우주에게, 혹은 자신이 선호하는 그 밖의 신성한 존재에게 다가와 주기를 기원하라. 세 번 더 심호흡하면서 그 대상과 연결을 느껴라. 계속되는 사랑과 인도와 도움을 기원하고, 이제까지 받은 축복을 감사하는, 마음에서 우러난 기도로 마무리하라. 그러고 나서 눈을 뜨고, 기도를 통해 얻은 사랑과 용기를 오늘 만나는 모든 사람과 나눌 준비를 하며 나머지 하루 일과를 시작하라.

모든 계절에는 대자연과 함께 기념할 것들이 많이 있다. 이 섹션에서는 야외에서 파티하는 방법에 관한 몇 가지 아이디어를 소개한다. 겨울에 우리는 동지와 크리스마스를 기념한다. 동지를 기념하는 이유는 1년 중 가장 짧은 낮과 가장 긴 밤이 끝나고 태양이 되돌아오는 것을 환영하기 위해서다. 추운 것을 너무 싫어하는 나에게 다시 낮이 길어지고 기온이 따뜻해지는 것보다 더 좋은 일은 없다. 그래서 나는 동지는 반드시 기념한다. 당신이 사랑하는 사람과 함께할 수 있는 동지 파티에 대해 몇 가지 아이디어를 소개한다. 사람은 더 많을수록 더 즐겁다! 당신의 친구와 가족이 종교를 믿든 믿지 않든, 다른 기념일 파티를 즐기든 그렇지 않든, 태양이 되돌아오는 것은 연말연시에 함께 기념할 만한 중요한 이벤트다. 이벤트를 계획할 때 참고할 만한 몇 가지 아이디어를 소개한다. 마음에 드는 것 하나 혹은 여러 개 혹은 전부를 선택해 파티를 계획해 보라.

겨울 활동 18

- 접지된 채 벌이는 겨울 파티 아이디어 -

■ **음식** : 동지에 나는 항상 저녁 식사용으로 큰 솥에 수프를 만드는데, 육수가 진하게 우러나오도록 온종일 끓인다. 동지 파티를 참가하는 모든 사람에게 수프나 스튜를 가져와서 나누어 먹도록 포틀럭(potluck, * 역자 주: 각자 음식을 가져와서 나눠 먹는 식사) 파티로 준비하면 더 간단

하다. 그러면 다양한 종류의 수프를 먹는 즐거움을 누릴 수 있다. 파티 주최자는 그 수프와 같이 먹을 빵과 버터만 제공하면 된다. 다음과 같이 메뉴를 구성할 수도 있다.

수프 모음(포틀럭)
따뜻한 롤빵이나 금방 구워진 빵, 그리고 버터
향신료가 들어간 따뜻한 사과차
디저트용 진저쿠키
불 위에 구울 사과와 스모어

이러한 만찬은 촛불이나 모닥불 옆에서 먹는 것이 가장 이상적이다. 실내에서 먹는다면, 하루 중 가장 어두운 이 날은 전깃불이 아니라 촛불 옆에서 식사를 즐겨라. 촛불 만찬은 어떤 배경도 아름답게 만들어주기 때문에 다른 장식은 필요 없다.

■**공예** : 크리스마스 장작(Yule log). 이것은 파티의 하이라이트로, 촛불 옆에서 저녁을 먹은 후에 모두가 함께 즐길 수 있는 메인이벤트다. 크리스마스 장작은 중세 시대(원래는 북유럽의 전통이 스칸디나비아와 유럽을 통해 확산된 것)까지 거슬러 올라가는 전통이다. 이것은 태양이 되돌아오는 것을 돕기 위해 밤새도록 타오르는 특별한 장작이다. 크리스마스 장작을 만들기 위해서는 다음과 같은 것이 필요하다.

· **준비물** : 커다란 마른 통나무(전통적으로는 소나무나 떡갈나무지만 무엇이든 상관없다), 천으로 된 끈이나 노끈(합성섬유가 아닌 것), 그리고 안전하게 탈 수 있는 장식물(합성섬유가 아니라 천연섬유로 만들어

진 것). 장식물의 예는 이러하다.

- · 호랑가시나무, 겨우살이, 솔가지, 담쟁이덩굴 같은 나뭇잎
- · 솔방울
- · 막대 계피
- · 건조 베리
- · 공예품점에서 구입한 깃털
- · 작은 메모지와 필기도구
- · 장식물을 고정시킬 글루건

· **방법** : 끈으로 통나무를 여러 차례 감고 묶는다. 손님들이 끈 밑에 나뭇가지, 나뭇잎, 오려낸 문양을 끼워 넣게 하라. 솔방울, 막대 계피, 베리를 원하는 모양으로 통나무 위에 놓고 풀로 고정시켜라. 이 때 아이들이 뜨거운 글루건 가까이 오지 않도록 주의하라! 손님들에게 다가올 새해에 대한 소망을 종이에 쓰게 하고, 그 종이를 말아 끈 밑이나 나뭇가지 혹은 다른 장식물 사이에 끼워 넣게 하라. 밖에 나가 모닥불을 피우기 전까지 모두가 함께 만든, 세계에서 하나밖에 없는 크리스마스 장작을 자랑스럽게 전시하라!

■**공예** : 손수 만드는 밀랍 초. 앞에 있는 만들기 실천법 섹션에서 이 활동을 즐겼다면, 밀랍 시트를 제공해 손님들이 자신만의 초를 만들도록 하라. 태양이 되돌아오는 것을 기념하기 위해서 손수 만든 이 작은 빛은 손님들이 집에 가지고 갈 수 있는 아름다운 파티 기념품이 된다. 만들기 실천법 섹션의 초 만드는 법을 참조하라.

■**활동** : 세이지 태우기. 동지는 한 해가 끝나고 곧 새로운 해가 시작된다는 것을 의미한다. 따라서 앞으로 소개할 세 가지는 태양이 돌아온 것을 환영하는 의미뿐 아니라 다가올 한 해의 성장과 발전을 기대하는 의미도 담는다. 첫 번째는 마른 세이지 스틱 태우기다. 이것은 스머징(smudging)이라고도 불리며, 오래된 에너지를 내보내 새로운 것을 맞아들일 공간을 만드는 행위이다. 이것은 오래전부터 미국 원주민들이 하던 치유 실천법으로, 거슬러 올라가면 고대 이집트의 치유자들도 청정과 정화를 위해 향을 이용했다고 한다. 내가 다니는 교회의 신부는 향로로 향을 태워 천국의 향기를 풍기면서 복도를 거니는데 나는 그것을 매우 좋아한다.

저의 기도가 당신 앞에서 향과 같게 되기를 기원합니다.
저의 손을 들어 올리는 것이 저녁 제물과 같기를 기원합니다.
—시편 141:2

스머지 스틱을 손님들에게 나누어주고 그 안에 새해 소망을 담도록 하라. 요가 스튜디오, 약초 상점, 그리고 홀푸드마켓(Whole Foods)과 어스페어(Earth Fare) 같은 자연식품 매장을 포함해 많은 홀리스틱 스토어에서 건조된 세이지(스머지 스틱) 묶음을 쉽게 구할 수 있다. 파티하기 몇 주 전에 식료품점에서 신선한 세이지를 한 묶음 산 다음 건조시켜 만들 수도 있고, 여름에 세이지를 기른 후에 자신만의 스머지 스틱을 만드는 방법도 있다. 다 자란 가지를 한데 묶고 나서 완전히 마를 때까지 거꾸로 걸어두면 된다. 라벤더, 로즈메리, 혹은 그 밖의 당신이 선호하는 마른 허브, 아니면 두 가지 이상을 섞어서 자신만의 스머지 스틱을 만들 수도 있다.

· **준비물** : 스머지 스틱, 라이터나 긴 성냥

· **방법** : 스머지 스틱의 한쪽 끝에 라이터로 불을 붙여라. 불이 붙으면 살짝 불어 불똥만 남게 해 연기가 피어오르게 하라. 세이지 스틱을 앞쪽에 두고, 스틱을 들지 않은 다른 손을 이용해 연기가 머리부터 발끝까지 퍼지게 한다. 손님들은 서로의 앞과 뒤에 연기를 퍼뜨리게 해라. 불이 꺼진 스머지 스틱에 다시 불을 붙이기 위해 라이터를 이용할 필요가 있을지도 모른다. 다 끝나고 나면 잊지 말고 그릇이나 컵에 꾹꾹 눌러서 끄거나 물에 넣어서 꺼라.

■ **활동** : 올해의 단어. 이것은 내가 대학 시절부터 가족 및 친구들과 해오던 활동이다. 매년 한 해가 끝나가고 새해가 다가올 때, 나는 인생 속에 받아들이고 싶은 말을 올해의 단어로 고른다. 후보가 될 말들을 골라 친구나 사랑하는 사람과 토론하면 재미있다. 다른 사람들은 어떤 말을 골랐는지, 그 이유는 무엇인지에 대해 듣는 것도 재미있다. 올해의 단어를 골랐다면 수성 매직으로 피부 위에 큼직하게 쓰고, 친구들도 똑같이 하게 한 후에 서로 보여주면서 선택한 말이 담고 있는 의미를 공유하라.

· **준비물** : 피부에 안전한 수성 매직

· **방법** : 올해의 단어로 선택될 만한 단어 목록을 인쇄해 손님들에게 나눠준 후 그 목록을 보면서 토론하고, 어떤 단어가 다가올 한 해에 의미 있는 주문이 될 수 있을지 생각하게 하라. 여기 몇 가지 후보가 있다.

의도, 집중, 용감, 양보, 자유, 평화, 사랑, 헌신, 연결, 감사, 신념, 희망, 만족, 건강, 성장, 가능성, 마법, 용감, 단순화. 용기, 강함, 번영, 번창, 균형, 상승. 은총, 축복, 존중, 친절, 숙고, 유쾌, 재미, 즐거움, 조화, 안정, 꽃 피움, 정렬, 열정, 흐름, 가족, 멈춤, 추구, 약속, 고요, 절충, 용서, 빛남, 광채 등등.

온라인에는 올해의 단어 생성기가 있다. 친구들과 함께 어떤 단어가 생성되는지 보고, 번갈아 가며 단어를 선택하라. 그리고 그 단어를 선택한 이유와 새해에 대한 꿈과 소망을 서로 공유하라. 그러고 나서 수성 매직으로 각자 고른 단어를 자신의 몸에 쓰게 하라. 그냥 간단하게 손목이나 발목에 써도 되고, 아니면 조금 더 공을 들여 몸통이나 이마에 써도 된다. 모두가 자신이 고른 올해의 단어를 팔, 다리, 등, 목, 얼굴 어디든 자신이 원하는 곳에 쓰게 하라. 단어를 쓰면서 그 의미를 각자의 삶 속에 받아들이도록 하라. 서로가 고른 단어를 보고 공감하며 서로를 축복하는 것은 매우 기분 좋은 일이다. 목욕이나 샤워로 그 단어가 씻겨나가도 그 단어의 의미는 당신이 새해를 향해 내딛는 발걸음과 함께할 것임을 기억하라.

■ **모닥불과 축복**(물론, 접지 상태로) : 촛불 옆에서 함께 식사하고, 크리스마스 장작을 만들고, 그리고 그 밖의 파티 활동을 하고 난 후, 1년 중 가장 긴 이 밤에 손님들과 마지막으로 할 일은 아름다운 장작불을 피우는 것이다. 크리스마스 장작을 가져와 야외 화덕이나 혹은 다른 안전하게 불 피울 수 있는 공간에서 태워라. 손님들이 들고 먹을 수 있게 머그컵에 따뜻한 사과차를 제공하고, 또 편안하고 따뜻하게 불 주위에 앉아 있을 수 있도록 담요, 누비이불 혹은 슬리핑백도 나누어 주어라. 불

주위에 앉아 있는 동안 손가락 끝이나 발가락 끝을 내밀어 지구와 닿을 수 있게 하라. 불이 강해지면 함께 만든 크리스마스 장작을 불에 넣고, 친구와 가족에게 둘러싸여 접지하면서 동지를 기념하는 시간을 보내라. 함께 만든 크리스마스 장작이 타면서 당신과 손님들이 장작에 담은 소망도 빛으로 변해 우주로 전해진다. 다가올 새해에 얻게 될 기쁨과 사랑과 행복과 건강에 대해 이야기하면서 소망을 공유하고 서로에게 축복을 전하라. 손님들을 위한 마지막 간식으로 사과와 마시멜로를 제공해 꼬치에 꿰어 동짓날 아름다운 불꽃에 굽도록 하라. 잦아든 불 속에서 크리스마스 장작이 아직 타고 있을 때 오늘 밤 모인 모든 사람을 축복하는 글을 읽음으로써 긴 밤을 마무리하라. 인터넷에서 '겨울 축복시(winter blessing poetry)'를 검색해 봐도 되고, 직접 써도 된다. 감사를 전하거나, 내적인 따뜻함을 표현하거나, 어둠을 끌어안거나, 태양의 귀환을 환영하거나, 사랑하는 사람에게 마음을 전하는 등의 내용이면 바람직하다.

1주일 루틴

1주일 루틴을 채택하는 것은 매일 접지를 실천하는 좋은 방법이다. 아무리 짧더라도 매일 접지하는 방법을 찾아내겠다는 의지가 있다면 자신의 웰빙에 많은 도움이 되는 좋은 습관을 만들어낼 수 있다. 겨울에는 딱 1분간 하는 짧은 접지부터 접지 말뚝을 이용해서 몇 시간 동안 좋은 책과 함께 뒹굴면서 할 수 있는 실내 접지까지 믿을 수 없을 정도로 다양한 방법으로 접지를 실천할 수 있다.

다음처럼 1주일을 구성할 수도 있다.

- · 월요일 : 30분간 접지된 상태로 자연 산책을 하면서 자신이 좋아하는 계절의 보물을 수집하라.
- · 화요일 : 접지 말뚝을 통해 1시간 동안 실내에서 접지하라.
- · 수요일 : 1분간 밖에서 접지된 상태로 기도 혹은 명상을 하라.
- · 목요일 : 지하실, 차고, 혹은 지붕이 있는 야외나 텐트에서 30분간 접지된 상태로 명상을 하라.
- · 금요일 : 마사지하는 동안 30분의 접지를 즐겨라.
- · 토요일 : 보도에 분필 메시지를 쓰면서 1시간 동안 접지하라.
- · 일요일 : 야외의 따뜻한 불 옆에서 접지하면서 1주일을 마감하라.

이 중 몇 가지를 실천하고, 이 겨울에 접지 말뚝을 만들어 실내에서 이용하고 또 다른 사람에게도 선물하고, 불 옆에서 접지를 하면서 동지 기념 파티를 즐기고, 그러면 겨우내 몸을 가꾸어 다가올 봄에 새로운 수준의 웰빙을 받아들일 완벽한 준비가 된 것이다.

그다음은? 봄이 다가오면서 우리 주위에는 멋진 세상이 깨어나기 시작한다. 봄은 밖에 나가 접지하기에 가장 좋은 시간이다. 따라서 봄은 매일 접지를 실천하기에 1년 중 가장 좋은 계절이다. 구체적인 방법은 다음 장에서 설명하겠다.

7장

봄은
당신의 신선한 생명력과 함께 싹튼다

고등학교 어느 봄날 수업이 끝난 후 나는 집에 가기 전에 가장 친한 친구인 크리스틴과 수다를 떨고 있었다. 별안간 비가 퍼붓기 시작했다. 그냥 비가 아니었다. 그야말로 하늘에서 양동이로 물을 퍼부었다. 너무 많이 와서 집까지 운전하는 것은 위험했기 때문에 친구와 나는 이왕 흠뻑 젖었으니 비에 몸을 맡기기로 했다. 우리가 주차했던 축구장 주위의 배수로는 완전히 물에 잠겨 강물을 이루고 사방으로 물이 넘쳤다. 나는 신발을 벗어 던지고 그쪽을 향해 갔다. 물이 무릎까지 차올랐다. 나는 물웅덩이에서 아이처럼 놀기로 했다. 우리는 그날 달리고 미끄러지고 웅덩이로 뛰어들며 얼마나 많이 웃고 얼마나 자유로움을 느꼈는지 절대로 잊지 못할 것이다.

그 봄날의 오후, 나는 겨울이 주는 추위와 어둠도, 중간고사와 대학 지원에 따른 스트레스도, 짝사랑하는 남학생이 과연 내 존재를 알 것인지에 대한 걱정도 모두 벗어던졌다. 머리는 물에 빠진 고양이보다 더 볼품없었고, 화장은 지워졌고, 옷은 완전히 젖었지만, 나는 대담하게도 기쁨의 비명을 질렀다. 나는 전혀 멋져 보이지 않았지만 전혀 신경 쓰지 않았다. 내 내면과 외면은 완전히 생기를 되찾았다. 설사 그 고등학교의 모든 학생이 우리를 보고 웃었더라도 나는 그 순간을 무엇과도 바꾸지 않을 것이다.

낡은 것을 모두 발산해 버리고, 내부에서 무언가가 깨어나 외부로 퍼져 나가는 그런 느낌은 아마도 봄이었기 때문에 가능했을 것이다. 그것은 눈앞에서 새롭게 펼쳐질 가능성에 대한 기대감이 주는 기쁨이다. 봄은 우리로 하여금 그 가능성의 일부가 되도록 충동질한다. 봄은 우리를 가만두지 않는다. 봄은 비록 구경거리가 되더라도 상관없이 신발을 벗어 던지고 진흙탕 속에 뛰어들도록 부추긴다.

봄은 낡은 것을 벗어던지고, 인생을 향해 나아가 주위 세계와 공명할 수 있는 기회를 제공해 준다. 봄은 씨앗을 키워 싹을 틔우게 하고, 꽃이 피도록 보살펴 준다. 봄은 빗속에서 춤을 추고, 마침내 다시 야외에서 식사를 하게 하고, 부츠를 벗고 슬리퍼로 갈아 신게 한다. 지구가 깨어나는 것을 그냥 보고만 있지 마라. 그 깨어남에 동참하라. 이 장에서는 이 봄에 지구의 에너지와 연결되는 느낌을 얻을 수 있는 많은 접지 방법을 공유할 것이다. 그것을 실천하면 육체와 건강이 꽃을 피우고, 자라나고, 확대하고, 깨어나는 것을 느낄 수 있을 것이다.

봄에 접지를 이용해 몸을 가꾸기 위해서 할 수 있는 것에는 (마침내!) 따뜻한 흙을 통해 직접 접지하기, 접지된 상태에서 정기적으로 밖에서 식사하기, 그리고 매주 자연 산책 나가기 등이 있다.

봄 활동 1
- 흙을 통해 접지하기 -

이제까지 파란 잔디와 모래 해변과 강과 호수와 콘크리트와 바위와 나무를 통한 접지에 대해 많이 얘기했는데, 무엇보다 내가 가장 좋아하는 것은 흙을 통한 접지다. 흙 속에서 그 풍요로움을 느끼는 것이 제일 좋다. 내 아이들이 어렸을 때, 나는 뒷마당 일부를 파고 위의 잔디를 모두 제거해서 아이들이 호스로 물을 뿌려 진흙 구덩이를 만들고 아기 돼지처럼 그 안에서 뒹굴 수 있게 했다. 오늘 맨발을 흙이든 진흙이든 모래든, 지구의 최상층에 20분간 파묻고 마음껏 흙을 묻힌 후에 어떤 기분이 느껴지는지 보라. 아니면 발가락 대신에 손가락을 넣어 흙을 만져보라. 손을 땅속에 넣을 수 있는 주위의 안전한 장소를 찾아라.

· 준비물
공원이든, 직장 근처 블럭이 깔린 보도에서 한 발 떨어진 곳이든, 혹은 자기 집 정원이든, 어디든 야외에서 흙에 접근할 수 있는 곳.

· 방법

흙이 있는 장소를 찾아 그 위에 서거나, 앉거나, 일을 해라. 운 좋게도 집에 정원이 있다면 오늘 시간을 들여 잡초를 뽑아서 식물이 잘 자라도록 도와주어라. 그러면 땅도 당신이 잘 자라도록 돌봐줄 것이다. 약간의 땅이나 마당은 있지만 정원은 없다면 잠깐 시간을 들여 땅을 조금 파 보아라. 모종삽을 꺼내 땅 위에 앉아서 하라. 한 삽 한 삽 잔디를 파내면서 자기 내부의 동심을 따라, 자신의 아이와 함께 있다면 그 아이를 따라 흙 속에서 놀아라. 작은 발굴을 하며 흙 속에 무엇이 있는지 보라. 파낸 잔디 조각은 잘 간수해서 다 끝난 후 다시 원래 상태로 되돌릴 수 있게 하라! 야외에 심어둔 것이 없다면, 실내용 화초를 밖으로 가지고 나와 화분에 배양토를 더해 주거나, 아니면 더 큰 화분에 옮겨 심고 배양토를 새로 담아주면서 몸에 실컷 흙을 묻히며 시간을 보내라.

흙을 묻히는 것이 얼마나 자연스러운 것인지 느껴보라. 피부에 흙이 묻는 것에 대한 저항감이 사라지도록 노력하라. 그야말로 모든 생명이 의존하는 지구의 흙과 접촉하며 사는 것이 자연스러운 것임을 마음속에서 진정으로 '깨달아라'. "행복할 수 있을 만큼 지저분하지만, 건강할 수 있을 만큼 깨끗하다(dirty enough to be happy but clean enough to be healthy)"는 격언(*역자 주: 너무 청소를 열심히 해서 건강에 좋지만 스트레스를 받는 그런 상태도 아니고, 너무 청소를 안 해서 편하지만 건강에 안 좋은 그런 상태도 아닌, 적당한 상태를 뜻한다)은 "건강할 수 있을 만큼 지저분하지만, 행복할 수 있을 만큼 깨끗하다(dirty enough to be healthy but clean enough to be happy)"로 바뀌어야 한다. 다른 말로 하면, 항상 깨끗함을 유지할 필요는 없다. 깨끗한 옷은 특별한 날에 찾아오는 선물이다. 목욕은 연결, 치유, 성장을 경험한 날에 하는 호화로운 의식이다. 하지만 항상 지구와 연결될 필요는 있다. 우리는 건강해지기 위해 반드시 지구와 연결되어야 한다. 저녁에 진짜로 목욕이 필요할 정도로 매일 충분히 몸에 흙을 묻히는 것이 매일의 건강 목표가 되어야 한다.

〜 봄 활동 2 〜
- 접지된 상태로 밖에서 식사하기 -

접지를 하면 몸의 신진대사가 좋아진다. 그렇게 좋아진 신진대사는 체중을 조절하는 데 도움이 된다. 게다가 신진대사가 좋아지고 적절한 체중을 유지하면 지구 에너지에 대한 몸의 반응력이 좋아져서 접지에서 얻어지는 건강 효과도 더 커진다. 이와 같이 접지와 신진대사는 선순환하여 우리가 적절한 체중을 유지하는 데 도움을 줄 수 있다. 야외에서 식사를 하는 것은 이러한 선순환 유지에 도움이 된다.

단식을 하고, 요가를 하고, 명상을 하고, 영양제를 섭취하고, 생식을 하고, 다이어트를 하고, 운동을 하는 것은 체중 조절에는 도움이 되지만 접지 효과를 얻을 수는 없다. 매일 실제로 지구와 닿지 않으면 접지의 효과를 얻을 수 없다. 지구와 연결되어라. 접지를 통해 지구의 전도적 에너지를 받아들여 막혀 있던 에너지 흐름을 이어주면 체중을 줄이는 데도 도움이 된다. 우리는 에너지의 마지막 종착지가 되어서는 안 된다. 우리는 우주의 에너지가 흐르는 통로이지, 막다른 골목이 아니다. 접지를 통해 이러한 에너지의 흐름을 원활하게 함에 따라 우리는 적절한 체중을 찾아갈 수 있다.

야외에서 식사를 하면 접지가 주는 신진대사 상승효과를 얻을 수 있다. 봄은 먹을 것을 밖으로 가지고 나가도록 우리를 유혹한다. 간단하게는 아침에 커피 한 잔과 토스트를 가지고 문밖에 나가서 먹어도 되고, 점심시간에 야외에서 도시락을 먹어도 된다. 아니면 조금 더 노력을 들인다면 저녁에 온 가족이 야외에 모여 석양을 받으며 아름다운 피크닉을 즐겨도 된다. 그렇게 야외에서 식사를 하면, 음식을 통해 영양을 공급받는 것과 동시에 접지를 통해 지구의 에너지도 공급받을 수 있다. 또한 접지는 소화계를 안정시켜 영양소를 더 잘 흡수하게 하고, 신진대사 기능을 상승시키며, 염증과 불안도 줄여준다.

· 준비물

음식과 음료, 식사할 수 있는 야외의 접근 가능한 장소, 피크닉 매트(선택사항).

· 방법

벌레가 너무 많지도 않고 날씨가 너무 덥지도 않은 봄철 내내 일주일에 한 번 따뜻한 날씨를 즐기며 야외에서 식사를 하라.

이른 아침에 커피나 차와 요구르트를 밖으로 가지고 나가는 것은 하루를 시작하는 좋은 방법이다! 아니면 점심시간에 도시락을 가지고 밖으로 나가 공원 벤치나 보도의 가장자리에 신발을 벗고 앉아서 먹어라. 더 좋은 것은 온 가족이 모두 밖에 나가 피크닉을 하며 저녁을 먹는 것이다! 지역에 공원이 있어 일주일에 한 번 사랑하는 사람과 만나 각자가 가져온 음식을 나누어 먹을 수 있다면, 음식을 나누어 먹으면서 일주일 동안 있었던 일들에 관한 대화를 나누어라. 혹은 피크닉 매트를 깔고 앉아 혼자 먹으면서 고독을 즐기는 것도 멋지다.

물을 많이 마셔 충분히 수분을 섭취하면서 음식을 먹어라. 접지된 상태로 밖에서 식사를 즐기면 음식의 맛과 향, 그리고 음식 먹는 기쁨을 한층 더 잘 느낄 수 있다. 손과 입술은 음식을 더 잘 느끼게 되고, 한 입

먹을 때마다 맛을 더 깊이 음미하게 되고, 위가 채워지는 기쁨도 더 잘 느낄 수 있다. 먹고 있는 음식이 소화되는 과정도 더 생생히 느낄 수 있다. 포만감도 더 쉽게 느낄 수 있다. 야외에서 섭취하는 수분은 목을 넘어갈 때 더 상쾌하게 느껴진다.

봄철 내내 매주 한 번씩 이것을 실천하라. 아니면 매일 최소한 하루 한 끼 이렇게 먹는 습관을 들이면 더 좋다.

〰 봄 활동 3 〰
- 접지된 상태로 자연 사냥 나가기 -

나는 매주 맨발로 접지 산책을 나가서 봄철에 발견할 수 있는 자연 속 보물을 수집하고 책상을 꾸밀 것을 강력하게 추천한다. 매주 새로운 보물을 찾아 컬렉션을 업데이트하라! 자연이 싹을 틔우고 꽃을 피우는 봄에는 자연에서 발견하는 아름다운 보물로 집안을 채우기 매우 쉽다. 산책을 하면서 치유 효과와 함께 자신이 사는 공간을 아름답게 꾸미는 효과도 얻기를 바란다. 그리고 앞에서 언급한 바와 같이 그렇게 자연 속에 발견한 수집품을 전시해 두면 그 곁을 지날 때마다 오늘은 밖에 나가 접지를 했는지 스스로에게 묻게 될 것이다.

· 준비물
맨발로 걸을 30분의 시간.

· 방법
열린 정신과 열린 마음으로 걸으면서 자연 속의 작은 보물을 찾아라.

봄철에 수집할 수 있는 컬렉션에는 들꽃, 베리류, 새로 핀 풀과 민들레, 클로버, 빈 달팽이 껍질 등이 있다. 집안의 작은 공간에 계절별로 자연에서 발견한 보물들을 전시하고, 매주 업데이트해도 좋다. 또한, 봄철에는 곤충과 동물도 깨어나므로 새로운 곤충과 동물이 나타날 때마다 목록을 작성할 수도 있다. 새, 나비, 토끼, 사슴, 개구리, 물고기, 무당벌레, 반딧불 등등이 나타나는 시기를 기록하고, 그것들이 등장하는 시기를 매년 비교해도 재미있다.

치유하기 실천법

땅에서 사는 식물을 기르는 것은 봄철 내내 할 수 있는 훌륭한 실천법이다. 식물을 기르기 위해서는 거의 매일 밖으로 나가야 한다. 꼭 식용식물을 심을 필요는 없다. 어떤 식물이든 그것을 키우고 돌보는 과정은 건강과 웰빙에 도움이 된다. 간단한 창틀 화분이든 혹은 마당 가득한 정원이든, 손으로 흙을 만지는 동안 활력을 얻을 수 있다.

봄 활동 4
- 정원 가꾸기 -

유기농 원예라는 주제는 너무 광범위해서 이 책 한 장의 한 섹션에서 전부 커버하는 것은 불가능하다. 심는 시기, 흙 종류, 식물 내한성 구역, 물과 비료의 빈도, 모종 솎아내기, 잡초 뽑기, 병충해 방제 등 설명할 것이 많지만, 중요한 것은 일단 시작하는 것이다. 사전 계획과 조사가 충분치 못하더라도 일단은 흙 속에 손을 넣고 즐겨보자. 원예가 성공하든 실패하든 그 결과는 그 과정에서 접지를 통해 얻게 되는 효과에 비하면 별로 중요하지 않다. 따라서 먹을 수 있는 열매나 아름다운 꽃을 반드시 키워내야 한다는 부담감을 느끼지 않아도 된다. 그냥 시작하라! 원예는 재미있을 뿐 아니라 마음을 차분하게 해준다. 또한 그다지 복잡하지도 않다. 사실, 식물 재배용 유기 흙이나 화분용 배양토 그리고 재래종 씨앗만 있으면 된다. 재래종 씨앗이 가장 좋은 이유는 유전자 변형이 되거나 잡종화되거나 하지 않아서 어미그루와 동일한 작물을 생산할 수 있다는 것이다. 따라서 다 자란 식물에서 씨앗을 받아 건조해 두면, 씨앗을 살 필요 없이 매년 다시 심을 수 있다.

아래에 제시하는 여러 정원 유형 중 키워보고 싶은 작물이 있는지 찾아보아라. 또한, 자신이 살고 있는 공간에는 어떤 정원이 적합한지도 생각해 보라. 아파트나 연립주택에 살고 있다면 햇빛이 잘 드는 창문에 작은 창틀 허브 정원을 만들 수도 있다. 현관, 지붕, 혹은 발코니가 있다면 조금 더 큰 화분을 이용해 작은 과일과 채소 정원을 만들 수도 있다. 또는 근처에 공동체 텃밭이 있다면 그곳을 이용할 수도 있다. 크든 작든 마당이 있다면 잔디밭을 파내서 작은 꽃밭 정원이나 조금 큰 채소 정원을 만들어 식용식물이나 작은 관목, 혹은 나무를 심을 수도 있다. 자신이 사는 지역이 원산지인 식물은 키우기가 더 쉽다. 또한 그러한 식물들은 다양한 종류의 새, 곤충 등 여러 생물과도 공존하기 쉬워 인간의 개발 때문에 사라졌던 야생 서식지를 되살리는 데도 도움이 된다. 단 하나의 식물을 심더라도 꿈을 크게 가져라. 그리고 시작하라.

■ **창틀 정원** : 창틀 정원을 만들기 위해서는 바질, 타임, 오레가노 같이 기르기 쉬운 허브를 선택하거나, 선인장이나 다육이를 심어라. 상추와 시금치도 어느 정도 햇빛이 잘 드는 창틀이라면 잘 자란다. 제라늄과 아프리카제비꽃 같은 작은 꽃들도 창틀에서 기르기에 적합하다. 지난겨울에 만들었던 접지 말뚝을 기억하는가? 그것은 봄에도 이용할 수 있다. 바깥에 박혀 있는 접지 말뚝에 연결된 접지선을 안으로 끌어들이고 접지선 끝에 달린 악어클립을 화분의 흙 속에 밀어 넣으면 화분 속의 식물도 밖에서 자라는 것처럼 땅에 닿게 된다. 그 화분의 흙이나 식물을 만지면 당신도 땅에 닿을 수 있다.

■ **현관 정원** : 창틀 정원과 마찬가지로 가능하다면 접지선을 현관으로 끌어들여 현관의 식물들이 접지된 상태에서 자랄 수 있게 하고, 현관 정원을 돌볼 때마다 당신도 땅에 닿을 수 있게 하라. 현관 정원은 창틀 정원보다 키울 수 있는 식물이 많다. 땅에서 키울 수 있는 거의 모든 식물은 현관 정원의 화분에서도 키울 수 있기 때문이다. 대표적으로 기르기 쉬운 화분 식물에는 강낭콩류, 당근, 오이, 난쟁이 레몬 나무, 케일, 상추, 시금치, 딸기, 토마토 등이 있다.

■ **나비/벌 정원** : 마당에 작은 공간이 있다면 키울 수 있는 식물의 선택지는 더 증가한다. 꽃을 키우면 벌과 나비 등이 영양을 얻고 번식할 공간을 제공할 수 있다. 벌과 나비는 지구의 생태계를 유지하는 데 없어서는 안 될 중요한 꽃가루 매개자이다. 이들을 끌어들이기에는 알리숨, 알스트로에메리아, 과꽃, 베르가못, 루드베키아, 디기탈리스, 데이지, 헬리오트로프, 히아신스, 라벤더, 마리골드, 플록스, 지니아 등 꿀과 꽃가루가 풍부한 식물이 좋다. 나비 유충의 먹이가 될 식물을 심을 공간이 있다면 아스클레피아스와 펜넬을 심어도 괜찮다. 모든 살아있는 것은 물을 필요로 하기 때문에 물이 담긴 작은 접시나 새 물통(birdbath)을 두는 것도 꽃가루 매개자에게 도움이 된다.

■ **허브 정원** : 마당에 공간이 있다면 그곳을 이용해 허브 정원을 만들 수도 있다. 이것은 특히 요리를 좋아하는 사람들에게 매우 좋다. 요리에 신선한 허브를 추가할 수 있기 때문이다. 맨발로 허브 정원 사이를 걸으면서 다양한 식물의 잎을 손가락으로 문지르며 다양한 향기를 맡는 것은 마치 천국 같은 경험이다. 허브 식물은 무수히 많

지만 처음 시작하기에는 바질, 차이브, 고수, 민트, 오레가노, 파슬리, 로즈마리, 세이지, 타임이 좋다.

■**약초 정원** : 정원에 약용 식물을 키우는 것도 재미있는 경험이 될 수 있다. 치유 효과를 가진 대부분의 허브는 아름다운 꽃을 가지고 있어 보기에도 좋다! 처음 키우기에 적합한 약초로는 알로에 베라, 아르니카, 금잔화, 캐모마일, 에키나시아, 라벤더, 레몬밤, 세인트존스워트, 차나무, 쥐오줌풀 등이 있다.

■**향초 정원** : 내 딸처럼 후각이 발달한 사람은 향초 정원을 만드는 것도 생각해 볼 수 있다. 자신이 좋아하는 향을 가진 어떤 꽃을 심어도 되지만, 추천할 만한 대표적인 향초로는 치자나무, 인동, 재스민, 라일락, 은방울꽃, 알리슘, 스위트피가 있다. 물론 가장 대표적인 장미도 있다.

■**음식을 주제로 하는 정원** : 자신이 요리하기를 좋아하고 또 요리 돕기를 좋아하는 아이들이 있다면, 음식을 주제로 하는 정원을 만들어 보는 것도 좋다. 정원에서 식물을 키우는 과정과 그 식물로 음식을 만드는 과정을 아이들과 함께하면 아이들은 음식을 만드는 데 얼마나 많은 노력이 필요한지, 그리고 먹을 것이 있다는 것이 얼마나 감사한 일인지를 몸으로 이해할 수 있게 된다. 음식 테마를 하나 골라도 되는데, 시작하기 좋은 예로는 다음과 같은 것들이 있다.

· **부리토 정원** : 고수, 커민, 검정콩, 양파, 매운 칠리, 상추, 토마토.
· **스낵 정원**(걸어가면서 따먹을 수 있는 음식) : 방울토마토, 껍질째

먹는 완두콩, 당근, 딸기, 블루베리, 산딸기.

· 피자 정원 : 토마토, 바질, 오레가노, 양파, 피망, 마늘.

· 샐러드 정원 : 케일, 상추, 시금치, 당근, 오이, 토마토, 엔다이브, 무.

■ **차 정원 :** 나만의 정원에서 잎이나 꽃을 따고, 그 위에 뜨거운 물을 붓고, 그렇게 직접 만든 차를 마시는 일보다 더 간단하고 만족감을 주는 경험은 흔치 않다. 나는 몇 해 전 화분에 민트를 기르기 시작했는데 이사할 때마다 그 화분은 꼭 챙겼다. 세상이 정신없이 바쁘게 돌아가도 스스로 차를 만들어 마시는 시간 만큼은 여유를 즐길 수 있기 때문이다. 차 정원은 허브 정원만큼 많이 언급되지는 않지만 허브 정원만큼 기르기 쉽다. 재배하기 쉬운 차 작물에는 캐모마일, 히비스커스, 라벤더, 레몬그라스, 레몬 버베나, 페퍼민트, 초콜릿 민트, 스피어민트, 로즈힙, 스테비아가 있다.

봄 동안 다음과 같은 치유 명상으로 모든 세포를 깨어나게 하라.

봄활동 5
- 잠재력을 깨우고 꽃을 피우게 하는 치유 명상 -

· **방법**

원하는 자세로 접지한 채 다음 명상 구절을 끝까지 읽거나 혹은 이곳 (http://www.newharbinger.com/44895)에서 들어라. 끝까지 다 읽거나 여러 번 듣고 나면 언제라도 스스로 할 수 있다.

담요나 비치 타월 등을 깔고 야외에서 땅 위에 편안히 앉아 손가락 끝이나 발뒤꿈치가 담요 가장자리로 나와 땅에 직접 닿게 하세요.

천천히 여러 번 숨을 들이마시고, 그리고 천천히 숨을 내쉬세요. 눈을 감고 의식을 복부와 복강신경총(대략 횡격막 가운데)에 집중하세요. 당신 내부에 있는 중심을 느껴보세요. 씨앗이 나중에 자라나게 될 나무와 그것이 피워낼 꽃과 열매를 이미 전부 그 안에 품고 있듯이, 당신도 자신의 중심에 모든 잠재성을 품고 있습니다.

당신의 중심에 있는, 모든 잠재성을 가지고 있는 그 씨앗이 뿌리내리고 성장하게 하기만 하면 당신은 무한히 성장할 수 있습니다. 그 중심을 발견하세요. 그 중심에서 성장을 위해 대기하고 있는 그 씨앗을 발견하세요. 그 씨앗으로 어떤 나무를 키우고, 어떤 열매를 맺기를 원하는지 구체적 욕구가 있나요? 그렇다면 당신 안에 있는 그 욕구에 집중하고, 이 명상을 통해 그 욕구의 씨앗이 깨어나 자라나도록 하세요.

당신의 중심에 있는, 당신이 키워내고자 하는 그 씨앗이 싹틔우는 것을 느껴보세요. 이 씨앗은 당신의 육체라는 비옥한 토양에 박혀 있습니다. 그 비옥한 토양을 통해 당신의 영혼 에너지가 씨앗으로 흘러듭니다. 그 생명의 힘으로 씨앗은 껍질을 깨고 나오기 시작합니다. 부드러운 뿌리가 나와 당신의 중심에 단단히 박히는 것을 느껴보세요.

매번 호흡할 때마다 이 단단한 뿌리가 성장해 당신의 내적 성장의 기초를 다지고, 또 외부로 뻗어 나가 이 세상에 발현되는 것을 느껴보세요. 당신은 안정되어 있고, 쉽게 꺾이지 않고, 끊임없이 성장합니다. 이제 씨앗은 단단한 껍질의 보호를 더 이상 필요로 하지 않아 껍질은 떨어져 나갑니다. 씨앗이 잎을 피워내고, 그러는 동안에도 뿌리는 계속 성장해 갑니다. 신선한 잎은 무한한 자유와 가능성을 품고 위쪽으로 계속 자라납니다.

뿌리가 계속해서 나선 모양을 그리면서 성장해 당신의 내부에, 그리고 당신의 밑에 있는 지구에 깊게 박힙니다. 당신의 중심에 있던 씨앗은 이제 묘목이 되어 아래쪽으로는 뿌리를, 위쪽으로는 가지를 뻗으면서 계속 자라납니다. 그 아름다운 모습을 느껴보세요. 당신은 전에 느껴본 적 없는 각성을 느끼고, 에너지와 흥분이 증가하는 경험을 합니다.

당신은 내면에 있는 묘목의 줄기가 계속 성장해 더 커지고 더 굵어지는 것을 느낍니다. 야외의 공기와 햇빛을 받으면 당신의 내면에 있는 그 나무는 사방으로 가지를 뻗어 나가기 시작합니다. 숨을 쉴 때마다 그 가지들은 위쪽으로, 그리고 바깥쪽으로 뻗어 나갑니다.

당신의 중심에 있는 그 식물은 문제없이 잘 자라고 있습니다. 이제 가지에는 꽃봉오리가 생겨나기 시작합니다. 꽃을 피우려는 강한 충동이 느껴져 당신의 기분도 좋아집니다. 잠재력으로 충만한 꽃봉오리들은 금방이라도 꽃을 피울 준비를 하고 있습니다. 꽃봉오리들은 당신의 재능과 욕구를 피워 내려 하고 있습니다. 이제 더 이상 기다리지 못하고 꽃봉오리들이 꽃을 피우며 향기와 색채를 발산하기 시작합니다. 모든 가지에서 꽃잎들이 활짝 펼쳐집니다.

각각의 꽃을 보고, 그 색깔을 보고, 그 부드러움을 느끼고, 그 기쁨을 느끼면서 천천히 숨을 깊게 들이마시며 천상의 향기를 맡아 보세요. 당신은 이 세상에 아름다움과 기쁨을 탄생시켰습니다. 당신에게는 무한한 창조적 잠재력이 있습니다. 그 생명력은 이제 당신을 통해 당신 밖으로 쏟아져 나옵니다.

시간을 들여 꽃들이 더 자라 그 안에 씨를 여물게 하세요. 당신 안에 있던 욕구의 씨앗이 나무로 성장해 이제 꽃을 피웠습니다. 그 꽃들이 품고 있는 씨앗은 시간이 지나면 또다시 완전한 식물로 자라날 것입니다. 이처럼 욕구의 씨앗이 발현되고, 다시 욕구의 씨앗이 생겨나는 순환은 끝없이 이어지고 반복됩니다. 당신의 영혼 에너지는 절대로 끝나지 않을 이러한 순환 속에서 점점 확장되어 갑니다.

당신은 다년생 식물처럼 자신의 욕구의 씨앗을 반복해서 피워낼 수 있습니다. 당신의 중심에서는 욕구의 씨앗이 뿌려지고, 그것이 자라나는 일이 반복됩니다. 그런 과정에서 그 욕구는 성취되고 새로운 욕구가 출현합니다. 그 씨앗이 여물면 복강신경총에 모아 두세요. 그래서 또 다른 씨앗을 심고 기르고 싶어질 때마다 그런 과정을 반복하세요.

다시 몇 번 숨을 깊게 쉬고, 봄이 왔을 때 그 씨앗들이 자라서 꽃피울 공간을 만들어주세요. 당신의 새로운 욕구를 꽃피울 신성한 장소를 가졌다는 만족감을 느껴보세요. 씨앗은 끊임없이 공급되며, 그것의 성장도 끊임없이 계속됩니다. 당신이 준비되었다고 느낄 때 눈을 뜨고, 두 팔을 위로 뻗고, 마지막으로 심호흡을 해보세요. 당신의 중심에 든든하게 뿌리내린 힘을 느껴보세요. 당신은 이 명상을 시작하기 전보다 자신이 더 풍요로워지고, 더 확장되었음을 느낍니다.

이것이 봄의 힘이다. 주위의 세계가 깨어나고 당신의 생명력도 깨어난다. 당신의 중심에 있는 비옥한 토양에 모든 욕망의 씨앗을 심고 당신의 영혼 에너지를 쏟아부어 당신의 미래는 당신이 원하는 방향으로 펼쳐질 것이다.

봄은 지구의 도움을 받으면서 내부의 창의력을 표현하기에 진정으로 좋은 계절이다! 정원에서 혹은 식물과 함께 몸에 흙을 묻히면서 창의력을 발휘할 기회가 많다. 평소 정원 가꾸기를 열심히 하지 않는 사람일지라도 이번 봄에는 열심히 해보면 어떨까? 그것은 단순한 접지가 아니다. 접지를 하면서 동시에 생명의 순환, 발아, 일년생 대 다년생 작물, 식물 돌보기, 물 주기 및 비료 주기, 벌레 구분하기, 토종 씨앗 모으기, 퇴비 만들기, 자신의 노동으로 생산해낸 열매 요리하기 등등을 생각하고, 깨닫고, 체험할 수 있다! 이 모든 활동을 맨발로 한다면 훨씬 좋다는 것은 말할 필요도 없다.

↽ 봄 활동 6 ↾
- 씨앗 모으기 -

원예를 하는 사람은 자신의 정원에서 얻은 씨앗을 심음으로써 배 이상의 뿌듯함과 기쁨을 느낄 것이다. 퇴비도 직접 만들어 쓴다고 가정할 때, 자신의 씨앗으로 자신의 정원을 가꾼다는 것은 기본적으로 무료 정원을 갖게 된다는 것을 의미한다. 따라서 상추의 추대가 형성되거나 너무 많이 익은 오이가 한두 개 여분으로 있으면 그 안에 있는 씨앗을 모아서 이용하면 좋다. 자신의 씨앗을 심는 것에 더해 직접 퇴비를 만들어 자신의 정원을 비옥하게 만들면 건강한 유기농 작물을 얻을 수도 있다. 그것은 매우 기분 좋은 일이다. 씨앗을 직접 모으는 것의 또 다른 장점은 그것을 키워서 요리해 먹게 될 때 자신이 먹는 음식이 어떻게 만들어졌는지 완벽하게 파악할 수 있다는 것이다. 또한 자신의 씨앗을 이용하면 배달되는 씨앗에 의존(이라고 쓰고 소비라고 읽는다)을 할 필요도 사라지고, 따라서 포장과 운송에 소모되는 것도 줄일 수 있어 환경 친화적이다. 여러 장점이 있는 씨앗 모으기를 해보기 바란다.

· 준비물
잘 익은 정원 식물들, 씨앗을 건조시킬 서늘하고 어두운 장소(벽장 같은 곳).

· 방법
재래종 씨앗은 잡종이 아닌 순종이고 유전자 조작도 이루어지지 않았다. 어미그루에서 씨를 채취해 다시 심으면 똑같은 식물을 얻을 수 있다. 잡종 씨앗이나 유전자 조작 씨앗은 두 개 이상의 작물이 교배되어 만들어졌기 때문에 그런 결과를 얻을 수 없다.

씨앗을 모으기 위해서는 기르는 작물 중에서 종류별로 한두 그루를 골라 과하게 자라도록 하기만 하면 된다. 충분히 자라게 해서 꽃을 피우고 씨앗이 가득한 잘 익은 열매를 맺게 하면 되는 것이다. 씨앗을 수확하고 몇 주에 걸쳐 건조시킨 후에 밀폐 용기에 보관하고, 다음 파종 시기에 이용한다. 매년 좋아하는 식물의 씨앗을 모으면 씨앗을 사지 않아도 되기 때문에 새로운 재래종 씨앗을 심어볼 여유도 생긴다. 좋아하는 식물들을 계속 심고, 추가로 한두 가지 새로운 식물도 심어보라. 다음은 가장 일반적인 정원 식물에서 씨앗을 얻는 방법이다. 읽어보면 식물에 따라 큰 차이가 없다는 것을 금방 알게 될 것이다.

■**수박** : 씨를 수확하기 가장 쉽다. 그냥 잘 익은 수박을 골라서 맛있게 먹고, 가장 통통한 검은 씨앗을 골라내라. 얇은 씨앗과 덜 여문 하얀 씨앗은 버려라. 종이 타월을 깐 철판 위에 씨앗을 펼쳐서 말려라. 한두 번 뒤집으면서 약 2주간 말리면 된다. 완전히 마르면 밀폐된 용기에 저장하라.

■**오이** : 이것은 그다음으로 쉽다. 한두 개의 열매를 먹을 수 있는 단계를 넘어 완전히 익어 노랗게 될 때까지 두어라. 나처럼 작물을 꼼꼼히 관리하지 않는 사람이라면 의도치 않게 그런 상태의 오이를 얻을 수도 있다. 열매가 완전히 익게 놔두면 그 덩굴에서는 더 이상 열매가 생기지 않으므로 성장이 다 끝난 덩굴에서만 하라. 가장 크고 가장 통통한 씨앗을 찾아서 헹궈내고, 종이 타월을 깐 철판 위에 펼쳐 놓은 다음, 한두 번 뒤집으면서 약 3주간 말려라. 완전히 마르면 밀폐된 용기에 보관하라.

■**옥수수** : 이것도 매우 쉽다. 옥수수 이삭이 완전히 익어서 줄기에 달린 채 마를 때까지 두어라. 아니면 익은 이삭을 따고 겉껍질을 제거한 후에 곰팡이 방지를 위해 어둡고 시원한 선반 위에서 옥수숫대에 붙은 씨앗이 마르도록 하라. 마르면 엄지손가락을 이용해서 씨앗을 옥수숫대에서 떼어내라. 몇 개 떼어내면 나머지 것들도 쉽게 떨어진다. 철판 위에 펴고 약 2주 정도 더 말린 후에 저장하라.

■**토마토** : 토마토 몇 개가 덩굴에 매달린 채 완전히 익어 짙은 색으로 변할 때까지 두어라. 그렇게 잘 익은 토마토의 젤리 같은 과육을 물이 담긴 그릇에 하룻밤 담가 두어라. 다음 날이 되면 씨앗은 가라

앉고 과육은 떠오를 것이다. 씨앗을 헝겊이나 종이 타월 위에서 며칠간 말리고, 철판 위에 다시 옮겨서 일 주나 이 주 더 말려라. 완전히 마르면 밀폐된 용기에 보관하라.

■**푸른 채소**(상추, 시금치, 케일, 허브) : 씨를 모으고 싶은 식물을 과하게 자라도록 하라. 내 경우에는 수확 시기를 놓치지 않으려고 최선을 다해도 항상 몇 개의 식물은 더 자라곤 한다. 그런 식물이 있으면 다음에 심을 씨앗을 얻기 위한 과정의 중간 단계에 와 있는 셈이다. 파내서 수확하라. 씨주머니로 바뀐 꽃을 따서 펼친 후에 말려라. 마르고 나면 겉껍질을 문질러 씨앗을 빼내 그릇에 담고 그 안에서 또 일 주 정도 더 말린 후에 밀폐된 용기로 옮겨 보관하라.

■**당근과 양파** : 이 두해살이 식물들은 씨앗을 성장시키기까지 2년이 걸린다. 이 식물들의 씨를 모으기는 더 쉽다. 그 자리에서 겨울을 나게 하고 다음 해에 과하게 자라기를 기다리기만 하면 된다. 만일 매우 추운 지역에서 산다면 겨울 동안은 식물 위에 덮개를 씌워라. 다음 해에 꽃줄기가 나고 씨주머니가 형성되기를 기다려라. 푸른 채소 씨앗과 같은 방식으로 처리하라. 나는 각 식물의 씨앗을 각기 표시된 봉투 안에 넣고, 모든 봉투를 접어서 커다란 쿼트(0.94리터) 크기의 밀폐된 유리병에 담아 다음 해에 쓸 때까지 보관한다.

- 조류 관찰하기 -

봄은 조류를 관찰하기에 매우 좋은 계절이다. 새들이 영역을 정하고 둥지를 틀고 새끼를 키우느라 활발히 활동하기 때문이다. 관찰할 수 있는 새 모이통이나 물통이 있다면 쉽게 새를 발견할 수 있다. 새들은 해 뜬 직후와 해 지기 직전에 더 활동적이기 때문에 새벽과 황혼 무렵이 조류 관찰에는 가장 좋은 시간이다. 인내심을 가지고 기다렸던 새를 드디어 발견하게 되었을 때 커다란 성취감을 느끼면서 조류 관찰에 점차 빠져들게 되면, 자신이 사는 지역에 없는 희귀한 새를 보기 위해 다른 주(州)로 여행을 계획하거나 지역의 조류 관찰 클럽에 가입해서 마음이 맞는 새로운 친구를 사귀는 등의 활동을 하며 이제까지 몰랐던 새로운 세계를 경험하게 될 수도 있다.

· 준비물
쌍안경(선택사항이긴 하지만 있으면 정말 좋다. 적정 배율에 가볍고 비싸지 않은 것으로 시작하라), 카메라(선택사항), 조류 안내서, 일지

· 방법
해 뜬 후 2시간 안에, 혹은 해 지기 직전에 밖으로 나가 조류를 관찰하라. 관찰할 새 모이통이 있다면 그 근처에서 접지된 상태로 자리를 잡아라. 사진을 찍거나 일지를 쓰면서 자신이 관찰한 새를 기록해도 좋다. 가능한 한 소리를 내지 마라. 새들은 쉽게 겁을 먹는다. 갑자기 움직이는 동작도 새들에게 위협을 줄 수 있다. 우리가 사는 지역에는 생각보다 많은 새가 있다. 끈기를 가지고 기다려라! 한동안 고요함을 유

지하면 새들은 경계심을 풀고 원래 하던 일을 계속할 것이다.

이것은 내가 매우 좋아하는 활동이다. 곤충 안내서와 확대경을 가지고 근처에 나가 접지된 상태로 곤충을 찾아라! 매년 봄은 이런 엄청난 재미가 있다. 만일 당신이 벌레를 싫어한다면 야생의 자연 세계에 대한 두려움을 없애는 데도 도움이 된다.

· **준비물**

곤충 안내서, 일지

· **방법**

봄철 내내 가능한 한 자주 맨발로 야외를 걸으면서 발견한 벌레의 리스트를 기록하라. 드문 벌레와 흔한 벌레를 알아두면 도움이 된다. 예를 들면 독거미인 검은과부거미와 갈색은둔거미가 어떻게 생겼는지, 그것들이 통거미나 집거미 같은 무해한 거미들과 어떻게 다른지 알아두어야 한다. 또한 진드기가 어떻게 생겼고, 그것을 발견했을 때 어떻게 해야 하는지도 알아두어야 한다. 더 자세한 내용은 8장을 참조하라.

- 공인된 야생동물 보호구역 등록하기 -

자신이 관리하는 땅이나 정원을 야생동물 서식지로 만드는 것은 생각보다 쉽다. 네 가지 조건만 만족시키면 된다.

- 당신이 만들 야생동물 서식지에는 야생동물의 먹이가 있어야 한다. 간단하게 새 모이통, 벌새 모이통, 다람쥐 모이통을 걸어 두어도 되고, 과즙, 씨앗, 열매를 만들어 내는 나무와 정원 식물이 있어도 된다.
- 당신이 만들 야생동물 서식지에는 새 물통(birdbath)이나 나비 웅덩이(butterfly puddler) 같은 깨끗한 수원이 있어야 한다.
- 당신이 만들 야생동물 서식지에는 야생동물이 살면서 새끼를 키울 수 있는 장소가 있어야 한다. 둥지 상자, 새집, 상록수나 성목이 있어도 되고, 바위 더미나 관목이 있어도 된다.
- 토양을 덮어주고, 호스나 빗물로 관개를 하고, 퇴비를 주어 자생식물을 키우고, 화학 살충제와 화학 비료는 쓰지 않는 등 환경을 파괴하지 않는 실천을 통해 자신이 만들 야생동물 서식지를 관리해야 한다.

이러한 조건을 만족시키면, 자신이 만들 야생동물 서식지에 대해 온라인 양식을 기입하고 약간의 신청료와 함께 제출하면 전국야생동물보호연합(National Wildlife Federation, NWF)의 공인을 받을 수 있다. 참고로 공인 프로그램을 가지고 있는 주(州)도 있는데, 그러면 전국 공인과 주 공인을 모두 받을 수도 있다! NWF는 웹사이트에서 다음과 같이 권장한다. "누구나 지역 야생동물을 위한 안락한 보호구역을 만들 수 있다. 당신의 마당, 발코니 화분 정원, 학교 운동장, 직장 주변, 혹은 길가의 녹지공간을 공인된 야생동물 서식지(Certified Wildlife Habitat®)로 만드는 것은 재미있고, 어렵지 않으며, 야생동물에게 큰 도움이 될 수 있다." 표지판을 사서 자신이 야생동물을 도와주고 있다는 것을 이웃에게 알려도 된다. 이웃이 물어보면 자신의 경험을 공유해서 그들과 함께 할 수 있도록 하라!

봄은 야외에서 움직여 혈액 순환과 전도성 건강을 올리기 좋은 계절이다. 봄에는 지구의 날(Earth Day)도 있다. 우리가 살고 있는 지구를 기념하고 소중히 여기면서 이 아름다운 행성과 연결되도록 하는 다양하고 멋진 활동들이 존재한다. 내가 좋아하는 것 중에서 당신이 시작할 만한 몇 가지 활동을 소개한다.

우리가 생존하는 데 필요한 모든 것을 지구가 준다는 것을 알게 되면 경탄하지 않을 수 없다. 더구나 지구는 매우 너그럽다. 대기 중에 산소를 공급하는 나무를 키우고, 먹을 것을 자라게 하고, 물을 순환시키고, 그리고 우리의 집과 차와 일터를 위한 공간뿐 아니라 우리가 발로 딛고 설 자리까지도 제공해 준다. 야생동물에게 서식지를 제공해 주고, 우리가 탐험할 수 있는 이국의 장소를 제공해 주고, 우리의 일상을 깨우는 장엄한 풍경을 매일 보여 주고, 우리가 훨씬 더 큰 존재의 일부라는 것을 깨우쳐 준다. 일출과 일몰, 무지개, 눈송이와 같이 흔히 볼 수 있는 것부터 북극의 오로라, 높은 산의 정상과 그 사이의 아름다운 계곡, 깊은 협곡과 같이 흔히 볼 수 없는 숨막히는 절경까지, 이러한 것들을 보면서 우리는 경외감을 느낀다. 지구의 날을 기념하기 위해 올해부터 매년 이날은 자신의 자리에서 쓰레기를 주우면서 오후를 보내는 것은 어떨까?

～ 봄 활동 10 ～

- 쓰레기 줍기 -

자신이 사는 지역의 보도, 공원, 마을 광장, 근린지역, 나아가 이 세상 전체를 맨발로 안전하게 걸을 수 있는 장소로 만들어라. 생분해성 쓰레기봉투와 필요하다면 보호 장갑을 가지고 나가서 길가에 버려져 있는 모든 플라스틱병, 담배꽁초, 음식물 포장지, 스티로폼 컵, 유리병, 알루미늄 캔을 주워라. 당신이 쓰레기를 주울수록 지구 어디서든, 심지어는 남극지방 물에서까지도 발견되는 미세 플라스틱 쓰레기(플라스틱 쓰레기가 바다에서 시간이 지남에 따라 분해된 것)가 우리의 먹이사슬을 오염시킬 확률이 줄어든다.

· 준비물
생분해성 쓰레기봉투, 고무장갑(선택사항)

· 방법
마당, 근처 보도, 근린공원, 일터 근처, 혹은 지금 있는 곳 등 어디에서든 쓰레기를 주워 안전하게 처리하거나 리사이클 하면서 시간을 보내라. 단 10분이라도 좋다. 이것은 1년 내내 할 수 있지만 특히 봄에 더 중요하다. 봄과 여름에는 맨발로 안전하게 접지할 공간이 필요하기 때문이다. 쓰레기를 주우러 나갈 때마다 10개, 그다음에는 20개, 또 그다음에는 30개를 줍는다는 식으로 목표를 늘려가라.

　빗속에서 춤추고 싶은 충동을 완전히 억누르기는 매우 힘들다. 우리는 비를 맞아 머리나 옷이 젖으면 부끄러움을 느낀다. 따라서 비가 내리면 실내에 뛰어들어 어떻게 해서든 젖는 것을 피하고자 한다. 오랫동안 그렇게 길들여져 왔기 때문이다. 하지만 어린아이를 보라. 걸음마를 하는 아이가 비가 내리기 시작할 때 신기함과 기쁨에 들떠 하늘을 올려다보는 것을 보라. 아이들은 손을 뻗고 고개를 위로 젖혀 비를 맞고, 웃으면서 빙글빙글 돌고, 물웅덩이를 찾아 뛰어들려는 자연스러운 충동에 즉각 사로잡힌다. 비가 내리면 지구는 갈증을 풀고, 봄 식물들은 생명수를 얻는다. 따라서 인간도 그 안에서 기쁨과 자유를 느끼는 것은 매우 자연스럽다. 비는 생명을 계속 순환시키고 봄철 묘목을 자라게 해서 인간과 동물에게 음식과 영양을 공급해 준다. 그런 비를 우리가 경계할 이유는 없다. 오히려 비에 우리 자신을 기쁘게 맡기면 우리는 더 깊은 치유를 얻을 수 있다. 장난을 치면서 지구와 함께 젖어갈 때 우리는 지구와 더 깊이 연결되어 있음을 느낄 수 있다. 빗물은 우리 맨발과 지구의 전도적 접촉을 더 강하게 한다. 내리는 빗속에서 맨발로 땅 위에 서면 더 강력하게 접지를 할 수 있다.

· 준비물

비, 타월

· 방법

• 주의 : 천둥이 칠 때는 밖에 나가지 마라. 번개 칠 가능성이 조금이라

도 있다면 밖에 나가 지구와 연결되어서는 안 된다. 하지만 봄에는 야외에서 즐겁게 맞을 수 있는 가벼운 비가 많이 내린다. 우산은 버리고 따뜻한 비가 당신의 피부 위로 흐르게 하라. 장난을 쳐도 되고, 춤을 춰도 되고, 뛰어도 되고, 돌아다녀도 되고, 아니면 그냥 서서 빗소리를 들어도 된다. 신발을 벗고 지구와 연결되어 있다면 뭐든 마음 가는 대로 해도 좋다. 비를 맞고 나서는 곧장 타월로 몸을 닦고, 마른 옷으로 갈아입고, 차 한잔을 마셔라! 당신은 놀이, 움직임, 접지, 물이 모두 결합된 치유 세션을 통해서 몸의 안쪽과 바깥쪽에 영양을 공급한 것이다. 비가 뿌릴 때마다 빗속에서 춤을 추며 접지함으로써 자연이 주는 무료 치료를 경험하라!

～ 봄 활동 12 ～
- 베리(Berry) 따기 -

봄에는 수확 체험 농장에서 신선한 딸기, 산딸기, 블루베리 등 지역에 따라 다양한 것들을 직접 따는 경험을 할 수 있다. 봄이 되면 주말에는 베리를 따러 지역의 수확 체험 농장으로 가라. 보석 같은 열매를 따는 동안 신발을 벗고 맨발로 접지할 수도 있고, 혹은 열매를 딸 때마다 잎이나 베리에 손이 닿아 손을 통해 접지할 수도 있다. 충분한 양을 땄으면 집에 가서 신선한 베리를 이용해 식사와 간식을 만들어 먹고, 남은 것은 냉장고에 보관하라. 베리는 건강에 매우 좋기 때문이다. 그것은 노화와 관련된 뇌의 변화를 감소시키고[58], 심장병을 낮추고[59], 소화관의 염증을 줄이고, 눈 건강을 유지시키고, 대사증후군 위험을 저하시키고[60], 암을 예방해 준다[61].

· **준비물**

베리 수확 체험 농장

· **방법**

수확 체험 농장에서 맨발인 채로 베리를 따면서 오후 시간을 보내라. 봄철 내내 먹을 수 있는 베리를 따는 동안 적어도 30분은 접지하라. 집에 가면 잘 씻어서 매일 먹어라. 베리는 상처 입기 쉬운 과일이므로 당장 먹지 않는 것은 냉장 혹은 냉동해 두어라. 베리를 조금씩 매일 먹으면 노화 방지, 암과 심장병 리스크 감소, 뇌 회복력 증진에 크게 도움이 된다! 그러므로 아침에 와플, 팬케이크, 요구르트 혹은 오트밀의 토핑으로 올리거나, 혹은 머핀이나 구운 빵 속에 베리를 넣어 먹으면서 하루를 시작하라. 점심에는 신선한 베리를 넣은 샐러드를 먹어라. 저녁에는 베리 반 컵을 디저트로 먹거나, 베리를 올린 푸딩을 먹거나, 요구르트와 유기농 휘핑크림으로 베리 파르페를 만들어 먹고 하루를 마무리하라. 아니면 베리를 물과 섞어 신선한 베리 시럽을 만들어서 아이스크림이나 다른 디저트 위에 뿌려 먹어라. 또한 마시는 방법이 있다는 것도 잊지 마라! 충분한 양의 베리를 따서 냉동고에 넣어 두고 1년 내내 냉동 베리로 스무디와 셰이크를 만들어 먹어라.

봄 활동 13
- 지구와 사랑에 빠지기 -

봄은 사랑의 계절이고, 구애의 계절이며, 연결의 계절이다. 함께 둥지를 짓는 새들, 장난치며 노는 다람쥐들, 벌들의 춤, 피어나는 꽃을 보면 알 수 있다. 오늘 나는 당신이 지구와 사랑에 빠지기 바란다. 지구에는 사랑할 만한 것이 매우 많이 있다. 잠시 시간 내서 생각해 보라. 당신이 가장 좋아하는 것은? 어떤 때에 지구와 연결되었다는 느낌을 받게 되는가? 자신보다 더 큰 존재의 속삭임을 듣게 되는 장소는 어디인가? 해변? 산? 교외에 있는 어떤 길? 당신이 사는 지역에 있는 정원? 당신이 좋아하는 공원? 폭포를 보는 것? 일몰을 보는 것? 강가에 서 있는 것? 해변가 모래 위에 서 있는 것? 자신에게 물어보라. 어디에 있을 때 지구와 연결되어 있다고 가장 강렬하게 느끼는가? 이런 생각을 하면서 이 봄에 밖으로 나가 자신이 사는 지역을 탐험하고, 자신의 마음을 가장 크게 울리는 장소를 찾아라. 사랑에 빠져라. 탐험하라. 봄은 그런 계절이다.

· 준비물

다양하다. 당신이 좋아하는 장소가 근처라면 별다른 준비물이 필요 없지만 먼 곳이라면 이동을 위해 자전거, 차, 혹은 비행기가 필요할 수도 있다.

· 방법

대자연과 가장 쉽게 사랑에 빠질 수 있는 장소를 찾아라. 모든 사람은 각자가 지구에서 가장 아름답다고 생각하는 곳이 있다. 밖으로 나가서 탐험하고 지구를 사랑하라.

세계는 아름다움으로 가득 차 있다. 그리고 그 아름다움을 들, 숲, 산, 해변 등 다양한 모습으로 드러내고 있다. 그중에서 당신은 어느 것을 가장 사랑하는가? 지구와 사랑에 빠지게 될수록 지구를 더 소중히 다루고 보존하게 되고, 리사이클링을 더 열심히 해서 탄소발자국을 더 줄이게 되고, 또 야외에서 지구와 연결되어 접지해서 지구의 힘으로 자신의 몸을 치유하고 싶다는 열망을 더 갖게 될 것이다. 자신에게 가장 매력적으로 느껴지는 곳으로 여행이나 휴가를 계획하라. 물론 멀리 가지 않고 자신이 사는 곳이나 일하는 곳 근처의 장소를 찾아도 된다.

봄에 미로 속을 걷는 것은 지구와 정신적으로 연결된 상태로 접지하면서 산책하는 좋은 방법이다. 미로를 만들고 그 안을 맨발로 걸으면 육체적 건강뿐 아니라 정신적 건강에도 도움을 얻을 수 있다. 미로 안을 한 발짝 한 발짝 걸으면서 자신에게 질문하고, 감사를 표하고, 앞으로를 생각하다 보면 마음이 열리는 느낌을 얻을 수 있다.

봄 활동 14

- 미로(Labyrinth) -

생각보다 미로는 많이 있다. 구글 서치를 이용하면 근처의 미로를 찾을 수 있을지도 모른다. 만약 운이 없게도 자신이 사는 곳 근처에 없다고 해도 걱정할 필요는 없다. 쉽게 자신만의 미로를 만들 수 있기 때문이다. 방법은 다음과 같다.

· 준비물

다양하다. 한 번만 이용할 미로를 그리기 위해서는 분필만 있어도 되고, 좀 더 오래 이용할 수 있는 미로를 만들기 위해서는 페인트, 돌, 벽돌 등이 필요할 수도 있다.

· 방법

분필로 그림을 그릴 수 있는 보도, 콘크리트 테라스, 진입로, 차고가 있으면 미로를 만들 수 있다. 나선 모양의 간단한 미로를 만들어도 된다. 가운데에서부터 시작하여 바깥쪽을 향해 퍼져 나오도록 그리면 된다. 몇 바퀴가 되든 상관없다. 바깥쪽에서 중심을 향해 조심스럽게 걸어간 다음에 다시 바깥쪽으로 걸어 나온다. 아니면 아름다운 샤르트르 대성당 미로같이 정교한 미로를 5겹으로, 7겹으로, 11겹으로 그려도 된다. 온라인에서 미로를 검색해 보고 마음에 드는 것을 골라서 그 모양대로 바닥에 (나중에 제거하고 싶으면) 유색의 종이테이프를 붙이거나 (자신의 땅에 영구적인 미로를 그리고 싶다면) 페인트를 칠할 수도 있다. 잔디나 흙에 미로를 만들고 싶다면 스프레이 페인트를 이용해 일시적으로 미로를 만든 후에 시간이 지나면 자연스럽게 사라지게 하거나, 혹은 스프레이로 라인을 그린 후에 그 선을 따라 돌이나 벽돌을 놓을 수도 있다. 짧은 시간에 간단하게 만든 미로든, 오랜 시간과 많은 노력을 기울여 복잡하게 만든 미로든, 그 미로 안에서 심호흡하면서 맨발로 주의 깊게 한발 한발 걸으면 접지뿐 아니라 심리적 치유 효과도 얻을 수 있다.

ᘏᕫᕒ 봄 활동 15 ᕒᕫᘏ
- 깃발에 메시지를 적고 바람에 날리기 -

이것은 아이들이 자라날 때 아이들과 함께 매년 봄에 즐겨 하던 활동이다. 우리는 헝겊 조각과 지워지지 않는 매직펜을 가지고 나가서, 헝겊 위에 그림과 상징을 그리고 축복의 말을 적었다. 메시지를 적은 헝겊을 끈, 노끈, 빨랫줄에 꿰매거나 스테이플러 또는 클립으로 고정시키거나 그냥 묶은 다음 바람에 날리게 해서 우리의 메시지, 욕구, 소망이 세상에 전해지도록 했다. 당신의 나이가 적든 많든 혹은 그 중간이든,

메시지를 적은 깃발을 날리면 세상을 당신의 긍정 에너지로 채우고, 자신의 소망을 퍼져 나가게 할 수 있다. 시간이 지남에 따라 햇빛 때문에 헝겊의 색이 바래면 자신의 소망이 받아들여졌다고 생각하라. 그것은 마치 공기 속에 담가놓은 티백 같은 것이다. 티백의 내용물이 물속으로 퍼져 나가는 것처럼, 당신이 적은 메시지는 공기 속으로 퍼져 나간다.

· 준비물

네모난 헝겊 조각들(낡은 옷이나 닳아버린 헝겊 냅킨을 이용해도 되고, 바느질하고 남은 천 조각을 리사이클 해도 된다), 지워지지 않는 매직펜, 끈이나 노끈, 스테이플러나 빨랫줄.

· 방법

준비물들을 가지고 밖으로 나가서 적당한 장소에 자리를 잡고 접지하라. 신발을 벗고 맨발로 땅을 밟을 수 있는 지역 공원의 피크닉 테이블이 좋다. 에너지가 자신의 중심으로 향해 모이는 것을 느끼면서 세상에 퍼뜨리고 싶은 축복, 말, 상징, 이미지를 마음속에 떠올려라. 사랑, 평화, 조화, 자유, 가능성, 기쁨, 풍요, 통합 같은 아이디어를 떠올려도 좋다. 아니면 앞의 겨울 활동에서 했던 '올해의 단어'나 '분필 메세지 전하기'에서 아이디어를 얻어도 된다. 하트 마크나 웃는 얼굴 이모티콘을 그려도 된다. 메시지 깃발을 만들었으면 클립으로 빨랫줄에 고정시키거나 헝겊의 위쪽을 접고 끈이나 노끈에 꿰매라. 이렇게 완성된 것을 나무 사이, 울타리 기둥이나 현관 철책, 혹은 열린 창 위에 걸어두면 멋진 모습이 연출된다. 그 메시지와 소망이 대기 속에 퍼져나가면서 세상을 채워가는 모습을 상상해 보라. 햇빛과 바람과 빗속에서 자연스럽게 바래게 두고, 매년 새로운 것을 만들어라.

- 가능성 탐구하기 -

무엇이 진실인가? 무엇이 사실인가? 그것이 존재하는가? 어떤 관점에서 그것은 사실 혹은 진실인가? 사실이나 진실에 집착해 정해진 대답을 찾는 것보다 질문하는 것이 더 중요할 수 있다. 무엇이 가능한가? 나에게 가능한 것은 무엇인가? 이 같은 질문에 대한 대답은 쉽게 찾을 수 없다. 그런데 이렇게 답이 정해지지 않은 문제를 생각할 때 우리의 뇌는 치유되고 건강을 되찾는다. 말랑말랑하고 유연하며 성장하는 뇌는 나이를 먹음에 따라 정해진 이름과 사실들로 가득 차서, 매번 같은 신경 전달 통로만 반복적으로 이용해 선형적 사고를 하는 딱딱한 뇌로 변해 간다. 상호 연결된 신경세포를 계속 성장하게 할 수 있으면 말 그대로 뇌를 젊게 유지할 수 있다. 뇌가 새로운 것에 잘 적응할 수 있다는 뜻이다. 그 방법은 대답이 정해지지 않는 것을 계속 생각하는 것이다.

대답보다 질문을 더 많이 하라. 그냥 단순히 "왜 그럴까?"라고 물어라. 질문을 하지 않고 대답을 찾기 시작한 것이 언제부터였는지 생각해 보라. 대부분 그것은 아마 어린 시절이 끝날 무렵이었을 것이다. 수많은 질문을 던지던 때로 돌아가 그 무수한 가능성을 열어두어라. 모든 대답이 가능하도록 열어두어라.

"왜 그럴까…?"라고 묻고, 대답 대신에 그 질문에 대해 계속 생각하라. 얼마나 오랫동안 그 호기심을 유지할 수 있을 것 같은가? 1분? 10분? 하루? 평생? 사실을 알아내거나 대답으로 생각을 마무리하지 않고 얼마나 오랫동안 계속 질문에 대해 생각할 수 있는가? 우리 내부에는 대답하려는 강력한 충동이 있다. 그러한 충동을 대답으로 채우지 않고 질문을 유지하는 시간을 늘리도록 노력하라. 무한한 가능성과 호기

심 속에 머물면서 의미, 자유, 기쁨을 찾아가는 것은 정신에 최고의 치유를 제공한다. "무엇이 가능한가?" 대답하기 더 어려운 질문을 던져라! "나는 무엇을 상상할 수 있는가?", "나는 무엇이 궁금한가?", "나는 무엇을 바꿀 수 있는가?" 무한한 가능성과 해답에 대해 생각하면 새로운 희망을 얻게 되고, 따라서 더 건강해질 수 있다.

· 준비물
자연에서 발견된 물체

· 방법
맨발로 밖에 나가 접지된 상태로 10분간 걸으면서 주의를 끄는 자연 속 물체가 있는지 찾아보라. 당신이 손으로 잡을 수 있으면 된다. 돌이든, 작대기든, 나뭇잎이든, 꽃이든 상관없다. 쓰레기조차도 괜찮다. 이 물체를 10분간 손에 쥐고 오직 그것에 대해서만 생각하라. 대답이 정해져 있지 않은 질문을 던지고 대답하려고 하지 마라. 얼마나 오랫동안 이것을 유지할 수 있는가?

예를 들어, 그것을 돌이라고 하면 다음과 같은 질문을 던질 수 있다.

· 이것의 무게가 얼마일까….
· 이것은 무엇으로 만들어져 있을까….
· 내가 이것을 얼마나 멀리 던질 수 있을까….
· 공룡이 살아있을 때 이것도 있었을까….
· 가운데에 회색 줄무늬가 있는 것은 왜일까….
· 물수제비를 만들며 호수 위를 날아갈 수 있을까….
· 이것을 마지막으로 만진 사람은 누구일까….

· 1년 뒤, 10년 뒤, 100년 뒤에 이것은 어디에 있게 될까….

· 이 돌은 이제까지 무엇을 보았을까….

· 이 돌은 이제까지 무엇을 경험했을까….

얼마나 오랫동안 질문들을 계속할 수 있는가? 두세 개밖에 질문을 할수 없었다면, 더 오랜 시간 동안 대답을 찾지 않고 질문만 계속하는 것에 편안함을 느낄 때까지 이러한 연습을 일상적으로 하라. 어쩌면 그돌과 관련된 멋진 아이디어를 얻을지도 모른다. 어쩌면 그 돌이 어린시절의 기억을 떠오르게 할지도 모른다. 그리고 그 기억을 그림으로 그릴지도 모른다. 어쩌면 그날 밤 그 꿈을 꿀지도 모른다. 어쩌면 그것에대해 시를 쓸지도 모른다. 그리고 어쩌면 이제까지 의식하지 못했던 것을 깨닫게 될지도 모른다.

언어로 된 이름에 만족하지 않고 궁금해한다는 것은 이 우주에 대해열려 있다는 것이다. 그리고 모든 건강과 치유의 가능성에 대해서도 열려 있다는 것이다. 만약 접지된 상태로 10분을 보내고, 어떤 물건을 선택하고 그것에 대해 질문을 하면서 10분을 보낸다면, 접지된 치유 상태로 20분을 보내는 것이 된다. 이것은 명백하게 이득이다.

정해진 이름이나 사실은 흥미를 떨어뜨릴 수도 있다. 또한 그것들은우리가 실제로는 아무것도 모르는데도 무언가를 알고 있다고 착각하게 할 수도 있다. 무언가에 이름을 붙인다는 것이 반드시 그것을 알거나 이해했다는 것을 의미하지는 않는다. 오히려 이름을 붙이고 나면 우리는 그것을 더 잘 알려는 탐구를 끝내게 된다. 그것이 가지고 있던 무한한 가능성이 붙여진 이름으로 한정되어 버린다. 이름을 붙이면 가능성은 사라져버린다. 우리는 우주에 대해 모든 것을 알 수 없다. 그것을 잘게 부수어 사실 속에 욱여넣을 수 없다. 그렇게 하면 우주의 매력과 신비로움은 사라져 버린다. 생명 그 자체는 사실과 이름을 초월하는 것이다. 당신은 세포 속으로, 원자 속으로, 원자들 사이의 공간 속으로 들어갈 수 있는가? 그리고 그 모든 것의 형태와 의미를 개념화할 수 있는가? 그것은 이해를 넘어선 것이다. 분자 단위로 내려갔을 때, 혹은 저 광활한 우주로 올랐을 때 우리가 발견하는 것은 더 많은 질문들이다. 그런 질문을 가지고 꿈을 꾸고, 이야기를 만들고, 궁금해하면서 우리는 성장한다. 질문을 계속할수록 새로운 궁금증이 생겨난다. 대답에 대한 관심을 덜 가질수록 가능성에 대한 관심을 더 얻을 수 있다.

계절에는 대자연과 함께 기념할 일이 많이 있다. 이 섹션에서는 야외에서 봄철 접지 파티를 여는 방법에 관한 몇 가지 아이디어를 제공한다! 3월에는 춘분이 있고, 4월에는 지구의 날이 있는데, 그중 하나를 골라 기념해도 된다. 물론 파티를 두 번 열어도 된다! 계획을 세워보자.

～ 봄 활동 17 ～
- 봄철 접지 파티 아이디어 -

• 페디큐어 스탠드

발에 있는 죽은 피부로 된 두꺼운 굳은살은 지구와의 접촉을 가로막는 장벽으로 작용한다. 봄은 혹독한 겨울 동안 쌓였던 죽은 피부를 발에서 모두 벗겨내고 다가올 따뜻한 계절을 맞이하도록 준비할 만한 가장 좋은 시간이다! 파티에 페디큐어 스탠드를 설치하고, 손님들이 파티에 도착하면 먼저 그곳에 들르도록 만들어라. 손님에게 신발을 벗어 던지고 따뜻한 비눗물 속에 발을 담그도록 하라. 원한다면 각질 제거제, 각질 제거기, 혹은 그 밖의 발 관리 도구, 몇 장의 작은 타월, 그리고 무독성의 매니큐어를 제공하라. 손님들의 발이 깨끗해진 후에는 파티하는 동안에도 맨발을 유지하도록 하라. 손님들에게 제공할 천연 발 각질 제거제는 유기농 올리브오일에 유기농 그래뉴당이나 사용한 커피 찌꺼기를 섞어서 간단히 만들 수 있다. 대략 올리브오일 1에 설탕이나 커피 찌꺼기 3 비율로 섞어라. 이것으로 끝이다. 각질을 벗겨낸 발에 보습제로 이용하도록 유기농 코코넛오일도 제공하라.

• 새장 스탠드

손님들이 DIY 새장을 만들면서 즐거운 시간을 보낼 수 있게 스탠드를 설치하는 것도 좋다. 리사이클을 위해 모아 둔 낡은 플라스틱 음료수병, 우유갑, 깡통을 제공해도 되고, 아니면 일곱 개로 잘려져 있어 조립하고 색칠하기만 하면 되는 DIY 새장 조립 키트를 제공해도 된다. 키트의 조립 방법은 인터넷에서 쉽게 찾을 수 있다. 여기서는 창의력을 발휘해 자유롭게 만들어라. 어린이 손님을 위해서는 이미 조립되어 구멍도 뚫려 있는 새장을 준비해서 원하는 대로 색칠하고 반짝이와 스티커로 장식하기만 하면 되게 하라.

• 보디 페인팅

이것은 정말 재미있다. 어른들도 피부에 색칠을 할 때는 광란의 상태에 빠진다! 다양한 색깔의 보디 페인트를 여러 통 준비하라. 시중에 많은 페이스 페인팅 세트가 판매 중이다. 예를 들면 무독성 친환경 세트인 내추럴 어스 페인트(Natural Earth Paint)가 있다. 봄을 기리기 위하여, 맨발, 맨다리, 맨팔을 기리기 위하여 색을 칠하라! 아무런 디자인도 필요 없다. 그냥 자유롭게 아름답고 화려한 색을 칠하면 된다. 피부, 머리카락, 얼굴에 발라 반짝거리게 하는 보디 글리터를 함께 준비하는 것도 좋다.

• 물 미끄럼

이것이 있으면 야외 파티가 더 즐거워질 뿐 아니라, 집에 돌아가기 전에 보디 페인팅을 지우기도 좋다. 물 미끄럼틀을 사는 것은 어렵지 않지만 스스로 만들 수도 있다. 사용 가능한 호스, 튼튼한 플라스틱 시트 혹은 두꺼운 방수포, 그것을 고정할 작은 말뚝이나 앵커 핀, 그리고 더 미끄럽게 하려면 주방용 세제(강력 추천)만 있으면 된다. 가능하면 방수포를 완만하게 경사진 언덕에 놓아라. 아주 살짝이라도 경사져 있으면 물 미끄럼은 더 재미있어진다! 방수포의 양옆과 끝을 고정하고 미끄럼틀 아래쪽으로 주방용 세제를 쏘아라. 이때 말뚝이나 핀이 땅에 완전히 박힐 수 있게 튀어나온 부분이 없도록 하라. 물을 뿌리고 흠뻑 젖으면 세기를 줄인 다음 계속 미끄럼틀 위로 약하게 흘려서 젖은 상태를 유지하라. 손님들이 순서대로 미끄럼을 타게 하라. 보는 것도 참가하는 것만큼 재미있다!

• 피크닉 연회

야외 파티는 단순하게 하라. 모든 사람에게 나누어 먹을 음식을 가져오도록 요청하라. 포틀럭 파티가 가장 좋다. 음식 준비에 따른 스트레스가 없고, 음식 종류가 매우 다양해질 뿐 아니라, 음식 준비 부담이 적기 때문에 다음에도 파티를 주최할 가능성이 커진다. 손님들이 마실 수 있도록 레모네이드, 펀치(*역자 주: 술·설탕·우유·레몬·향료를 넣어 만드는 음료), 알코올음료, 그리고 물 정도만 준비하고, 함께 먹을 음식은 모두에게 가져오도록 부탁하라. 거기에 두루마리 휴지 정도만 더 준비하면 된다! 더 이상 할 것은 없다. 손님들이 가져온 과일 꾸러미, 데블드 에그(*역자 주: 삶은 달걀을 세로로 자르고 노른자를 빼서 마요네즈 따위와 섞은 다음 흰자 위에 다시 얹은 요리), 후무스(*역자 주: 병아리콩 으깬 것과 오일, 마늘을 섞은 중동 지방 음식)와 피타 칩, 핫도그, 샌드위치, 파스타 샐러드, 컵케이크, 브라우니 등등을 함께 즐기면 된다.

• 파티 선물

꽃씨 꾸러미 : 지난해 정원의 말린 꽃송이에서 씨앗을 모아 두었다면, 한 자밤씩 봉투에 넣어 파티 선물로 나누어 주어라. 모아 둔 씨앗이 없다고 걱정할 필요는 없다. 들꽃 씨앗은 매우 저렴하다. 여러 종류의 들꽃이나 그 밖에 꽃가루 매개 곤충들이 좋아하는 꽃씨를 사서 손님들에게 선물해 원하는 곳에 심도록 하라.

• 파티 선물들

묘목 : 손님들이 집에 갈 때 묘목을 가지고 가서 심을 수 있게 하는 것도 좋은 아이디어다. 가구와 종이 등을 만들기 위해 매년 1500만 그루 이상의 나무가 베어지고 있는데, 우리는 그것을 당연시하고 있다. 그것은 1분에 5만 그루가 넘는다. 종이 제품 소비를 줄이고 될 수 있는 한 리사이클 하는 것 외에도 매년 한 그루의 나무를 심어 세상을 더 푸르도록 돕는다면, 그것은 우리가 사는 지구를 아름답게 할 뿐 아니라 서로에게 그리고 우리 아이들에게 나무를 심고, 기르고, 아끼고, 보호하는 것이 얼마나 소중한 일인지를 알려주는 데도 도움이 된다. 손님이 집에 갈 때 당신이 사는 지역에서 자라는, 키우기에 힘들지 않은 묘목을 가지고 갈 수 있도록 하라. 묘목은 가족 및 친구와의 특별한 시간을 기념하기에 좋은 친환경적인 선물이다. 또한 나무는 자라면서 그 밤의 추억을 계속 생각나게 할 것이다!

1주일 루틴

매일 접지하면서 치유를 실천하는 데 모든 것이 성장하고 변화하는 봄
보다 좋은 계절이 또 있을까? 여기 내가 제안하는 봄철에 맞는 1주일 루
틴이 있다. 다음 활동 중에 골라서 자신의 봄철 루틴을 만들어 보라!

- 일요일 : 정원에서 식물을 보살피면서 접지하며 오후를 보내라.
- 월요일 : 저녁에 맨발로 미로 산책을 하라.
- 화요일 : 점심시간 쓰레기 줍기 전후에 접지하라.
- 수요일 : 야외에서 누워서 봄철 각성 명상을 하라.
- 목요일 : 야외에서 맨발 상태로 피크닉하며 저녁 식사를 즐겨라.
- 금요일 : 편안하게 조류 관찰을 하면서 1주일을 마무리하라.
- 토요일 : 베리 수확 체험 농장으로 주말여행을 하라.

친구, 가족, 사랑하는 사람과 춘분 혹은 지구의 날 파티를 하며 이 계
절을 마무리하고, 이 봄철에 세계가 깨어나는 것을 보면서 야외에서 가
능한 한 많은 접지 시간을 가져라.

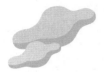

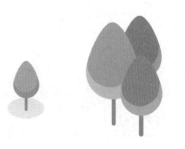

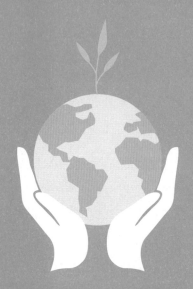

지.구.처.방.전.

3부

더 많은 탐색과 통합을 위한 방법

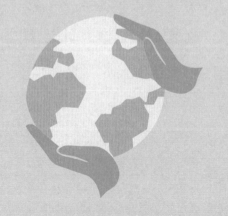

8장

접지에 대해
가장 많이 묻는 질문에 대한 답변

이제까지 매일, 그리고 매주의 접지 실천을 통해 계절의 리듬과 우리의 생명 리듬을 통합시키는 많은 방법을 살펴보았다. 이러한 제안 중 일부를 시도하여 에너지가 증가됨을 느끼고, 평온함과 기쁨을 느끼고, 더욱 중심이 잡히는 느낌을 받게 되기를 희망한다.

10년 이상 접지를 연구하고 그것의 치유 효과를 환자들에게 소개해 온 경험을 통해 접지에 대해 특정한 질문이 자주 제기된다는 것을 알았다. 이러한 질문들은 아마도 독자들도 가지고 있을 것이다. 따라서 당신이 접지를 시작하기 전에 궁금하게 생각할 문제에 대한 해답을 제공하고자 한다.

Q : 접지 효과를 증진시키기 위해 내가 할 수 있는 일이 있는가?

A : 그렇다! 몸의 전도성을 향상시켜 접지에 적합하도록 하기 위해 여러 가지를 할 수 있다. 몸에 수분을 유지하고, 미네랄이 부족하지 않도록 주의하고, 몸에서 각질을 제거하고, 촉촉한 피부를 유지하는 것이다.

전도성은 퍼텐셜 기울기에 따른 움직임과 흐름이다. 인간의 몸속에 전도성이 있으려면 두 가지가 필요하다. 그것은 물과 전해질이다. 이 둘은 전기 퍼텐셜이 세포에서 세포로 흘러 즉각적으로 몸 전체에 퍼지게 하는 전해질 용액을 만든다. 탈수되어 있거나 미네랄이 부족하면 몸의 전도성은 감소한다. 따라서 접지를 하기 전과 후에는 물을 많이 마시고, 미네랄이 풍부한 음식을 챙겨 먹어야 한다.

이러한 음식에는 견과류, 씨앗, 콩, 렌틸콩, 클로렐라, 스피룰리나, 켈프와 그 밖의 식용 해초, 사골 육수, 짙은 녹색 채소, 아보카도, 자연산 생선, 발효 식품, 방목한 닭이 낳은 달걀, 풀 먹인 소 고기, 치즈와 버터 등이 있다. 혹은 추가로 많은 양의 마그네슘, 칼슘, 포타슘을 세포에 공급해 주는 미량 미네랄 보충제를 섭취하는 것도 좋다. 우리는 현재 토양이 침하된 사회에서 살고 있기 때문에 음식만으로 미네랄을 충분히 섭취하기는 거의 불가능하다. 따라서 대부분의 사람은 검사를 해보면 미네랄 보충제가 필요하다. 죽은 피부 세포를 제거하기 위해 몸을 드라이 브러싱 하고, 발의 각질을 제거하기 위해 정기적으로 발을 관리하라. 나무의 두꺼운 껍질이 에너지 흐름을 막듯이 죽은 피부의 두꺼운 층도 접지를 저해한다.

죽은 피부를 제거해서 지구의 에너지가 촉촉한 피부에 접근하기 쉽게 하라. 그러니 발 관리를 열심히 해라. 이건 의사의 지시다! 마지막으로, 죽은 세포를 벗겨내거나 드라이 브러싱 한 후에 새롭게 드러난 부드럽고 빛나는 피부에 천연 보습제를 이용해 수분을 공급하라. 참고로 나는 유기농 코코넛오일을 가장 좋아한다. 매일, 특히 목욕이나 샤워 후에는 몸에 유기농 코코넛오일이나 그 밖에 자신이 좋아하는 스킨로션을 잊지 않고 바르는 습관을 가짐으로써 몸 안과 밖의 수분을 유지해 접지의 효과를 높여라.

Q : 잔디가 화학약품으로 처리가 되었을 때도 접지해도 괜찮은가?

A : 농약이 금방 뿌려진 후에는 야외 접지를 권장하지 않는다. 농약은 치매[62], 자폐증[63], 그리고 림프종[64] 같은 암을 유발하는 등 장기적으로 해로운 영향을 끼친다는 것이 밝혀졌다. 농약, 살충제, 화학비료 성분을 포함하고 있는 가정용 제품, 정원 관리 제품, 마당 관리 제품을 사용하지 마라. 화학약품으로 처리된 공공장소에서 접지한다면, 땅을 흠뻑 적실 정도로 비가 온 직후나 화학약품이 뿌려지고 적어도 48시간 지나서 하라.

Q : 야외에서 접지할 때 어떻게 햇빛에 따른 손상을 막는가?

A : 햇빛 노출로부터 자신을 지킬 수 있는 방법은 많으므로 햇빛 노출이 두렵다고 집에만 있어서는 안 된다. 첫째, 야외에 나갈 때는 햇빛이 가장 강한 시간을 피하라. 구체적으로 오전 10시부터 오후 3시 사이는 피하라.

햇빛이 덜 강한 이른 아침이나 저녁 햇살을 쐬도록 하라. 두 번째 방어 방법은, 야외에 있을 때는 항상 모자와 선글라스를 착용하는 것이다. 이 하나만으로 우리 몸에서 가장 많이 노출되는 두 부위, 얼굴과 눈을 지킬 수 있다. 귀와 목도 보호해 주는 챙 넓은 모자를 쓰고, 노화에 따른 백내장의 주요 원인이 되는 자외선 노출로부터 눈을 지키기 위해 선글라스를 착용하라. 세 번째 방법은 셔츠, 래시가드(햇빛 차단 스포츠웨어), 스카프, 햇빛 차단 바지와 같은 자외선 차단 옷을 입는 것인데, 이것은 실제로 자외선 차단제보다 효과적이다.

마지막 방어 방법은 미네랄이 함유된 논나노(non-nano) 자외선 차단제를 바르는 것이다. 화학적 차단제나 위험한 보존제가 함유되지 않은 자외선 차단제 혹은 로션이나 파우더를 이용하라. 이산화타이타늄이나 산화아연을 유효성분으로 이용하는 자외선 차단제를 선택하고, 옥티녹세이트, 옥시벤존, 아보벤존 같은 화학적 자외선 차단제는 피하라. 아침이나 저녁에만 야외에 나가고 모자와 선글라스를 착용한다면 평생 건강하게 햇볕에 노출될 수 있다. 야외에 오래 있거나 한낮에 야외에 나가는 경우에는 미네랄 자외선 차단제를 바르고 자외선 차단 의류를 입으면 피부 손상 없이 지구와 연결될 수 있다.

Q : 야외에서 접지하는 동안 벌레에 물리지 않게 할 수 있을까?

A : 시더유(cedar oil)로 자연스럽게 벌레를 차단할 수 있다. 시더유는 출입구, 현관, 창문 주위와 벌레가 보이는 집의 안과 밖 어디에라도 분사할 수 있고, 사람 피부와 애완동물 피부에 직접 분사해도 된다. 시더유를 피부에 직접 바르면 벌레가 달라붙는 것을 막는 데 도움이 된다. 이것이 모기나 진드기 물림을 피하기 위해 내가 권하는 최고의 방법이다. 시더유는 날아다니는 곤충뿐 아니라 진드기도 격퇴한다. 내가 이것을 너무 자주 쓰는 바람에 시더유는 내 딸에게 '어린 시절의 냄새'가 되었다. 딸아이는 내가 시더유를 뿌릴 때마다 그 말을 하면서 향기를 맡는다. 그 모습이 얼마나 흐뭇하던지! 세이지나 향을 마당에서 태워 벌레를 물리칠 수도 있다.

저녁을 먹는 동안 그것을 야외 테라스용 테이블에서 태우면 날벌레가 음식 주위에서 날아다녀 식사를 망치는 것을 막는 데 크게 도움이 된다. 아니면 더 좋은 것은, 여름철에 화덕이나 모닥불 근처에 있다면 그냥 세이지 스틱 한 통을 불에 던져 넣어라. 세이지 향 연기는 모기와 그 밖의 성가신 벌레들을 넓은 범위에서 쫓아낸다. 그것은 매우 효과가 좋다. 세이지 스틱을 모닥불에 던져 넣으면 벌레를 막기 충분하다. 추가로 벌레 스프레이를 뿌릴 필요가 없다.

Q : 진드기 물림을 막기 위해 나는 무엇을 할 수 있는가?

A : 시더유는 진드기도 막아주기 때문에 진드기 물림을 막기 위해 시더유를 노출된 피부의 모든 부위에 발라라. 라임병이 가장 잘 알려져 있지만 그 외에도 진드기가 옮기는 질병이 다양하게 존재한다. 그 위험성을 충분히 알고 있을 필요가 있다. 진드기 물림 위험성을 극적으로 줄일 수 있는 방법에는 다음과 같은 것들이 있다.

- 마당과 야외 공간의 식물들을 손질해 두고, 잎이나 그 밖의 쓰레기는 치워두어라.
- 닭 몇 마리를 낮에 방목하라. 닭들은 진드기 등의 해충을 잡아먹는다. 물론 닭을 기르는 것은 신중하게 생각해야 한다. 순전히 진드기 구제만을 목적으로 닭을 길러서는 안 된다. 애완동물을 키운다는 각오로 닭을 길러야 한다. 그러면 이제까지 길러본 어떤 애완동물만큼이나 닭도 사랑하게 될 것이다!
- 풀을 깎아서 다듬고 손질한 마당에 해충이 들어오지 못하도록 울타리나 다른 막이를 설치하라.
- 진드기가 있는지 확인하면서 애완동물을 매일 빗질해주고, 진드기가 많은 늦봄, 여름 내내, 그리고 초가을에는 애완동물을 침실에 들이지 말고, 겉에 천이 씌워진 가구에도 애완동물이 닿지 않게 하라.

또한 밖에 나갔다 온 후에 진드기가 있는지 몸을 철저히 확인해야 한다. 진드기가 피부에 들러붙기 전에 발견하면 진드기가 옮기는 모든 질병의 전파를 완전히 막을 수 있다. 밖에서 일을 하고 돌아온 후에는 옷을 벗어 곧장 빨래통에 넣고, 몸을 씻기 위해 샤워실로 직행할 것을 권한다. 옷, 정원 장갑, 하이킹 부츠 등등, 그리고 옷 벗고 샤워하기 전에 침구와 수건을 만졌다면 그것들까지도 다 같이 건조기에 돌리면 눈에 보이지 않는 진드기를 죽일 수 있다. 높은 온도에서 한 시간, 혹은 낮은 온도에서 90분을 돌리면 된다. 이 방법을 이용하면 신발 등 빨 수 없는 것 속에 있는 진드기도 죽일 수 있다.

진드기가 있는지 확인하면서 샤워하는 동안 옷을 건조기에 돌리면 라임병, 로키산홍반열, 그리고 그 밖의 진드기가 매개하는 질병을 막는 작업을 완수했다고 할 수 있다. 진드기가 이미 피부 속에 박혀 있다면, 핀셋을 이용해 부드러우면서도 확실하게 뽑아내고 검사를 위해 뽑아낸 진드기를 보관해 두어라. 촉촉한 종이 타월과 함께 비닐 지퍼백에 넣으면 된다. 그래야 그 진드기가 어떤 질병을 옮기지는 않았는지 확인할 수 있다. 그렇게 하면 혹시나 진드기에게 병이 옮지는 않았는지 걱정하지 않아도 된다.

어떤 증상이 나타날 때까지 기다리지 말고 진드기 검사를 의뢰하라. 진드기를 지역에 있는 병원에 보내거나 이곳(http://www.tickreport. com)으로 보내면 3일 후에 결과를 알려줄 것이다. 진드기 검사 결과를 기다리는 동안 비타민D, 비타민C, 프로바이오틱스, 에키네시아, 엘더베리 같은 보충제로 면역체계를 강화하는 것도 좋다. 아직 보충제를 먹고 있지 않다면 진드기에 대한 노출이 의심된 직후에 바로 먹기 시작하라. 그러면 진드기에 대한 노출이 아직 어떤 증상을 일으키기 전에 질병을 치유하는 데 도움이 될 수 있다. 이제 진드기 물림을 피하고 물린 다음 해야 할 매우 효과적인 정보를 얻었으니, 계속 야외에 나가서 매년 봄, 여름, 가을에 대자연이 가져다주는 아름다움을 두려움 없이 즐겨라.

Q : 접지를 어떻게 내 아이들에게 소개할 수 있을까?

A : 어릴 때 접지에 대해 알려주면 아이들이 지구와 자주 접촉하는 건강한 라이프스타일을 가질 수 있어 그들의 평생 웰빙을 도울 수 있

다. 어릴 때는 요즘 같은 전자 시대에 스마트폰 화면, 컴퓨터, 텔레비전에 주의를 빼앗겨서 지구와 접촉이 끊기기 쉽다.

아이들에게 매일 지구를 만지는 습관을 가르치는 것은 엄청나게 중요하다. 부모로서 당신이 할 일은 몸에 흙을 묻혀도 괜찮다는 것을 명확히 알려주는 것이다. 그날 밤 목욕이나 샤워를 한다면 마음껏 흙을 묻혀도 된다고 얘기해 주어라. 아이가 아프거나, 불안해하거나, 화가 났을 때마다 그것을 치유하는 도구로써 접지를 이용하기 바란다.

아이들을 밖으로 데리고 나가 땅 위에 눕게 함으로써 다른 치유 양식을 보완하도록 하라. 예를 들어 아이들이 멍 들었을 때 상처난 자리에 얼음을 대는 동안 함께 야외의 보도에 앉아라. 아이들이 머리가 아프면 이부프로펜의 효과가 나타나기를 기다리는 동안에 담요를 펴고 잔디 위에 함께 앉아 이야기책을 읽어 주어라. 지구는 우리가 살아가는 동안 계속해서 우리의 치유를 도울 것이다. 어린 시절 아이들에게 이것을 알려주면 그들은 평생 그 치유 효과의 도움을 얻을 것이다.

아이가 하루 종일 집안에서 힘들게 보낸 날에는 잠자리에 들기 전에 20분 동안 밖에 나가서 달을 보고 긴장을 풀 수 있도록 하라. 학교에서 집에 돌아온 후에 아이가 애완견과 함께 맨발로 나가 놀게 하라. 시험을 앞두고, 혹은 새로운 친구를 사귀는 것에 불안을 느끼면 밖에 나가 잔디 위에서 함께 점핑 잭을 하라. 더운 여름에 스프링클러 밑에서 혹은 호스를 가지고 맨발로 놀 수 있게 하라. 아이들이 밖에 나가 사방치기를 하거나 그림 그리는 것을 장려하라. 가능할 때마다 매주 야외에서 가족이 저녁 식사를 하는 등 실내 활동을 야외로 옮겨라.

아이들에게 접지하는 습관을 가르쳐서 아이들이 접지를 매일 하는 식사, 수분 섭취, 수면만큼 중요한 건강한 라이프스타일의 일부로 간주하도록 하라. 나는 아이에게 접지를 소개하는 데 도움을 줄 수 있는 그림책 《처음부터(From the Ground Up)》를 출판한 적도 있다. 자료 섹션을 참조하라.

Q : 신체 표면이 더 많이 땅에 닿을수록 좋은 것인가?

A : 내가 가장 많이 받은 질문 중 하나이다. 그리고 이 책을 쓰게 된 직접적인 계기 중 하나다! 인간의 몸은 전도성을 가지고 있다. 몸속에 있는 하나하나의 세포는 모두 전도성을 가지고 있다. 하나의 세포가 땅에 닿으면 몸 전체가 땅에 닿는 것과 마찬가지다. 따라서 한 발 혹은 한 손가락으로 지구를 만지는 것에는 해변 모래에 목까지 잠기게 파묻히는 것과 똑같은 접지 효과가 있다! 몸의 일부만 땅에 닿아도 접지가 된다. 가장 좋은 것은 쉽게 할 수 있는 방법, 실제로 실천할 수 있는 방법으로 접지하는 것이다.

공원의 피크닉 테이블 아래에서 신발을 살짝 벗든, 점심시간에 보도에 앉아 손으로 바닥을 만지든, 오솔길을 걸을 때 손가락으로 나무와 꽃을 만지든, 정원을 가꾸며 손으로 흙을 만지든, 저녁 먹은 후에 맨발로 애완견을 산책시키든, 주말에 나무 밑에서 낮잠을 자든, 이 모든 것은 접지 실천이며, 똑같은 치유 효과를 가진다.

Q : 지구와 더 오래 접촉할수록 좋은 것인가?

A : 매우 좋은 질문이다. 접지를 오래 하면 그만큼 효과가 축적된다는 이점은 있지만, 접지의 효과는 즉각적이기 때문에 아무리 짧은 시간 접지하더라도 효과를 얻을 수 있다. 우편물을 가지러 맨발로 걸어갔다오는 시간, 혹은 하이킹 중간에 나무에 기대는 시간이 겨우 30초밖에 안된다고 해서 접지할 기회를 포기하지 말기 바란다.

일단 접지가 되면 단 몇 초만에 피부 표면의 전도도가 몸 전체에 걸처 변화하고 근육의 긴장이 줄어든다. 몇 초가 몇 분으로 바뀌면, 슈만 공진으로 인해 신경 시스템이 차분해지고, 고통이 줄고, 기분이 고양됨을 느낄 수 있을지 모른다. 더 시간이 지나서 몇 분이 몇 시간으로 바뀌면 신진대사가 활성화되고, 몸의 모든 기관에 영향을 미치는 혈액 순환이 원활해진다. 매일 접지하면 야간 회복 수면이 개선되고, 스트레스 호르몬이 정상화되고, 염증이 줄고, 건강 효과가 축적되기 시작해 눈에 띄는 건강 효과를 얻을 수 있다.

Q : 땅을 만졌을 때 아무 느낌이 없어도 여전히 효과가 있는가?

A : 앞선 질문에 자연스럽게 이어지는 것으로, 많은 사람이 접지 후에 차이를 못 느껴도 여전히 건강 효과가 있는지 궁금해한다. 대답은 분명히 있다는 것이다. 우리가 변화를 느끼는지의 여부와 몸속 세포의 실제 변화는 상관이 없다. 세포들은 접지의 효과를 보고 있다. 거시적 수준에서 몸에 어떤 변화를 느끼지 못할지도 모르지만, 미시적 수준에서는 전자가 몸 전체를 돌아다님에 따라 혈액은 더 잘 흐르고, 중추신경계는 안정되고, 염증은 감소되고, 몸이 겪은 손상은 줄어든다.

많은 의학적 질병이 우리가 증상을 느끼기 전에 시작되었다는 것을 생각해 보라. 우리가 증상을 느꼈다고 해서 바로 질병이 생기는 것도 아니고, 증상을 느끼지 못했다고 해서 질병이 사라진 것도 아니다. 마찬가지로 접지로 인해 세포 수준에서 즉각적인 변화가 시작되었다고 하더라도, 그러한 변화를 우리가 느낄 수 있을 때까지 어느 정도 시간이 걸리는 것은 자연스러운 일이다. 즉각적 효과를 느끼지 못했다고 해서 좌절하고 접지를 멈추지 마라. 우리 몸에는 접지의 효과가 서서히 쌓여가고 있다. 우리는 세포 하나가 치유되거나 잘 기능하거나 성장하는 것을 느낄 수 없다. 몸 전체가 더 잘 기능하기 시작할 때 비로소 느낄 수 있다. 사람에 따라 다르지만, 어떤 질병이나 문제에 대해 즉각 효과를 느끼지 못했다고 해서 접지의 효과가 없는 것은 아니다. 효과는 계속 쌓여서 앞으로 올 미래의 건강에 영향을 줄 것이다. 접지를 계속해서 실천하라!

Q : 실내에서 접지하는 것은 가능한가?

A : 전혀 문제없다. 이 책에서도 얘기했듯이, 실내에서 접지할 수 있는 창조적인 방법이 무궁무진하다. 시멘트(콘크리트의 구성성분)와 콘크리트는 모두 전도성을 가지고 있다. 따라서 콘크리트로 이루어진 집의 바닥, 차고나 지하실의 바닥, 아파트 건물의 콘크리트 바닥층 혹은 주차장 바닥은 모두 땅에 닿아 있다. 테라스, 창고, 심지어는 당신이 사는 지역에 있는 공원의 피크닉 쉼터도 모두 땅에 닿아 있다.

이 외에도 밖에 접지 말뚝을 박고 접지선을 연결해 그것을 창문이나 문을 통해 끌어들일 수도 있다. 접지 말뚝 만드는 방법에 대해서는 6장을 참조하면 된다. 거동이 불편하거나 그 밖에 다른 문제가 있어서 야외에 나가 땅을 직접 밟을 수 없는 사람들은 바깥의 지구와 직접 끈으로 연결되는 실내 접지 도구를 이용할 수도 있다. 실내 접지 도구에 대해서는 자료 섹션을 참조하라.

Q : 나무는 땅에 닿아 있는가?

A : 그렇다. 지구에 뿌리를 박고 있고, 살아 있고, 성장하는 모든 것은 땅에 닿아 있다. 풀잎, 덤불, 덩굴, 나무, 꽃, 잎, 싹, 관목은 모두 땅에 닿아 있기 때문에 그것을 만지는 것만으로 접지할 수 있다. 지구에 뿌리를 박고 살아 있는 식물의 어느 한 부분을 만지면 즉각적으로 접지된다. 하지만 지구에서 뽑힌 식물, 예를 들어 테라스에 있는 화분 식물

이나 실내 화분에 있는 화초는 땅에 닿아 있지 않다. 접지 말뚝에서 접지선을 끌어들여 그 식물과 연결하지 않는 이상 그 식물을 만진다고 접지 효과를 주지는 않는다.

흙, 돌, 모래도 마찬가지다. 지구 표면과 연결되어 있을 때 그것을 만지면 접지할 수 있지만, 지구에서 분리되어 화분에 담기면 접지선을 그 화분과 연결하지 않는 한 그것들을 만져도 접지 효과를 얻을 수 없다. 살아 있지 않은 나무는 야외의 땅 위에 있어도 접지 효과를 주지 않는다. 죽은 나무는 전도성이 없기 때문이다. 따라서 나무로 만든 현관이나 테라스나 바닥은 땅에 직접 닿아 있지만 살아 있지 않아서 접지 효과를 얻을 수 없다. 마지막으로, 몸의 죽은 피부의 두꺼운 각질이 전도성을 차단해서 접지를 막는 것과 꼭 마찬가지로, 말라버린 나무껍질의 두꺼운 층도 접지를 차단한다.

나무에서 가장 전도성이 있는 부분은 가장 수분이 많은 부분, 즉 잎이나 꽃이다. 접지가 효과적으로 이루어지려면 수분이 필요하다. 그렇기 때문에 건조되어 가공된 목재로는 접지할 수 없다. 확실하게 접지를 하기 위해서는 식물의 녹색 부분을 만져라.

Q : 물은 땅에 닿아 있는가?

A : 그렇다! 나는 특히 따뜻한 계절에 물을 통해 접지하는 것을 매우 좋아한다. 물은 접지 효과를 높인다. 또한 물 자체가 땅에 닿아 있기 때문에 굳이 접지를 위해 물 밑의 바닥을 만질 필요가 없다. 호수에서 배를 탈 때 호수의 표면에 손가락을 대면 호수 바닥에 발을 대고 완전히 잠기는 것과 같은 접지 효과를 얻을 수 있다. 야외 풀장의 가장자리에 앉아 발가락을 물에 담그면 풀장의 콘크리트 바닥을 만지지 않아도 접지 효과를 얻을 수 있다. 바다 위에 떠 있으면 바다의 바닥을 만지지 않

아도 접지될 수 있다. 물은 물 밑에 있는 땅과 똑같은 접지 효과를 준다.

Q : 돌은 땅에 닿아 있는가?

A : 그렇다! 시멘트나 콘크리트와 마찬가지로 돌에도 전도성이 있다. 따라서 하이킹복과 하이킹 부츠로 몸과 발을 감싸고 있더라도 하이킹 도중에 멈춰 바위 위에 앉아 물을 마실 때 당신이 피부의 어떤 부분, 이를테면 다리나 손이 어느 하나라도 돌에 닿으면 접지할 수 있다. 강가의 돌, 자갈, 장식용 디딤돌 등도 마찬가지다. 그것들은 모두 전도성이 있어 그것을 만지면 접지할 수 있다.

Q : 보도는 땅에 닿아 있는가?

A : 물론이다. 땅과 직접 닿아 있는 보도의 모든 부분은 접지되어 있다. 땅에 닿아 있는 콘크리트 주차장, 도로 연석, 콘크리트 계단, 콘크리트 길과 통행로도 마찬가지다. 이 모든 것에 맨발로 올라서면 접지가 되어 치유 효과를 얻을 수 있다. 장시간 운전 전후로 차에서 잠시 내려 몸을 쉬게 하는 좋은 방법은 차를 멈추고 도로의 연석에 잠깐 앉아 손으로 콘크리트 연석을 만지는 것이다. 그러나 유의할 점은, 아스팔트는 콘크리트와 쇄석(이 둘은 전도성이 있다)으로 만들어지지만 도로의 방수 기능과 수명을 향상시키기 위해 석유 부산물인 역청이 첨가되어 있다. 안타깝게도 역청은 전도성이 없고, 이것이 돌과 콘크리트를 감싸고 있기 때문에 아스팔트는 접지를 막는다. 접지를 위해서는 아스팔트가 아니라 콘크리트 보도를 만져야 한다.

Q : 야외에 있을 때 애완동물이나 다른 동물들은 땅에 닿아 있는가? 밖에 있는 동안 애완동물을 만지면 접지되는가?

A : 그렇다. 야외에서 애완동물 등의 피부가 땅에 닿아 있으면 그 동물들은 접지되어 있다. 사랑하는 애완동물과 가능한 한 많은 시간을 보도에서, 혹은 애견 공원에서, 혹은 마당이 있다면 마당에서 보내라! 따뜻한 계절에는 애완동물과 함께 접지할 수 있다. 추운 계절에 밖에서 맨발로 다니기 너무 추울 때는 애완동물을 만지기만 하면 그들이 우리 대신에 맨발로 지구 위에 서 있는 동안 우리는 이를 통해 접지할 수 있다. 배, 귀, 코와 같이 털이 없거나 적은 부위를 만져라. 두툼한 털은 열을 차단해서 동물을 따뜻하게 하지만, 피부에 쌓인 두꺼운 각질처럼 접지 효과가 전도하는 것을 막는다. 따라서 두툼한 털을 만지지 말고 애완동물의 귀를 쓰다듬거나, 코에 입을 맞추거나, 배를 오랫동안 문질러주거나, 혹은 털을 마사지하면서 털 밑에 있는 피부에 닿을 수 있도록 하라. 접지를 위해서는 털이 적은 부위가 더 좋다!

Q : 몸에 철심이나 인공관절이 있어도 접지할 수 있는가?

A : 그렇다. 몸에 인공관절이나 철심이 있어도 야외에서 안전하게 접지할 수 있다. 이러한 것들은 일반적으로 쇠로 만들어졌기 때문에 당연히 전도성이 있어 그 주변의 염증을 낮춰주는 효과를 얻을 수도 있다. 의사가 맨발로 땅을 밟지 말라고 특별히 주의를 준 것이 아니라면 (나는 한 번도 들어본 적 없는 일이지만 알 수 없으므로), 밖에 나가 접지해도 된다.

Q : 접지가 너무 부족할 수도 있는가? 접지가 너무 과할 수도 있는가?

A : 간단히 답하자면 둘 다 아니다. 인류가 시작된 이래 인간은 지구와 조화를 이루며 살도록 설계되어 왔다. 우리 대부분이 조상들처럼 땅바닥에 직접 닿아 수면을 취하지는 않지만, 우리는 여전히 접지된 상태

에서 가장 잘 기능하도록 설계되어 있다. 아주 짧게 접지해도 접지는 결코 부족하지 않으며, 하루 24시간 접지되어 있어도 너무 지나치지 않다! 결론: 접지할 시간이 단 몇 분밖에 없다고 해서 접지를 포기하지 마라.

Q : 다른 약을 먹는데 접지해도 되는가?

A : 그렇다! 사실 접지는 건강 상태를 향상시키기 때문에 혈압약, 갑상선 치료제, 혹은 혈액 희석제를 복용하고 있는 경우에는 몸 상태를 지속적으로 관찰해야 한다. 앞서 논의했던 것처럼, 접지는 피가 자연스럽고 더 자유롭게 흐르게 한다. 따라서 혈액 희석제를 복용하고 있는 사람은 접지 실천을 할 때 의사와 상담하고 혈류 상태를 꾸준히 관찰하도록 해야 한다. 피가 너무 묽어져서 출혈 위험이 발생하지 않게 약물양을 줄여야 할 수도 있기 때문이다. 마찬가지로, 접지는 신진대사를 향상시키고 또한 호르몬 균형을 돕기 때문에 갑상선 약제를 복용하고 있는 사람들도 시간이 지나면 신진대사 기능이 치유됨에 따라 약제 복용량을 조정해야 할 필요를 느낄 수도 있다.

혈압약도 마찬가지다. 접지는 미주신경 긴장도를 향상시켜 자연스럽게 혈압을 낮추므로, 정기적으로 접지를 실천하는 사람들은 약물의 양을 줄일 수 있을지도 모르기 때문에 의사에게 알려 자신의 혈압을 관찰하게 해야 한다. 일반적으로 접지를 시작하기 전에 신체검사를 받고 그것을 기준치로 하여 의사가 당신의 건강 상태를 관찰하면서 약 처방을 조정할 수 있도록 하는 것이 좋다.

Q : 자석 이용하기, 혹은 펄스 전자기장 요법(PEMF)이나 경피적 전기 신경 자극(TENS) 같은 전기 요법, 지구의 주파수를 시뮬레이션하는 치료법 등

과 접지의 차이는 무엇인가?

A : 현대 의학은 마침내 인간의 몸이 전도성을 갖고 있다는 것을 이해했기 때문에 치유를 자극하기 위해 자기와 전기 펄스를 이용하는 새로운 치유 양식을 다양하게 시도하고 있다. 이러한 치유법들은 각자 장점을 가지고 있고 많은 것들은 임상적 효과를 보이기도 했지만, 이러한 전자기장은 지구에서 직접 오는 것이 아니기 때문에 시뮬레이션 치유법으로는 실제 접지와 같은 효과를 얻지는 못한다.

어떠한 배터리, 크리스털, 인공 전기 임펄스, 혹은 진동 치료 도구도 우리가 육체적으로 지구에 닿지 않는 한, 우리를 직접 지구와 연결시킬 수는 없다. 어떠한 인공 도구도 지구라는 치유 도구를 따라갈 수는 없다. 접지는 완전히 자연스러운 것이어서 배터리, 전기선, 혹은 그 밖의 인공품을 필요로 하지 않는다. 접지 말뚝과 접지선도 실내에 있을 때 사용하는 보조도구일 뿐이다. 우리 몸은 대자연으로부터 직접적인 도움을 받도록 진화해 왔다. 그것을 대체할 수 있는 것은 없다.

우리가 본래 가지고 있는 건강에 도움을 주는 치유 양식은 많아도 접지는 다른 방식으로는 근접할 수 없는 유일한 치유 양식이다. 또한, 접지는 자연스러운 치유 양식이기 때문에 다른 것들과 같이 사용해도 아무런 문제가 없다. TENS, PEMF, 침술, 기 치료, 보충제, 즙 만들어 먹기, 명상 등등으로부터 효과를 얻을 수도 있지만, 지구와 직접 닿지 않고는 지구가 주는 치유 효과를 얻을 수 없다. 따라서 치유 계획에 접지를 반드시 포함시켜라.

Q : 어떤 유형의 신발을 신어도 접지할 수 있는가?

A : 실제로 그렇다. 접지가 가능한 몇 가지 신발 재료가 있다. 가죽 슬리퍼와 모카신을 신으면 특히 젖어 있을 때 접지할 수 있다. 일반적으

로 태극권 연습 때 신는 것 같은 얇은 양모나 면으로 된 슬리퍼는 접지를 가능하게 한다. 그리고 요즘 시장에는 접지할 수 있도록 밑창에 전도성 있는 삽입물이 들어있는 접지 신발이 등장하기 시작했다. 추천 제품은 자료 섹션을 참조하라. 접지 신발을 신었을 때도 반드시 전도성 있는 바닥 위에 서 있어야 한다. 예를 들어, 아스팔트 위를 걸으면 접지되지 않는다. 발코니나 테라스, 자동차, 집, 상점, 사무실 등 실내에 있거나 땅과 떨어져 있어도 접지되지 않는다. 접지 신발을 신고 접지하는 방법은 맨발로 접지하는 방법과 같다. 즉, 야외에서 직접 땅을 밟고 서거나 콘크리트 같은 전도성 있는 표면 위에 서는 것이다.

Q : 다른 신체 부위보다 발을 통해 접지하는 것이 더 좋은가?

A : 아니다. 전혀 그렇지 않다. 이건 오해다. 접지가 꼭 발을 통해 이루어져야 하는 것은 아니다. 몸 전체가 전도성을 가지고 있기 때문에 어떤 신체 부위라도 몸 전체를 접지하게 할 수 있다.

얼굴을 나무에 대는 것, 손으로 화단을 만지는 것, 맨다리가 보도에 닿게 하면서 앉는 것, 접지되어 있는 다른 사람의 손을 잡는 것 등 이런 방법들은 모두 야외에서 맨발로 서 있는 것만큼 효과적이다. 발을 이용하든, 손을 이용하든, 얼굴을 이용하든, 다리를 이용하든, 팔을 이용하든, 목을 이용하든, 등을 이용하든, 무엇이든 가장 편한 방식으로 하라. 가장 편한 방식으로 해야 더 자주 더 많이 할 수 있기 때문이다! 일상적으로 접지함으로써 이 아름다운 지구를 만끽하고 몸과 마음의 웰빙도 얻어라. 장기적으로 어떠한 웰빙 플랜을 세우든 접지는 그 안에 반드시 포함되어야 한다.

완전히 땅과 연결된
인류라는 비전

당신이 시간을 들여 접지라는 치유 실천을 일상적 삶 속에 어떻게 실천할 수 있을지 나와 함께 탐구한 것을 매우 기쁘게 생각한다. 야외에서 지구에 접지하는 것은 어떤 계절이든 가능할 뿐 아니라, 그것은 우리의 건강을 향상시키는 신나고 재미있는 방법이다. 접지는 내가 아는 가장 즐거운 치유 양식이다. 고통도 없고, 힘들지도 않고, 비용도 들지 않고, 부작용도 없고, 예약할 필요도 없다. 하기에 따라 수동적 활동이 될 수도 있고 능동적 활동이 될 수도 있다.

따라서 자신의 건강을 위해 접지를 포함하는 루틴을 만들어 재미있고 즐겁게 치유를 경험하기 바란다! 내가 항상 환자들에게 말하듯이 치유라는 것은 점점 좋아짐을 뜻한다. 그것이 치유의 목적이다. 또한 치유는 재미있어야 할 뿐 아니라 안심감도 줄 수 있어야 한다!

지구를 통한 치유 경험을 공유하라

나는 개인적 접지 실천이 전 지구적 운동으로 발전해 가기 바란다. 접지는 모든 인류에게 넓은 사회적 수준에서의 변화를 가져다줄 잠재력을 가지고 있다. 접지 혁명이 있을 수 있다. 더 많은 사람이 접지를 하면 더 많은 사람이 자신의 건강을 돌보고 지구와 더 많이 사랑에 빠질 것이다. 그리고 자연스럽게 지구를 더 소중히 여기고자 할 것이다. 지구를 더 소중히 여긴다는 것은 지구와 우리의 관계를, 지구가 제공하는 것을 모두 써버리고 그 과정에서 지구를 엉망으로 만들던 관계에서 아름다운 공생 관계로 바꾸어 가는 것을 의미한다.

우리가 접지의 이점을 사랑하는 모든 사람과 공유하기 시작하면 그러한 결과는 자연스럽게 찾아온다. 우리는 지구와의 연결을 통해 얻게 된 놀라운 치유의 경험을 사랑하는 사람과 공유하기를 원한다. 나는 당신이 접지에 관한 정보를 모든 사람과 공유하기를 바란다. 함께 공유하고 싶은 사람에게 이 책을 무료로 빌려주어라. 건강 문제를 가지고 있는 누군가에게 접지에 대해 말하고 싶은 충동을 느끼고 있다면, 혹은 사랑하는 누군가가 기운이 없어서 고생하고 있거나 충분한 회복 수면을 취하는 데 어려움을 갖고 있거나 만성 통증으로 고생하고 있다면, 지구가 그들을 위해 할 수 있는 일에 대해 공유하고 당신이 접지했을 때 어떤 느낌이었는지를 그들과 공유하라. 용기를 내서 그들에게 접지가 얼마나 몸의 회복력을 상승시키고 웰빙 효과를 주는지 얘기해 주어라. 그렇다. 당신은 지금 이제 막 시작한 운동의 최전선에 서 있는 것이다. 나와 함께 그 최전선에 나서자.

땅과 연결된 인류의 모습 상상하기

나는 접지의 치유력을 굳건히 믿으며, 이 지구 위에 있는 모든 사람이 그 효과를 얻기 바란다. 우리 모두가 접지를 우리의 일상 속 핵심 요소로 받아들인다면 우리의 세계는 어떻게 변할지 종종 생각한다. 세계가 어떻게 변해갈지에 대해 내가 생각한 것을 공유하고 싶다.

운전하는 모든 도로에 안전한 쉼터가 있고, 운전자가 맨발로 안전하게 걸을 수 있는 접지 센터가 있고, 맨발로 걸을 수 있는 깨끗한 보도가 있어서, 차 안에 앉아 운전하는 동안 쌓인 긴장과 스트레스를 발산할 수 있게 되는 것을 상상해 보라. 그러한 시설은 혈액 순환을 증진시키고, 정맥에서 혈전이 쌓이는 리스크를 줄이고, 에너지와 운전을 위한 각성 상태를 향상시키며, 도로를 더 안전한 곳으로 만든다.

모든 도심지와 시내에는 몇 블록마다 맨발 접지 센터가 있어 보행자들이 신발을 벗고 자연스럽게 맨발로 접지할 수 있게 되는 것을 상상해보라. 모든 지역 공원, 주립 공원, 국립 공원에는 맨발 전용 하이킹 길이 있고, 입구에 무료 잠금 보관장치가 있어 신발을 안전하게 보관할수 있고, 발을 씻고 말릴 수 있는 발 샤워와 드라이가 제공된다. 맨발 공원에는 아이와 어른이 함께 맨발로 즐길 수 있도록 설계된 놀이터가있고, 매끄러운 강가의 돌멩이, 부드러운 잔디, 반짝이는 모래, 그리고부드러운 진흙까지 있어 다양한 촉감을 체험할 수 있다.

사람들이 걷거나, 스트레칭을 하거나, 혹은 그냥 벤치에 앉아 발을적실 수 있는 깨끗한 강과 시내 혹은 인공의 콘크리트 바닥으로 된 물놀이 공간을 상상해 보라. 소수의 사람만이 접근 가능한 비싼 워터 파크가 아니라 모든 사람에게 개방된 무료 물 놀이터를 상상해 보라.

맨발로 걸어다니는 것이 당연시되는 야외 식당과 야외 쇼핑 지역, 농산물 직매장, 상업지구가 모든 곳에 있다고 상상해 보라! 가벼운 신발이나 슬리퍼 혹은 샌들을 가지고 다니면서 실내 식당이나 식료품점이나 상점에 들어갈 때는 신었다가, 나와서는 신발을 벗어 카라비너를 이용해 지갑, 책가방, 서류가방, 벨트 고리, 토트백에 걸어둔 채 맨발로 다니는 것이 표준 관행이 되는 것을 상상해 보라.

정부의 기금이 녹색 공간, 보도, 공원, 도심지를 깨끗이 하고 쓰레기를 없애는 데 더 많이 투자되는 것을 상상해 보라. 그리고 시민들이 지구를 오염시키는 사람을 더 이상 용서하지 않아서 쓰레기 버리는 것에 대한 벌금과 벌칙이 극적으로 강화되는 것을 상상해 보라.

지정된 접지 휴식 시간이 있는 학교를 상상해 보라. 아이들이 신발을 벗고 야외에서 노는 것이 장려되는 쉬는 시간이 있고, 아이들이 점심을 먹을 수 있는 야외 접지 공간이 있는 학교를 상상해 보라. 접지를 통해 중심이 잡히고, 침착하고, 각성되고, 그리고 서로 연결된 이 아이들에게 교실이 얼마나 더 생산적인 공간이 될지 상상해 보라. 아이들이 콘크리트 바닥으로 된 야외 공간에서 음식을 먹는 것을 상상해 보라. 이 공간은 콘크리트 바닥으로 되어 있어 호스로 쉽게 청소할 수 있으면서도 지구와 완벽히 연결되어 있다. 아이들은 개방된 피크닉 공간이나 정자의 테이블에 앉아 먹는 동안 맨발로 쉴 수도 있고, 실내에서 받았던 하향식 교육의 스트레스로부터 벗어나 필요한 휴식을 취할 수도 있다.

섬유, 패션, 신발 산업이 섬유 제품이나 신발 제품 디자인의 핵심 요소로 접지를 받아들이는 것을 상상해 보라. 고무 밑창으로 발이 보호되고 있는 동안에도 지구의 에너지가 발바닥에 도달할 수 있게 해 주는 전도성 있는 양말과 전도성 있는 섬유로 된 접지 신발을 상상해 보라. 하이킹하는 동안 하이커들을 보호해 주면서도 지구와 연결되게 하는 하이킹화를 상상해 보라. 앞서 언급한 바와 같이 전도성 있는 양말,

신발, 장갑은 이미 시장에 나와 있는데, 나는 이러한 제품들이 계속 늘어가기 바란다(자료 섹션 참조). 유기 섬유로 짜여진 전도성 있는 섬유가 바지를 통해서 곧장 접지를 할 수 있게 해 주어서, 아무리 잠깐이라도 바위, 보도, 혹은 금속으로 된 공원 벤치에 앉을 때 혹은 나무에 기댈 때 혹은 잔디에 앉거나 접지선을 옷에 클립으로 고정하고 실내에 있을 때, 그 옷을 입으면 곧바로 접지를 할 수 있게 해 주는 전도성 있는 의류를 상상해 보라. 전도성이 있어서 걷는 사람이 스틱으로 땅을 짚을 때마다 손을 통해 접지할 수 있게 해 주는 전도성 있는 하이킹 스틱과 워킹 스틱을 상상해 보라. 사람들이 접지된 상태로 걸으면서 얻을 효과를 상상해 보라.

고무 안에 전도성 있는 탄소가 들어있어서 타이어가 지구의 에너지를 금속으로 된 자동차 프레임에 전달해 주고, 그 에너지를 전도성 있는 섬유로 된 자동차 시트에 전달해 주어서 운전자가 운전 중에도 계속 접지할 수 있게 해 주는 타이어를 상상해 보라. 전도성 있는 접착 재료를 사용하는 도로 설계가 시작된다고 상상해 보라(이미 전도성 있는 고무 및 접착 제품이 개발되어 있기 때문에 이것은 이미 충분히 실현 가능하다. 전도성 있는 아스팔트를 만들기 위해 석유 추출 첨가물이 아니라 이 재료를 사용하도록 정부가 선택하기만 하면 된다). 장애를 가진 사람들이 좀 더 사용자 친화적인 방식으로 지구의 에너지에 접근할 수 있는, 전도성 있는 휠체어 바퀴를 상상해 보라. 휠체어, 목발, 지팡이가 모두 강력하게 접지를 할 수 있게 해 주어서 거동에 어려움이 있는 사람도 지구의 치유 에너지를 받을 수 있게 되는 것을 상상해 보라. 지구의 치유 에너지를 받을 수 있는 야외 접지 요가와 태극권 세션, 야외 접지 물리치료와 마사지 치료 세션이 제공되어 스트레칭이 깊어지고, 혈액 순환이 향상되고, 각 치료 세션 후에 근육, 관절, 인대가 덜 아플 뿐 아니라 더 빨리 치유되는 체육관을 상상해 보라. 매일 접지 세션을 치유 계획의 일부로 포함시켜 사람들이 더 빨리, 더 건강하게 집으로 돌아갈 수 있도록 하는 재활 센터와 병원을 상상해 보라.

전도성 있는 재료들로 짜인 카펫 섬유로 이루어진 접지 바닥재를 상상해 보라. 지구의 에너지가 통과해서 집, 사무실, 호텔, 체육관, 학교, 병원, 요양원, 재활 센터의 내부에까지 퍼질 수 있게 콘크리트 바닥과 타일 혹은 세라믹 바닥처럼 전도성 있는 재료로 만들어진 집과 건물들을 상상해 보라.

집, 쇼핑몰, 학교, 호텔 로비, 사무실 주차장 입구 등의 실내에서 자라는 나무를 상상해 보라. 실내를 비추는 자연 채광창이 있는 건물 내부의 땅에 직접 심어져 있거나 나무 화분이 접지 말뚝과 연결되어 있어서, 지나가는 사람은 나뭇잎을 만지는 것만으로도 빠르게 접지 효과를 얻게 되는 것을 상상해 보라. 호텔 로비와 결혼식장, 오피스 안내 데스크에 접지된 꽃병을 두어 꽃이 더 오래 지속되게 하고, 사람들이 만지면 꽃에서 접지 효과를 얻을 수 있게 되는 것을 상상해 보라. 호텔 로비에 접지된 꽃을 두면 접지되지 않은 꽃보다 2~3배 오래 유지된다고 한다. 경제적으로 생각했을 때 호텔산업 하나에서만 얼마나 많은 돈이 절약될지 상상해 보라!

호텔 및 가정용 침대와 시트가 접지되어 있어 사람들이 자는 동안 밤새도록 접지할 수 있게 되는 것을 상상해 보라(이것 또한 현실적이다. 자료 섹션을 참조하라). 아픈 날이 줄고, 기분이 향상되고, 도로 위 폭력이 줄고, 증오 범죄가 줄고, 관용이 늘고, 서로에 대한 존중이 늘어 이것이 처방약과 수면 보조제에 대한 의존을 얼마나 줄일지, 직장에서의 생산성에는 어떤 영향을 미칠지를 상상해 보라. 그리고 우리의 지구가 생산적이고 친절한 공동체가 되어가는 것을 상상해 보라.

함께 접지하는 것의 사회적 효과

지구와 연결되는 것이 지구를 소중히 여기게 하고, 리사이클링이 활성화하고, 과도한 마케팅, 대량 생산, 소비주의를 줄여 지구와 공생적 관계를 만드는 것에 얼마나 공헌할지 생각해 보라. 사람들은 자신의 인생에 집중하게 되면 삶의 공허함을 즉효 약이나, 결코 만족할 수 없는 구매행위나, 충족되지 않는 중독으로 채우려 하지 않을 것이다.

화학약품이 뿌려져 사람들이 그 위에서 놀지도 않고 만지지도 못하는 녹색 잔디는 시간이 지나면서 사람들이 실내에서 나와 마당 등 야외 공간을 더 많이 이용하여 점점 더 환경친화적 공간으로 바뀔 것이다. 뒷마당은 이제 가족의 공간이 될 것이다. 이웃들은 서로 더 자주 볼 것이며, 모든 사람은 서로 더 친해지고, 더 연결되고, 서로를 더 존중할 것이다. 공공 기물 파손과 지역의 범죄도 줄어들 것이라고 나는 믿는다. 학교나 일을 마친 후, 혹은 주말이나 밤에 야외 마당에서 식사하는 것이 당연한 일이 될 것이다. 쓸모없었던 마당이 식사를 할 수 있는 장소로, 애완동물, 아이, 어른이 같이 놀 수 있는 안전한 접지 구역으로 변할 것이다. 그리고 친환경 정원 가꾸기가 강력하게 권장될 것이다.

살충제와 제초제가 덜 사용됨에 따라 생태계가 좋아질 것이다. 수로는 극적으로 더 깨끗해질 것이며, 바다는 더 투명해질 것이다. 야생동물, 해양생물, 그리고 생태계 전체에서 독성은 줄어들 것이며, 시간이 지날수록 과잉소비와 착취에서 벗어나 새로운 상호 연결의 시대로 변해감에 따라 과거 소비주의 시대 동안에 지구와 분리되어 살던 지난 세대의 인간들이 남긴 상처로부터 지구 전체가 회복되기 시작할 것이다.

음식에 쌓인 화학제품 잔존물이 줄고, 사람들이 염증을 줄이고 통증을 관리하기 위해 처방약에 덜 의존하게 됨에 따라, 지구에 사는 모든 인간의 건강이 향상될 것이다. 사람들이 접지의 효과를 누리면서 활동하게 되면 몸에 축적된 손상은 줄어들 것이다. 맨발로 더 자주 다녀 발, 발목, 무릎, 허리, 등, 목의 기능이 향상됨에 따라, 노화로 인한 통증과 고통뿐 아니라 심장병, 치매, 우울증, 관절염, 그리고 그 밖의 염증도 자연스럽게 줄어들 것이다.

만성 통증이 줄고 수명이 늚에 따라 의료 서비스는 변화되어 혈압, 체중, 심박수, 호흡률 평가와 함께, 우리는 얼마나 많은 시간 동안 환자가 지구와 접지하는가를 대면을 통해 평가하기 시작할 것이다. 외과적인 치료와 잠재적으로 해로운 부작용을 가진 치료에 덜 의존하게 됨에 따라, 접지는 종래의 의료 치료와 더불어 가장 중요한 치료의 일부가 될 것이다. 종래 의학에 대한 의존이 줄어듦에 따라 약물 의존, 남용, 의료 과실이 줄어들 것이다.

더 많은 시간을 야외에서, 낮에는 아름다운 하늘 아래, 밤에는 별빛 아래에서 보내게 됨에 따라 사람들은 더 건강함을 느끼고, 서로서로 그리고 우리의 지구와 더 연결되어 있다고 느낄 것이다. 이런 세상을 상상할 수 있는가? 아침 출근부터 저녁 식사, 옷, 의사가 권장하는 웰빙 플랜에 이르기까지 모든 것에 접지가 포함되는 세계를? 우리가 매일 접지를 실천하면서 지구를 더 소중히 하면 이 모든 것은 가능해질 것이다. 이것은 모두 우리가 매일 하는 한 가지 치유 실천, 바로 접지에서 시작된다.

나와 함께 밖으로 나가서 세계를 바꾸자

따라서 이 책을 당신이 아는 모든 사람과 공유하기를 바란다. 이 책을 친구에게 주면서 그들에게 다시 친구에게 주라고 이야기하라. 이러한 접지 운동에 참가하는 사람이 더 많아질수록 그들은 자신의 건강을 책임질 수 있게 됨에 따라 자신의 삶에서 더 많은 자유를 경험하게 될 것이고, 우리는 모두 지구를 더 존중하게 될 것이다. 우리가 지구에 의존하고 있다는 사실을 인식하는 것은 매우 중요하다. 우리가 지구를 당연시하지 않고 더 소중히 여길수록 우리는 더 번창할 수 있기 때문이다. 지구가 번창할수록 개인도 사회도 더 번창한다.

접지가 필수적인 매일의 실천이 되면 우리는 그것을 통해 즉각적으로 개인적인 도움을 얻을 수 있을 뿐 아니라, 다음 세대에도 도움을 줄 수 있다. 접지는 지구의 건강과 인류의 건강을 모두 향상시키는 실천이다. 나와 함께 밖으로 나가서 실천하자. 오늘 시작하자!

| 스티븐 크로셸 |

나는 2012년 4월 15일에 로라 코니버 박사를 처음 만났다. 그때 그녀는 맨발이었고, 달 표면을 걸었던 두 명의 남자가 나오는 영화를 위한 인터뷰를 준비하고 있었다. 그녀는 아폴로 16호의 찰리 듀크와 아폴로 14호의 에드거 미첼 박사를 이끌고 케이프커내버럴의 해변에 가서 그 두 사람에게 신발을 벗도록 설득했다. 그녀가 이 우주비행사들에게 말하는 것을 촬영하면서 나는 말로 표현할 수 없는 감동을 받았다. 미국의 영웅이었던 우주비행사 두 명도 마찬가지였다. 사실 몇 년 후에 후속편이 만들어졌는데, 미첼 박사는 이 단호하고 통찰력 있는 의사에 의해 촉발된 접지 운동에 계속 참여하고 있었다.

이 영화는 현재도 전 세계에서 상영되고 있는데, 땅과 어떤 식으로든 연결됨으로써 얻을 수 있는 반박 불가능한 효과를 발견한 과학과 데이터가 점점 더 많은 사람의 관심을 끌고 있다. 로라가 이러한 치유 양식을 전면에 내세우기 전까지 접지는 입증되지 않고 소문에 지나지 않는, 근거가 불분명한, 고대의 실천법이라고 폄하되었다. 인류가 시작된 이래 접지는 인간의 만성 통증과 고통을 완화시키고 개선해 왔음에도 불구하고 그 작동원리는 명확히 이해되지 않았다. 돌이켜 생각해 보면 이 독창적인 치료법은 그것에 대해 제대로 설명해 주는 사람이 없었기 때문에 수 세기 동안 이름도 없이 그냥 지금까지도 방치되었다.

지구는 당신을 위해 설계되었다. 당신은 지구를 위해 설계되었다. 당신과 지구는 서로 관련되어 있다. 그 균형은 생명 유지에 필수적이다. 이 책을 읽고 남은 인생 내내 그것을 이해하고, 로라가 이 책에서 풍부하게, 그리고 과학적으로 알려준 수많은 방식 중 일부라도 시도한다면 당신은 바뀔 것이다.

로라가 전달하는 것은 우리의 몸과 영혼에 음식과 물만큼 필수적인, 삶을 위한 일종의 공식이다. 그녀는 그것을 지구 처방전(Earth Prescription)이라고 부른다. 로라는 '전도 의학(conductive medicine)'이라고 하는 새로운 의학 분야를 제안한다. 그리고 이것은 현재 우리가 가장 필요로 하는 것이다. 지구는 당신을 보호해 줄 것이다. 지구는 당신을 성장시키고 축복해 줄 것이다. 당신을 위한 것이 준비되어 있다. 그리고 그것이 지금 시작된다. 그것은 멋진 경험이다.

감사의 말

개인적으로 생각하기에 내 유일한 존재 이유는 클라라와 마일스의 엄마라는 것이다. 따라서 나의 첫 번째, 그리고 가장 큰 감사는 언제나 내 사랑하는 딸과 아들에게 바친다. 이들은 나의 세계를 평평한 2차원의 흑백에서 3차원 컬러로 바꾸어주었고, 나의 중심을 잡아주었으며, 나의 마음을 신의 사랑에 버금가는 압도적인 사랑으로 채워주었다.

비판적으로 생각하는 사람이 되도록, 스스로 생각하는 사람이 되도록, 자신이 진정으로 믿는 것을 공유할 수 있는 사람이 되도록, 용감한 사람이 되도록 나를 키워주신 나의 부모님, 엘리자베스 히어링과 빈센트 히어링께도 감사를 전하고 싶다. 어머니는 내가 밖에 나가서 세계를 탐험하도록 격려해 주었는데, 항상 가장 예쁜 드레스를 입도록 했다. 집에 오면 내 머리와 옷은 잔디의 얼룩과 진흙투성이였다. 내 무릎에는 온통 상처가 있지만 그런 체험을 거치면서 나는 여성적이면서도 강하게 성장할 수 있었다. 그 둘 중 어느 하나가 아니라 여성적이면서 강하게 나를 키워준 것에 대해, 그리고 정원 관리부터 물놀이, 파티 게임에 이르기까지 이 책에 소개된 많은 야외 활동의 영감을 준 것에 대해 어머니께 감사하고 싶다.

아버지는 자기 자신 이외의 존재가 되기에 인생은 너무 짧다고 항상 내게 가르쳐 주시고, 침묵하지 않고 원하는 대로 의견을 주장하고 대담하게 행동하도록 격려해 주었다. 아버지는 유머를 가지고 반대 의견을 대하도록 가르쳐 주었는데, 그 덕분에 나는 인생에서 최악의, 나를 혼란에 빠뜨렸던, 예측하지 못한 폭풍우들을 헤치고 나갈 수 있었다. 아버지는 또한 이 책을 처음부터 끝까지 읽어준 첫 번째 사람이고, 이 책을 편집하는 것을 도와주고, 계속 써 갈 수 있는 용기를 조용히 주었다.

부모님 두 분이 평생 내게 주었던 안정감에 대해서 감사를 드리고 싶다. 이러한 안정감은 정말 소중한 보물이며, 모든 아이가 그런 호사를 누리지 못한다는 것을 나는 잘 알고 있다.

진정으로 내 눈을 들여다 봐주고 동등한 파트너로서 나를 사랑해준 내 남편 스티브에게도 감사하고 싶다. 그리고 접지를 강력하게 지지해주고, 나를 자신의 세계로 끌어들이고, 자신의 영화를 통해 다른 사람들에게 다가갈 수 있는 플랫폼을 제공해주고, 그 과정에서 나와 사랑에 빠져 준 것에 대해서도 감사한다.

내 남자 형제들인 브라이언 히어링과 데이비드 히어링, 그리고 내 평생의 친구이자 자매인 크리스틴 리차이머-티모테오와 스테이시 로즈브록에게도 감사한다. 이들 모두는 내 어린 시절부터 지금까지 우정과 사랑, 모험과 웃음으로 내 인생을 채워주었다. 이들이 없었다면 내 인생이 얼마나 창백한 것이 되었을지 상상할 수도 없다.

접지 운동에 참가해서 부정적인 사고와 경쟁과 공포로 가득한 세계에 대해 치유와 선택지와 가능성을 제공하고자 협력하고 도움을 주고 있는 모든 사람들, 특히 에한 데라비, 샤론 휘틀리, 스티브 크로셸에게 감사하고 싶다. 두 팔 벌려 나를 자신들의 성스러운 공간에 받아들여 준 자비의 우물 명상센터(the Well of Mercy retreat center)의 스태프들에게도 감사를 드린다. 자비의 우물 명상센터에서는 어렵지 않게 자연의 곳곳에 존재하는 신의 선물을 발견한다. 그곳은 내가 머릿속의 혼란을 최선의 형태로 종이 위에 언어로 정리할 수 있는 안전한 장소가 되었다.

그리고 마지막으로 당신이 들고 있는 이 책의 편집자들에게 감사를 전한다. 긍정과 희망을 얘기하는 사람에게 글로 세상에 공헌할 플랫폼을 끊임없이 제공해 주는 뉴하빈저 출판사(New Harbinger Publications)에게 감사한다.

저자 소개

로라 코니버 박사(Laura Koniver)는 2000년에 26세의 나이로 제퍼슨 의과대학(Jefferson Medical College)에서 의학박사 학위를 받고, 그 이후 환자의 자연 치유를 열정적으로 돕는 활동을 해왔다. 그녀는 화가, 작가, 전인적 의료를 실천하는 의사(holistic physician)이자 국제적으로 인정받는 접지 주창자이다. 코니버의 치유 미술작품은 많은 뉴스와 미디어에서 소개되었으며, 그녀는 접지에 관한 아동용 도서《처음부터(From the Ground Up)》를 출판하기도 했다. 그녀는 전국적인 오가닉 라이프스타일 잡지《메리제인 농장(MaryJanesFarm)》에 정기적으로 건강 칼럼을 쓴다. 그녀는 '접지된 사람들(The Grounded)', '무료 치유(Heal for Free)', '접지 영화(The Earthing Movie)', '다운 투 어스(Down to Earth)' 등의 영화에 전문가이자 주인공으로 등장하기도 했다. 그녀는 인기 있는 헬스케어 블로그 www.intuition-physician.com를 운영하고 있는데, 여기에서 그녀는 전체론적 관점에서 의학 문헌을 검토한다.

서문을 쓴 **에한 데라비**(Echan Deravy)는 작가이자, '접지(Earthing)'의 공동번역자이며, 다큐멘터리 영화 제작자이고, 새로운 패러다임 연구를 전문으로 하는 에듀테이너다. 그는 일본에서 접지 운동을 창시했으며, 현재는 안전하게 접지를 실천할 수 있는 공공 녹색 공간을 제공하기 위한 맨발 공원(Barefoot Park) 프로그램을 발족시키고 있다.

후기를 쓴 작가 **스티븐 크로셸**(Stephen Kroschel)은 박물학자이며 독립영화 제작자로, 그의 획기적인 동물 작품은 월트 디즈니 픽처스(Walt Disney Pictures), 파라마운트 픽처스(Paramount Pictures), 라이온스게이트(Lionsgate), 유니버설 스튜디오(Universal Studios), BBC, 내셔널 지오그래픽(National Geographic) 등에 소개된 바 있다. 그는 '접지된 사람들(The Grounded)'과 '무료 치유(Heal for Free)' 등 접지에 관한 다큐멘터리를 제작했으며, 자연과 자연 치유에 관한 200개 이상의 다큐멘터리를 만들었다. 그는 크로셸 야생동물 공원(Kroschel Wildlife Park)을 소유하고 운영하고 있는데, 여기서 알래스카와 캐나다 북부에 서식하는 야생동물의 고아를 돌보고 있다.

네 가지 치유 명상의 오디오 버전은 이곳(http://www.newharbinger.com/44895)에서 온라인으로 이용할 수 있다.

집 안에 있을 때도 지구와 연결될 수 있는 친환경 유기농 접지 도구와 기타 용품은 저자의 웹사이트(http://www.Intuition-Physician.com)에서 찾아라.

아래 사이트에서 저자가 설명해 주는 동영상을 시청하라.

- "애완동물을 통해 접지하기" https://www.youtube.com/watch?v=k-y9gmVHP48
- "실내와 실외에서 물을 통해 접지하기" https://www.youtube.com/watch?v=URR6mLwkOpE
- "돈을 덜 들이고 실내에서 접지하기" https://www.youtube.com/watch?v=M5CaPwG9r30
- "접지한 상태로 식사하기" http://www.youtube.com/watch?v=FwDmpLT0GwE
- "'맨발' 이외의 8가지 접지 아이디어" http://www.youtube.com/watch?v=Hgge3mAHois

아동용 도서 《처음부터(From the Ground Up)》에 대해서는 http://www.Intuition-Physician.com을 참조하라.

환경친화적인 그림물감 세트인 내추럴 어스 페인트에 관해서는 https://naturalearthpaint.com을 참조하라.

접지 신발 :

- 라움(Raum), https://raumgoods.com
- 하모니(Harmony) 783, https://Harmony783.com

1   Gaétan Chevalier and Stephen T. Sinatra, "Emotional Stress, Heart Rate Variability, Grounding, and Improved Autonomic Tone: Clinical Applications," *Integrative Medicine* 10, no. 3(June/July 2011).

2   Gaétan Chevalier, G. Melvin, and T. Barsotti, "One-Hour Contact with the Earth's Surface (Grounding) Improves Inflammation and Blood Flow – A Randomized, Double-Blind, Pilot Study," *Health* 7 (2015): 1022-1059, doi: 10/4236/health.2015.78119.

3   Gaétan Chevalier, Stephen T. Sinatra, James L. Oschman, and Richard M. Delany, "Earthing (Grounding) the Human Body Reduces Blood Viscosity – A Major Factor in Cardiovascular Disease," *Journal of Alternative and Complementary Medicine* 19, no.2 (2013): 102-110.

4   James L. Oschman, Gaétan Chevalier, and R. Brown, "The Effects of Grounding (Earthing) on Inflammation, the Immune Response, Wound Healing, and Prevention and Treatment of Chronic Inflammatory and Autoimmune Diseases," *Journal of Inflammation Research* 8 (March 24, 2015): 83-96.

5   Richard Brown and Gaétan Chevalier, "Grounding the Human Body During Yoga Exercise with a Grounded Yoga Mat Reduces Blood Viscosity," *Open Journal of Preventive Medicine* 5 (2015): 159-168, doi: 10.4236/ojpm.2015.54019.

6   Richard Brown, Gaétan Chevalier, and Michael Hill, "Pilot Study on the Effect of Grounding on Delayed-Onset Muscle Soreness," *Journal of Alternative and Complementary Medicine* 16, no. 3 (2010): 265-273; Pawel Sokal et al., "Differences in Blood Urea and Creatinine Concentrations in Earthed and Unearthed Subjects During Cycling Exercise and Recovery," *Evidence-Based Complementary and Alternative Medicine* Article ID 382643 (2013).

7   Pawel Sokal and Karol Sokal, "The Neuromodulative Role of Earthing," *Medical Hypothesis* 77, no. 5 (November 2011): 824-826.

8   Maurice Ghaly and Dale Teplitz, "The Biologic Effects of Grounding the Human Body During Sleep as Measured by Cortisol Levels and Subjective Reporting of Sleep, Pain, and Stress," *Journal of Alternative and Complementary Medicine* 10, no. 5 (2004): 767-776.

9   R. A. Passie et al., "Electrical Grounding Improves Vagal Tone in Preterm Infants," *Neonatology* 112 (2017): 187-192.

10   Karol Sokal and Pawel Sokal, "Earthing the Human Organism Influences Bioelectrical Processes," *Journal of Alternative and Complementary Medicine* 18, no. 3 (2012): 229-234.

11   Maurice Ghaly and Dale Teplitz, "The Biologic Effects of Grounding the Human Body During Sleep as Measured by Cortisol Levels and Subjective Reporting of Sleep, Pain, and Stress," *Journal of Alternative and Complementary Medicine* 10, no. 5 (2004): 767-776; Gaétan Chevalier et al., "Earthing: Health Implications of Reconnecting the Human Body to the Earth's Surface Electrons," Journal of *Environmental and Public Health* Article ID 291541 (2012), doi: 10.1155/2012/291541.

12   Markus Jokela, Marianna Virtanen, G. David Batty, and Mika Kivimäki, "Inflammation and Specific Symptoms of Depression," *JAMA Psychiatry* 73, no. 1 (2016): 87-88, doi: 10.1001/jamapsychiatry.2015.1977; Franziska A. Radtke, Gareth Chapman, Jeremy Hall, and Yasir A. Syed, "Modulating Neuroinflammation to Treat Neuropsychiatric Disorders," *BioMed Research International* Article ID 5071786s (2017), https://doi.org/10.1155/2017/5071786.

13   O. Köhler et al., "Effect of Anti-inflammatory Treatment on Depression, Depressive Symptoms, and Adverse Effects: A Systematic Review and Meta-analysis

of Randomized Clinical Trials," *JAMA Psychiatry* 71, no. 12 (2014): 1381-1391, doi: 10/1001/jamapsychiatry.2014.1611.

14   Sanford Nidich et al., "Non-Trauma-Focused Meditation versus Exposure Therapy in Veterans with Post-Traumatic Stress Disorder: A Randomized Controlled Trial," *Lancet Psychiatry* 5, no. 12 (2018): 975-986, doi: 10.1016/s2215-0366(18)30384-5.

15   Jill E. Bormann et al., "Individual Treatment of Posttraumatic Stress Disorder Using Mantram Repetition: A Randomized Clinical Trial," *American Journal of Psychiatry* 175, no. 10 (2018): 979-988, doi: 10.1176/appi.ajp.2018.17060611.

16   Hsiao-Yean Chiu et al., "Walking Improves Sleep in Individuals with Cancer: A Meta-Analysis of Randomized, Controlled Trials," *Oncology Nursing Forum* 42, no. 2 (2015, doi: 10.1188/15.onf.e54-e62; Inger Thune and Anne-Sofie Furberg, "Physical Activity and Cancer Risk: Dose-Response and Cancer, All Sites and Site-Specific," *Medicine and Science in Sports and Exercise* 33, Supplement (2001), doi: 10.1097/00005768-200106001-00025.

17   Richard Russel, "A Dissertation on the Use of Sea Water in the Diseases of the Glands: Particularly the Scurvy, Jaundice, King's-Evil, Leprosy, and the Glandular Consumption," W. Owen, 1769.

18   Cecily Maller et al., "Healthy Nature Healthy People: 'Contact with Nature as an Upstream Health Promotion Intervention for Populations," *Health Promotion International* 21, no. 1 (March 2006): 45-54, https://doi.org/10.1093/heapro/dai032.

19   J. Barton and J. Pretty, "What Is the Best Dose of Nature and Green Exercise for Improving Mental Health? A Multi-Study Analysis," *Environmental Science & Technology* 44 (2010): 3947-3955, doi: 10.1021/es903183r.

20   B. J. Park et al., "Physiological Effects of Shinrin-yoku(Taking in the

Atmosphere of the Forest) - Using Salivary Cortisol and Cerebral Activity as Indicators," *Journal of Physiological Anthropology* 26(2007): 23-128, doi: 10.2114/jpa2.26.123.

21   Q. Li et al., "Visiting a Forest, But Not a City, Increases Human Natural Killer Activity and Expression of Anti-Cancer Proteins," *International Journal of Immunopathology and Pharmacology* 21 (2008): 117-127.

22   M. Yamaguchi, M. Deguchi, and Y. Miyazaki, "The Effects of Exercise in Forest and Urban Environments on Sympathetic Nervous Activity of Normal Young Adults," *Journal of International Medical Research* 34 (2006): 152-159.

23   Marc G. Berman, John Jonides, and Stephen A. Kaplan, "The Cognitive Benefits of Interacting with Nature," *Psychological Science* 19 (2008): 1207-1212, doi: 10.1111/j.1467-9280.2008.02225.x.

24   Taylor A. Faber, F. E. Kuo, and W. C. Sullivan, "Coping with ADD: The Surprising Connection to Green Play Setting," *Journal of Environment and Behaviour* 33 (2001): 54-77, doi: 10.1177/00139160121972864.

25   Frances E. Kuo and Andrea Faber Taylor, "A Potential Natural Treatment for Attention-Deficit/Hyperactivity Disorder: Evidence from a National Study," *American Journal of Public Health* 94, no. 9 (September 1, 2004): 1580-1586.

26   K. Laumann, T. Gärling, and K. M. Stormark, "Selective Attention and Heart Rate Responses to Natural and Urban Environments," *Journal of Environmental Psychology* 23 (2003): 125-134, doi: 10.1016/S0272-4944(02)00110-X.

27   R. A. Fuller et al., "Psychological Benefits of Greenspace Increase with Biodiversity," *Biology Letters* 3 (2007): 390-394, doi: 10.1098/rsbl.2007.0149; J. Maas et al., "Green Space, Urbanity, and Health: How Strong Is the Relation?" *Journal of Epidemiology and Community Health* 60 (2006): 587-592, doi: 10.1136/jech.2005.043125;

Diana E. Bowler, Lisette M. Buyung-Ali, Teri M. Knigh, and Andrew S. Pullin, "A Systematic Review of Evidence for the Added Benefits to Health of Exposure to Natural Environments," *BMC Public Health* 10 (August 4, 2010): 456, doi: 10.1186/1471-2458-10-456; J. Pretty, "How Nature Contributes to Mental and Physical Health," *Spirituality and Health International* 5 (2004): 68-78, doi: 10.1002/shi.220.

28   P. G. Lindqvist et al., (Karolinska University Hospital, Lund University, Lund, Sweden). "Avoidance of Sun Exposure as a Risk Factor for Major Causes of Death: A Competing Risk Analysis of the Melanoma in Southern Sweden Cohort", *Journal of Internal Medicine* 280 (2016): 375-387, presented at SLEEP 2017: Annual Meeting of the Associated Professional Sleep Societies, Poster 1010, on June 5, 2017.

29   Anita Slomaki, "Light Therapy Improves Nonseasonal Major Depression," *JAMA* 315, no. 4 (2016): 337, doi: 10.1001/jama.2015.18457; P. D. Sloane, M. Figueiro, and L. Cohen, "Light as Therapy for Sleep Disorders and Depression in Older Adults," *Clinical Geriatrics* 16, no. 3 (2008): 25-31; L. Bossini et al., "Light Therapy as a Treatment for Sexual Dysfunction," *Psychotherapy and Psychosomatics* 78, no. 2 (2009): 127-128.

30   G. Schwalfenberg, "Vitamin D and Diabetes: Improvement of Glycemic Control with Vitamin D3 Repletion," *Canadian Family Physician* 54, no. 6 (2008): 864-866.

31   MinhTu T. Hoang et al., "Association Between Low Serum 25-Hydroxyvitamin D and Depression in a Large Sample of Healthy Adults: The Cooper Center Longitudinal Study," *Mayo Clinic Proceedings* 86, no. 11 (November 2011): 1050-1055.

32   C. Duggan et al., "Effect of Vitamin D3 Supplementation in Combination with Weight Loss on Inflammatory Biomarkers in Postmenopausal Women: A Randomized Controlled Trial," *Cancer Prevention Research* 8, no. 7 (2015): 628-635, doi: 10.1158/1940-6207.CAPR-14-0449.

33   Li Mian et al., "Review: The Impacts of Circulating 25-Hydroxyvitamin D Levels on Cancer Patient Outcomes: A Systematic Review and Meta-Analysis," *Journal of Clinical Endocrinology & Metabloism* 99, no. 7 (July 1, 2014): 2327-2336.

34   Elizabeth M. Robinson et al., "Randomized Trial Evaluating the Effectiveness of Coloring on Decreasing Anxiety Among Parents in a Pediatric Surgical Waiting Area," *Journal of Pediatric Nursing* 41 (2018): 80-83, doi: 10.1016/j.pedn.2018.02.001; Michail Mantzios and Kyriaki Giannou, "When Did Coloring Books Become Mindful? Exploring the Effectiveness of a Novel Method of Mindfulness-Guided Instructions for Coloring Books to Increase Mindfulness and Decrease Anxiety," *Frontiers in Psychology* 9 (2018), doi: 10.3389/fpsyg.2018.00056; Dana Carsely and Nancy L. Heath, "Effectiveness of Mindfulness-Based Coloring for University Students' Test Anxiety," *Journal of American College Health* (2019): 1-10, doi: 10.1080/07448481.2019.1583239.

35   Raymond W. Lam et al., "Efficacy of Bright Light Treatment, Fluoxetine, and the Combination in Patients with Nonseasonal Major Depressive Disorder," *JAMA Psychiatry* 73, no. 1 (2016): 56, doi: 10.1001/jamapsychiatry.2015.2235; Anita Slomski, "Light Therapy Improves Nonseasonal Major Depression," *JAMA* 315, no. 4 (2016): 337, doi: 10.1001/jama.2015.18457.

36   Lindqvist et al., "Avoidance of Sun Exposure."

37   P. D. Sloane, M. Figueiro, and L. Cohen, "Light as Therapy for Sleep Disorders and Depression in Older Adulsts," *Clinical Geriatrics* 16, no. 3 (2008): 25-31.

38   Bossini et al., "Light Therapy."

39   Kroschel, Steve, dir. *Heal for Free.* 2014; United States: Kroschel Films.

40   Amit Gupta et al., "The Motion Path of the Digits," *Journal of Hand Surgery*

23, no. 6 (1998): 1038-1042, doi: 10.1016/s0363-5023(98)80012-9.

41   G. J. Mitchison, "Phyllotaxis and The Fibonacci Series," *Science* 196, no. 4287 (1977): 270-275, doi: 10.1126/science.196.4287.270.

42   Gulay Yetkin et al., "Golden Ration Is Beating in Our Heart," *International Journal of Cardiology* 168, no. 5 (2013): 4926-4927, doi: 10.1016/j.ijcard.2013.07.090.

43   Michel E. B Yamagishi and Alex Itiro Shimabukuro, "Nucleotide Frequencies in Human Genome and Fibonacci Numbers," *Bulletin of Mathematical Biology* 70, no. 3 (2007): 643-654, doi: 10.1007/s11538-007-9261-6; Jean-Claude Perez, "Codon Populations in Single-Stranded Whole Human Genome DNA Are Fractal and Fine-Tuned by the Golden Ratio 1.618," *Interdisciplinary Sciences: Computational Life Sciences* 2, no. 3 (2010): 228-240, doi: 10.1007/s12539-010-0022-0.

44   Jack Kornfield, "A Meditation on Gratitude and Joy," *The Wise Heart* (New York: Bantam, 2008), 399-400.

45   James A. Coan et al., "Lending a Hand," *Psychological Science* 17, no. 12 (2006): 1032-1039, doi: 10.1111/j.1467-9280.2006.01832.x.

46   Pavel Goldstein, Irit Weissman-Fogel, Guillaume Dumas, and Simone G. Shamay-Tsoory, "Brain-to-Brain Coupling During Handholding Is Associated with Pain Reduction," *Proceedings of the National Academy of Sciences* (2018), 291703643; Pavel Goldstein, Irit Weissman-Fogel, and Simone G. Shamay-Tsoory, "The Role of Touch in Regulating Inter-Partner Physiological Coupling During Empathy for Pain," Scientifica Reports 7, no. 1 (2017), doi: 10.1038/s41598-017-03627-7.

47   J. Fernandez-Mendoza et al., "Impact of the Metabolic Syndrome on Mortality Is Modified by Objective Short Sleep Duration," *Journal of the American Heart Association* 6, no. 9 (2017), doi: 10.1161/jaha.117.002182.

48   Ralph Mistlberger and Brianne A. Kent, "Faculty of 1000 Evaluation for B-Amyloid Accumulation in the Human Brain After One Night of Sleep Deprivation," *F1000-Post-Publication Peer Reveiw of the Biomedical Literature*, 20 (2018), doi: 10.3410/f.733013025.793544749; Burak Yulug et al., "Does Sleep Disturbance Affect the Amyloid Clearance Mechanisms in Alzheimer's Disease?" *Psychiatry and Clinical Neurosciences* 71, no. 10 (2017): 673-677, doi: 10.1111/pcn.12539; Eiko N. Minakawa et al., "Chronic Sleep Fragmentation Exacerbates AmyloidB Deposition in Alzheimer's Disease Model Mice," *Neuroscience Letters* 653, 20 (2017): 362-369, doi: 10.1016/j.neulet.2017.05.054.

49   Hongyan Qiu et al., "Chronic Sleep Deprivation Exacerbates Learning-Memory Disability and Alzheimer's Disease-Like Pathologies in ABPPswe/PSI∆E9 Mice," *Journal of Alzheimer's Disease* 50, no. 3 (2016): 669-685, doi: 10.3233/jad-150774.

50   Kristen L. Knutson and Malcolm Von Schantz, "Associations Between Chronotype, Morbidity and Mortality in the UK Biobank Cohort," *Chronobiology International*, 20 (2018): 1-9, doi: 10.1080/07420528.2018.1454458.

51   Rebecca A. Bernert et al., "Objectively Assessed Sleep Variability as an Acute Warning Sign of Suicidal Ideation in a Longitudinal Evaluation of Young Adults at High Suicide Risk," *Journal of Clinical Psychiatry* 78, no. 06, 20 (2017), doi: 10.4088/jcp.16m11193.

52   Jennifer N. Felder et al., "Sleep Disorder Diagnosis During Pregnancy and Risk of Preterm Birth," *Obstetrics & Gynecology* 130, no. 3, 20(2017): 573-581, doi: 10.1097/aog.0000000000002132.

53   H. K. Yaggi et al., "Sleep Duration as a Risk Factor for the Development of Type 2 Diabetes," *Diabetes Care* 29, no. 3, 20 (2006): 657-661, doi: 10.2337/diacare.29.03.06.dc05-0879.

54   D. Dulsat, "American Academy of Neurology - 69th Annual Meeting (April 22-28, 2017 – Boston, Massachusetts)," *Drugs of Today* 53, no. 5, 20 (2017): 309, doi: 10.1358/dot.2017.53.5.2646003.

55   E. Nofzinger and D. J. Buysse, "Frontal Cerebral Thermal Transfer as a Treatment for Insomnia: A Dose-Ranging Study, Abstract 0534," *Journal of Sleep and Sleep Disorders Research*, 25th Anniversary Meeting of the Associated Professional Sleep Societies (2011).

56   J. Hussain and M. Cohen, "Clinical Effects of Regular Dry Sauna Bathing: A Systematic Review," *Evidence-Based Complementary and Alternative Medicine* (April 24, 2018): 1857413, doi: 10.1155/2018/1857413.

57   Tanjaniina Laukkanen, Setor Kunutsor, Jussi Kauhanen, and Jari Antero Laukkanen, "Sauna Bathing Is Inversely Associated with Dementia and Alzheimer's Disease in Middle-Aged Finnish Men," *Age and Ageing* 46, no. 2 (March 1, 2017): 245-249, https://doi.org/10.1093/ageing/afw212.

58   Antonio González-Sarrías, María Ángeles Núñez-Sánchez, Francisco A. Tomás-Barberán, and Juan Carlos Espín. Journal, "Neuroprotective Effects of Bioavailable Polyphenol-Derived Metabolites Against Oxidative Stress-Induced Cytotoxicity in Human Neuroblastoma SH-SY5Y Cells," *Journal of Agricultural and Food Chemistry* 65, no. 4 (2017): 752-758, doi: 10.1021/acs.jafc.6b04538; K. S. Panickar and S. Jang, "Dietary and Plant Polyphenols Exert Neuroprotective Effects and Improve Cognitive Function in Cerebral Ischemia," *Recent Patents on Food, Nutrition & Agriculture* 5 (2013): 128-143, doi: 10.2174/1876142911305020003; C. Andres-Lacueva et al., "Anthocyanins in Aged Blueberry-Fed Rats Are Found Centrally and May Enhance Memory," *Nutritional Neuroscience* 8 (2005): 111-120, doi: 10.1080/10284150500078117.

59   D. Del Rio et al., "Dietary (Poly)phenolics in Human Health: Structures, Bioavailability, and Evidence of Protective Effects Against Chronic Diseases,"

Antioxdidants & Redox Signaling 18 (2013): 1818-1892, doi: 10.1089/ars.2012.458; Irena Krga and Dragan Milenkovic, "Anthocyanins: From Sources and Bioavailability to Cardiovascular-Health Benefits and Molecular Mechanisms of Action," *Journal of Agricultural and Food Chemistry* 67, no. 7 (2019): 1771-1783, doi: 10.1021/acs.Jafc.8b06737.

60   Takanori Tsuda, "Dietary Anthocyanin-Rich Plants: Biochemical Basis and Recent Progress in Health Benefits Studies," *Molecular Nutrition & Food Research* 56, no. 1, 20 (2011): 159-170, doi: 10.1002/mnfr.201100526; Shivraj Hariram Nile and Se Won Park, "Edible Berries: Bioactive Components and Their Effect on Human Health," *Nutrition* 30, no. 2 (2014): 134-144, doi: 10.1016/j.nut.2013.04.007.

61   A. S. Kristo, D. Klimis-Zacas, and A. K. Sikalidis, "Protective Role of Dietary Berris in Cancer," Antioxdidants 5, no. 4 (2016): 37; Navindra P. Seeram et al., "Blackberry, Black Raspberry, Blueberry, Cranberry, Red Raspberry, and Strawberry Extracts Inhibit Growth and Stimulate Apoptosis of Human Cancer Cells In Vitro," Journal of Agricultural and Food Chemistry 54, no. 25 (2006): 9329-9339.

62   J. R. Richardson et al., "Elevated Serum Pesticide Levels and Risk for Alzheimer Disease," *JAMA Neurology* 71, no. 3 (2014): 284-290, doi: 10.1001/jamaneurol.2013.6030.

63   J. F. Shelton et al., "Neurodevelopmental Disorders and Prenatal Residential Proximity to Agricultural Pesticides: The CHARGE Study," *Environmental Health Perspectives* 122, no. 10 (2014): 1103-1109.

64   L. Schinasi, and M. E. Leon, "Non-Hodgkin Lymphoma and Occupational Exposure to Agricultural Pesticide Chemical Groups and Active Ingredients: A Systematic Review and Meta-Analysis," *International Journal of Environmental Research and Public Health* 11 (2014): 4449-4527.

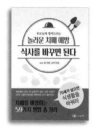

부모님께 챙겨드리는 **놀라운 치매 예방 식사를 바꾸면 된다**

후지타 코이치로 | 154p | 14,000원

식사와 생활습관 개선으로 치매를 예방할 수 있는 59가지 방법을 의학적 근거를 바탕으로 쉽고 친밀감 있게 정리한 책이다. 책의 서두에서 '치매는 약으로 낫지 않는다. 부모님이 치매에 걸리면 의사가 어떻게 치료해주겠지' 라고 막연히 생각하지만, 치매약이 처방되는 것은 인지 기능 저하를 완만하게 하는 것이 목적일 뿐, 아직까지 현대 의료로 치매를 고치는 것은 불가능하다. 따라서 부모님의 뇌가 아직 건강할 때 뇌세포 지키기를 부모와 자식이 함께 실천하는 것이 훨씬 간편하고 쉬운 일이다.'라고 강조한다. 이 책은 제1장 '부모님이 70세가 넘으면 아침식사를 거르게 한다' 등 4장으로 구성되어 있다.

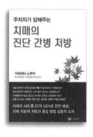

주치의가 답해주는 **치매의 진단·간병·처방**

가와바타 노부야 | 445p | 27,000원

치매를 전문으로 하는 의사가 일반 의사들에게 치매의 올바른 진단과 처방에 대한 지식을 65개의 Q&A를 통해 설명하는 가장 정확하고 이해하기 쉽게 해설한 책이다. 특히 치매 환자의 증상을 재빨리 알아차리는 방법, 알츠하이머 치매인지, 나이가 들어 생기는 건망증인지 구분하는 법, 그리고 화를 잘 내는 치매와 의욕 없이 얌전한 치매의 약물요법 등 의사뿐만 아니라 상담약사, 환자가족 모두가 읽어야 할 필독서이다.

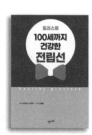

일러스트 **100세까지 건강한 전립선**

유봉규 | 406p | 27,000원

전립선비대증과 전립선암은 중노년 남성을 괴롭히는 성가신 질병이다. 하지만 증상이 있어도 수치심에서, 혹은 나이 탓일 거라는 체념에서 진찰 받는 것을 주저하는 환자가 적지 않다. "환자가 자신의 질병을 바르게 이해하고, 적절한 치료를 받기 위해서 필요한 정보를 알기 쉽게 전달" 해주기 위한 목적으로 만든 책이다.

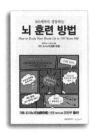

100세까지 성장하는 **뇌 훈련 방법**

가토 도시노리 | 241p | 15,000원

1만 명 이상의 뇌 MRI를 진단한 일본 최고 뇌 전문의사 가토 도시노리(加藤
俊德)가 집필한 '100세까지 성장하는 뇌 훈련 방법'은 뇌 성장을 위해 혼자
서도 실천할 수 있는 25가지 훈련 방법을 그림과 함께 상세히 설명하고 있다.
이 책에서는 "사람의 뇌가 100세까지 성장할 수 있을까?"에 대한 명쾌한 해
답을 주기 위하여 중장년 이후에도 일상적인 생활 속에서 뇌를 훈련하여 성
장시킬 수 있는 비결을 소개하고 있다. 또 집중이 잘 안 되고, 건망증이 심해
지는 등 여러 가지 상황별 고민을 해소하기 위한 뇌 트레이닝 방법도 간단한
그림을 통해 안내하고 있어 누구나 쉽게 실천해 나갈 수 있다.

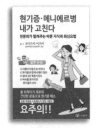

현기증·메니에르병 내가 고친다

코이즈카 이즈미 | 168p | 15,000원

이 책은 이러한 현기증과 메니에르병을 자기 스스로 운동과 생활습관으로
치료할 수 있는 방법을 가르쳐주는 책이다. 이 책의 내용은 현기증 및 메니
에르병의 셀프 체크에서부터 병이 일어나는 원인, 병의 작용 메커니즘, 그리
고 병을 치료할 수 있는 운동법과 생활습관 개선 방법에 대해 평생 이 분야
의 진료와 연구에 전념해온 성마리안나의과대학 전문의 코이즈카 이즈미 교
수가 바른 지식과 최신요법을 설명해주고 있다. 특히 이 책은 모든 내용이 한
쪽은 설명, 한쪽은 일러스트 해설로 구성함으로써 누구나 쉽게 이해할 수 있
도록 편집되어 있는 것이 특징이다.

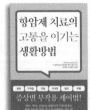

항암제 치료의 고통을 이기는 생활방법

나카가와 야스노리 | 236p | 15,000원

항암제의 발전에 따라 외래에서 암 치료하는 것이 당연한 시대가 되었다. 일
을 하면서 치료를 계속하는 사람도 늘고 있다. 그러한 상황에서 약제의 부작
용을 어떻게 극복할 것인가는 매우 중요한 문제이다. 이 책은 암 화학요법의
부작용과 셀프케어에 관한 이해를 높이고 암 환자들에게 생활의 질을 유지
하면서 치료를 받는 데 도움을 줄 것이다.

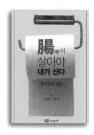

腸(장)이 살아야 내가 산다 -유산균과 건강-

김동현·조호연 | 192p | 15,000원

이 책은 지난 30년간 유산균에 대해 연구하여 국내 최고의 유산균 권위자로 잘 알려진 경희대학교 약학대학 김동현 교수와 유산균 연구개발에 주력해온 CTC 바이오 조호연 대표가 유산균의 인체 작용과 효능효과를 제대로 알려 소비자들이 올바로 이용할 수 있도록 하기 위해 집필한 것으로써, 장과 관련된 환자와 자주 접촉하는 의사나 약사 간호사 등 전문인 들이 알아두면 환자 상담에 크게 도움을 줄 수 있는 내용들이 많다.

부록으로 제공된 유산균 복용 다섯 가지 사례에서는 성별, 연령별, 질병별로 예를 들고 있어 우리들이 직접 체험해보지 못한 경험을 대신 체득할 수 있도록 도와주고 있다.

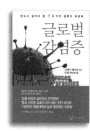

글로벌 감염증

닛케이 메디컬 | 380p | 15,000원

'글로벌 감염증'은 일본경제신문 닛케이 메디컬에서 발간한 책을 도서출판 정다와에서 번역 출간한 것으로서 70가지 감염증에 대한 자료를 함축하고 있다. 이 책은 기존 학술서적으로서만 출판되던 감염증에 대한 정보를 어느 누가 읽어도 쉽게 이해할 수 있도록 다양한 사례 중심으로 서술했으며, 감염증별 병원체, 치사율, 감염력, 감염 경로, 잠복 기간, 주요 서식지, 증상, 치료법 등을 서두에 요약해 한 눈에 이해할 수 있게 했다.

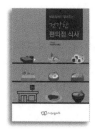

내과의사가 알려주는 건강한 편의점 식사

마츠이케 츠네오 | 152p | 15,000원

편의점 음식에 대한 이미지를 단번에 바꾸어주는 책이다. 이 책은 식품에 대한 정확한 정보를 제공함으로써 좋은 음식을 골라먹을 수 있게 해주고 간단하게 건강식으로 바꾸는 방법을 가르쳐준다.

내과의사이자 장 권위자인 저자 마츠이케 츠네오는 현재 먹고 있는 편의점 음식에 무엇을 추가하면 더 좋아지는지, 혹은 어떤 음식의 일부를 빼면 더 좋은지 알려준다. 장의 부담이나 체중을 신경쓴다면 원컵(One-cup)법으로 에너지양과 식물섬유량을 시각화시킬 수 있는 방법을 이용할 수 있다.

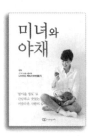

미녀와 야채

나카무라 케이코 | 208p | 13,000원

'미녀와 야채'는 일본 유명 여배우이자 시니어 야채 소믈리에인 나카무라 케이코(中村慧子)가 연구한 7가지 다이어트 비법이 축약된 건강 다이어트 바이블이다.

나카무라 케이코는 색깔 야채 속에 숨겨진 영양분을 분석하여 좋은 야채를 선별하는 방법을 제시하였으며, 야채를 먹는 방법에 따라 미와 건강을 동시에 획득할 수 있는 비법들을 이해하기 쉽게 풀어썼다.

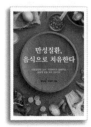

만성질환, 음식으로 치유한다

주나미·주경미 / 255p / 19,000원

100세 시대를 사는 우리에게 건강한 식생활 관리는 가장 필요하고, 중요한 숙제이다. 건강한 사람뿐 만 아니라 유병률이 높은 고혈압, 당뇨병, 이상지질혈증, 뇌질환, 뼈질환 등 5대 질병을 앓고 있거나 위험군에 있는 사람에게도 건강한 식생활은 가장 먼저 고려되어야 할 사항이다.

이 책은 식품영양학 교수와 약학박사가 각 질환의 핵심 포인트, 푸드테라피, 그리고 쉽게 해먹을 수 있는 레시피를 실물 사진을 통해 소개하고, 음식에 관한 일반적인 설명, 특정 재료에 대한 정보제공, 조리방법 팁을 첨가하였다.

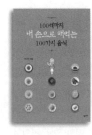

100세까지 내 손으로 해먹는 100가지 음식

주나미·주경미 / 132p / 15,000원

영양 부족이나 고혈압, 당뇨병, 치은 및 치주질환, 관절염, 위염 등 시니어에게 많이 일어나는 질병의 예방과 치료에 도움이 되도록 만든 건강한 식생활을 위한 요리책이다.

숙명여대 식품영양학과 교수인 저자 주나미 박사는 지속적으로 실버푸드를 개발해온 전문가인 만큼 재료 선택과 조리방법을 시니어의 특성에 맞추어 구성하였다. 또한 손수 해먹을 수 있는 요리로 영양과 소화, 입맛을 고려하였고, 부재료는 물론 양념장이나 소스 하나도 기본 재료와 영양학적 균형을 맞춘 것으로 사용하였다.

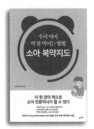

우리 아이 약 잘 먹이는 방법 **소아 복약지도**

마츠모토 야스히로 | 338p | 25,000원

이 책은 소아 조제의 특징, 가장 까다로운 소아약 용량, 보호자를 힘들게 하는 영유아 약 먹이는 법, 다양한 제형과 약제별 복약지도 포인트를 정리하였다. 또한 보호자가 걱정하는 소아약 부작용, 임신·수유 중 약 상담 대응에 대해서도 알기 쉽게 설명해 준다.

특히 책의 끝부분에 소개된 43가지의 '도움이 되는 환자 지도 용지'는 소아복약지도의 핵심이라고 할 수 있다.

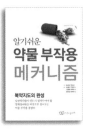

알기 쉬운 **약물 부작용 메커니즘**

오오츠 후미코 | 304p | 22,000원

"지금 환자들이 호소하는 증상, 혹시 약물에 따른 부작용이 아닐까?"

이 책은 환자가 호소하는 49개 부작용 증상을 10개의 챕터별로 정리하고, 각 장마다 해당 사례와 함께 표적장기에 대한 병태생리를 설명함으로써 부작용의 원인을 찾아가는 방식을 보여주고 있다.

또 각 장마다 부작용으로 해당 증상이 나타날 수 있는 메커니즘을 한 장의 일러스트로 정리함으로써 임상 약사들의 이해를 최대한 돕고 있다.

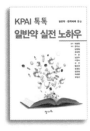

KPAI 톡톡 일반약 실전 노하우

양덕숙·김명철 등 12인/ 450p | 52,000원

이 책은 7,000여명의 약사가 공유하는 학술 임상 카톡방 커뮤니티 한국약사학술경영연구소(KPAI)에서 명강사로 활약하는 12인의 약사들이 공동 집필하였다. 일반약, 건강기능식품, 한약 등을 중심으로 소화기 질환과 약물, 인플루엔자와 감기약, 비타민과 미네랄 등 22가지의 질병별 챕터와 한약제제 기초이론 의약외품과 외용제제 등이 부록으로 실렸다. 각 챕터별로 약국에서 많이 경험하는 환자 에피소드를 넣었으며, 각 장기의 구조 설명, 생리학, 병태생리학 등 기초적인 지식 다음에 약물에 대한 이야기가 나오고, 마지막에는 원포인트 복약지도 란을 만들어 환자와 바로 상담할 수 있도록 하였다.

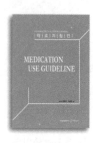

약료지침안

유봉규 | 406p | 27,000원

'약료지침안'은 의사의 '진료지침'과 똑같이 약사가 실천하는 복약지도 및 환자 토털 케어에 가이드라인 역할을 할 수 있는 국내 최초의 지침서이다.

이 책은 갑상선 기능 저하증, 고혈압, 녹내장, 당뇨병 등 약국에서 가장 많이 접하는 질환 18가지를 가나다순으로 정리하였으며, 각 질환에 대해서도 정의, 분류, 약료(약료의 목표, 일반적 접근방법, 비약물요법, 전문의약품, 한방제제, 상황별 약료), 결론 등으로 나눠 모든 부분을 간단명료하게 설명하고 있다. 특히 상황별 약료에서는 그 질환과 병행하여 나타나는 증상들을 빠짐없이 수록하고 있다.

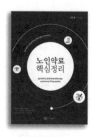

노인약료 핵심정리

엄준철 | 396p | 25,000원

국내에서 최초로 출간된 '노인약료 핵심정리'는 다중질환을 가지고 있는 노인들을 복약 상담함에 앞서 약물의 상호작용과 부작용 그리고 연쇄처방 패턴으로 인해 발생하는 다약제 복용을 바로 잡기 위해 출간 됐다. 한국에서 노인약료는 아직 시작 단계이기 때문에 미국, 캐나다, 호주, 영국 등 이미 노인약료의 기반이 잘 갖추어진 나라의 가이드라인을 참고 분석하였으며, 약사로서의 경험과 수많은 강의 경력을 가진 저자에 의해 우리나라의 실정에 맞게끔 필요한 정보만 간추려 쉽게 구성되었다.

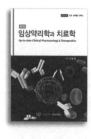

최신 임상약리학과 치료학

최병철 | 본책 328p | 부록 224p | 47,000원

이 책은 2010년 이후 국내 및 해외에서 소개된 신약들을 위주로 약물에 대한 임상약리학과 치료학을 압축 정리하여 소개한 책이다. 책의 전반적인 내용은 크게 질병에 대한 이해, 약물치료 및 치료약제에 대해 설명하고 있다. 31개의 질병을 중심으로 약제 및 병리 기전을 이해하기 쉽도록 해설한 그림과 약제간의 비교 가이드라인을 간단명료하게 표로 정리한 Table 등 150여개의 그림과 도표로 구성되어 있다. 또 최근 이슈로 떠오르고 있는 '치료용 항체'와 '소분자 표적 치료제'에 대해 각 31개를 특집으로 구성했다. 부록 '포켓 의약품 인덱스'는 국내 전문의약품을 21개 계통별로 분류, 총 1,800여 품목의 핵심 의약품을 수록했다.

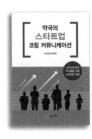

약국의 스타트업 코칭 커뮤니케이션

노로세 타카히코 | 200p | 15,000원

이 책에서 알려주는 '코칭'은 약국이 스타트업 할 수 있도록 보다 미래지향적이며 효율적인 소통법이다. 약국을 찾은 환자를 배려하면서 환자의 의지를 실현시켜주는 것이며, 환자가 인생의 주인공으로서 능력을 발휘하게 서포트 해주는 것이다. 따라서 코칭을 지속적으로 하게 되면 환자와 약사 사이에 신뢰감을 형성하면서 진정한 소통으로 인한 파급력을 얻게 된다.

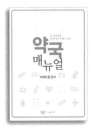

문 열기부터 문닫기까지 **필수 실천 약국 매뉴얼**

㈜위드팜 편저 | 248p | 23,000원

'약국매뉴얼'은 위드팜이 지난 14년 간 회원약국의 성공적인 운영을 위해 회원약사에게만 배포되어 오던 지침서를 최근 회원약사들과 함께 정리하여 집필한 것으로 개설약사는 물론 근무약사 및 약국 직원들에게도 반드시 필요한 실무지침서이다.

주요 내용은 약국 문 열기부터 문 닫기까지 각 파트의 직원들이 해야 할 업무 중심의 '약국운영매뉴얼', 고객이 약국 문을 들어섰을 때부터 문을 닫고 나갈 때까지 고객응대 과정에 관한 '약국고객만족서비스매뉴얼' 등으로 구성돼 있다.

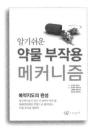

알기 쉬운 **약물 부작용 메커니즘**

오오츠 후미코 | 304p | 22,000원

"지금 환자들이 호소하는 증상, 혹시 약물에 따른 부작용이 아닐까?"

이 책은 환자가 호소하는 49개 부작용 증상을 10개의 챕터별로 정리하고, 각 장마다 해당 사례와 함께 표적장기에 대한 병태생리를 설명함으로써 부작용의 원인을 찾아가는 방식을 보여주고 있다.

또 각 장마다 부작용으로 해당 증상이 나타날 수 있는 메커니즘을 한 장의 일러스트로 정리함으로써 임상 약사들의 이해를 최대한 돕고 있다.

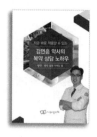

김연흥 약사의 복약 상담 노하우

김연흥 | 304p | 18,000원

이 책은 김연흥 약사가 다년간 약국 임상에서 경험하고 연구했던 양·한방 복약 상담 이론을 총 집대성 한 것으로, 질환 이해를 위한 필수 이론부터 전문적인 복약 상담 노하우까지, 더 나아가 약국 실무에 바로 적용시킬 수 있는 정보들을 다양한 사례 중심으로 함축 설명하고 있다. 세부 항목으로는 제1부 질환별 양약 이야기, 제2부 약제별 생약 이야기로 구성돼 있다.

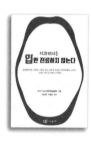

치과의사는 입만 진료하지 않는다

아이다 요시테루 | 176p | 15,000원

이 책의 핵심은 치과와 의과의 연계 치료가 필요하다는 것이다. 비록 일본의 경우지만 우리나라에도 중요한 실마리를 제공해 주는 내용들로 가득하다. 의과와 치과의 연계가 왜 필요한가? 저자는 말한다. 인간의 장기는 하나로 연결되어 있고 그 시작은 입이기 때문에 의사도 입안을 진료할 필요가 있고, 치과의사도 전신의 상태를 알지 못하면 병의 뿌리를 뽑는 것이 불가능 하다고. 더불어 치과의료를 단순히 충치와 치주병을 치료하는 것으로 받아들이지 않고, 구강 건강을 통한 전신 건강을 생각하는 메디코 덴탈 사이언스(의학적 치학부) 이념을 주장한다.

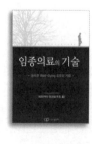

임종의료의 기술

히라카타 마코토 | 212p | 15,000원

임상의사로 20년간 1,500명이 넘는 환자들의 임종을 지켜본 저자 히라가타 마코토(平方 眞)가 저술한 책. 첫 파트는 '왜 지금, 임종의료 기술이 필요한가'에서는 다사사회(多死社會)의 도래와 임종의료에 관한 의료인의 행동수칙을 소개하고, 두 번째 파트에서는 이상적인 죽음의 형태인 '노쇠(老衰)'를 다루는 한편 노쇠와 다른 경위로 죽음에 이르는 패턴도 소개한다. 그리고 세 번째 파트에서는 저자의 경험을 바탕으로 환자와 가족들에게 병세를 이해시키고 설명하는 방법 등을 다루고 있다. 뿐만 아니라 부록에는 임상사례를 기재하였다.

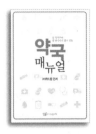

문 열기부터 문닫기까지 **필수 실천 약국 매뉴얼**

㈜위드팜 편저 | 248p | 23,000원

'약국매뉴얼'은 위드팜이 지난 14년 간 회원약국의 성공적인 운영을 위해 회원약사에게만 배포되어 오던 지침서를 최근 회원약사들과 함께 정리하여 집필한 것으로 개설약사는 물론 근무약사 및 약국 직원들에게도 반드시 필요한 실무지침서이다. 주요 내용은 약국 문 열기부터 문 닫기까지 각 파트의 직원들이 해야 할 업무 중심의 '약국운영매뉴얼', 고객이 약국 문을 들어섰을 때부터 문을 닫고 나갈 때까지 고객응대 과정에 관한 '약국고객만족서비스매뉴얼' 등으로 구성돼 있다.

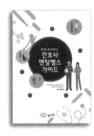

병원이 즐거워지는 **간호사 멘탈헬스 가이드**

부요 모모코 | 170p | 15,000원

현장의 간호사들의 업무에는 특수성이 있다. 업무 중 긴장을 강요당하는 경우가 많은 것과 감정노동인 것, 그리고 사람의 목숨을 다루는 책임이 무거운 것 등 업무의 질이 스트레스를 동반하기 쉽다는 점이다. 이 책은 이러한 업무를 수행하는 간호사들을 지원할 수 있는 특화된 내용을 담았다. 간호사의 멘탈헬스를 지키기 위해 평소 무엇을 해야 할지, 멘탈헬스가 좋지 않은 사람에게 어떻게 관여하면 좋은지를 소개한다. 저자가 현장에서 직접 경험한 것을 바탕으로 제시한 대응법이라 어떤 것보다 높은 효과를 기대할 수 있을 것이다.

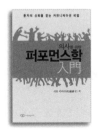

환자의 신뢰를 얻는 의사를 위한 **퍼포먼스학 입문**

사토 아야코 | 192p | 12,000원

환자의 신뢰를 얻는 퍼포먼스는 의·약사 누구나 갖춰야 할 기본 매너이다. 이 책은 일본대학예술학부교수이자 국제 퍼포먼스연구 대표 사토 아야코씨가 〈닛케이 메디컬〉에 연재하여 호평을 받은 '의사를 위한 퍼포먼스학 입문'을 베이스로 구성된 책으로서, 의사가 진찰실에서 환자를 상담할 때 반드시 필요한 구체적인 테크닉을 다루고 있다. 진찰실에서 전개되는 다양한 케이스를 통해 환자의 신뢰를 얻기 위한 태도, 표정, 말투, 환자의 이야기를 듣는 방법과 맞장구 치는 기술 등 '메디컬 퍼포먼스'의 구체적인 테크닉을 배워볼 수 있다.

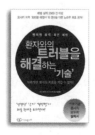

환자와의 트러블을 해결하는 '기술'

오노우치 야스히코 | 231p | 15,000원

이 책은 일본 오사카지역에서 연간 400건 이상 병의원 트러블을 해결해 '트러블 해결사'로 불리는 오사카의사협회 사무국 직원 오노우치 야스코에 의해 서술되었다. 저자는 소위 '몬스터 페이션트'로 불리는 괴물 환자를 퇴치하기 위해서는 '선경성' '용기' '현장력' 등 3대 요소를 갖춰야 한다고 강조한다. 특히 저자가 직접 겪은 32가지 유형을 통해 해결 과정을 생생히 전달하고 있으며, 트러블을 해결하기 위해 지켜야 할 12가지 원칙과 해결의 기술 10가지를 중심으로 보건 의료계 종사자들이 언제든지 바로 실무에 활용할 수 기술을 제시하고 있다.

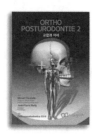

교합과 자세

Michel Clauzade·Jean-Pierre Marty | 212p | 120,000원

자세와 교합, 자세와 치아 사이의 관계를 의미하는 '자세치의학(Orthopo sturodontie)' 이라는 개념은 저자 미셸 클로자드와 장피에르 마티가 함께 연구하여 만든 개념으로써, 자세학에서 치아교합이 핵심적인 역할을 지니고 있다는 사실을 보여준다. '교합과 자세'는 우리가 임상에서 자주 접하는 TMD 관련 증상들의 원인에 대해 생리학적 관점보다 더 관심을 기울여 자세와 치아에 관한 간단한 질문들, 즉 치아 및 하악계가 자세감각의 수용기로 간주될 수 있는 무엇인가? 두 개 하악계 장애가 자세의 장애로 이어질 수 있는 이유는 무엇인가?에 대한 질문들에 답을 내놓고 있다.

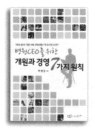

병원 CEO를 위한 개원과 경영 7가지 원칙

박병상 | 363p | 19,000원

'병원 CEO를 위한 개원과 경영 7가지 원칙'은 개원에 필요한 자질과 병원 경영 능력을 키워줄 현장 노하우를 담은 책이다.
이 책은 성공하는 병원 CEO를 위해 개원을 구상할 때부터 염두에 두어야 할 7가지 키워드를 중심으로 기술하였다.
가까운 미래에 병원CEO를 꿈꾸며 개원을 준비하는 의사들과 병원을 전문화하거나 규모 확장 등 병원을 성장시키고자 할 때 길잡이가 될 것이다.

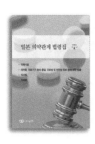

일본 의약관계 법령집

도서출판 정다와 | 368p | 30,000원

'일본 의약관련 법령집'은 국내 의약관련 업무에서 일본의 제도나 법률이 자주 인용, 참조되고 있음에도 불구하고 마땅한 자료가 없는 가운데 국내 최초로 출간되었다.

책의 구성은 크게 약제사법(藥劑師法), 의약품·의료기기 등의 품질·유효성 및 안전성 확보 등에 관한 법률(구 藥事法), 의사법(醫師法), 의료법(醫療法) 및 시행령, 시행규칙의 전문과 관련 서류 양식이 수록되어 있다.

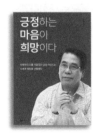

긍정하는 마음이 희망이다

조찬휘 / 119P / 16,000원

전 대한약사회장 조찬휘의 자서전이다. 자서전은 학창시절부터 대학시절 및 한독 영업사원시절, 약국 개업 이후 회무 활동까지 6장에 걸쳐 구성됐다.

"이 글을 쓰게 된 것은 약사회 활동의 '시작'을 잘했다고 생각하는 만큼 '마무리'도 잘하고 싶어서이다. 나에게 모든 시작은 열정이었고, 도전으로 가는 길이었다. 그것은 힘들기도 했지만 기꺼이 선택한 길이었고 성취감과 보람을 느꼈다. 앞으로도 대한약사회의 발전과 화합을 위해 끊임없이 노력하고자 한다. 깨달음과 배움을 후배들에게 전하고 선후배 간의 단단하고 따뜻한 관계를 만드는 데 힘을 쏟을 것이다."

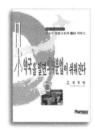

일본약국을 알면 의약분업이 쉬워진다

정동명 / 292p / 20,000원

일본의 약국, 약사가 의약분업 시대에 어떤 자세로 환자에 대응하고 있는가, 의약분업의 목표를 달성하기 위해 어떠한 시스템을 개발하여 노력하고 있는가를 소개하고 있다.

제1부 약국, 약사, 의약분업 / 제2부 약국의 서비스 현장 / 제3부 일본 약국 탐방 / 제 4부 의약분업은 의료기관과 약국이 함께 하는 것이다

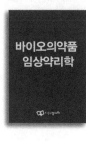

바이오의약품 임상약리학

최병철 / 450p / 2022년 5월 발간 예정

최근 암, 면역질환, 희귀난치성질환 및 각종 만성질환의 치료에서, 합성의약품은 한계에 도달했다. 이를 극복하기 위해 바이오의약품(생물의약품)의 많은 연구·개발이 더욱 중요해지고 있는 실정이다.

이 책은 다른 책들과는 달리 임상약리학을 중심에 두고 바이오의약품을 14가지 구분하여, 각 PART 별로 해당 약제에 관한 전반적인 이해, 약리 기전, 주요 약제의 특성, 현재 국내에 승인되어 있는 약제 현황 등으로 구성하였으며, '하이라이트'에는 최근 연구되고 있는 신약 관련 내용을 소개하였다.